实用临床麻醉学与疼痛控制

主编 邵延峰 张 曦 毛永林 李艳波

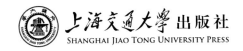

上海交通大学 出版社
SHANGHAI JIAO TONG UNIVERSITY PRESS

内容提要

本书以麻醉学理论为基础，以循证医学为理论依据，通过结合中西方最新的有关临床麻醉的研究成果，重点描述了麻醉学基础、麻醉药理、神经外科手术麻醉、心胸外科手术麻醉、普外科手术麻醉、腔镜手术麻醉、特殊患者的麻醉等内容，包括麻醉前评估、麻醉准备、麻醉方法、麻醉管理和麻醉监测等麻醉内容；通过围绕疼痛治疗为主题，对术后镇痛及疼痛的微创疗法等方面也进行了详细的描述。本书内容丰富，具有科学性、强指导性的特点，可供临床麻醉医师与医学院校麻醉专业学生阅读参考。

图书在版编目（CIP）数据

实用临床麻醉学与疼痛控制 / 邵延峰等主编. --上海 ：上海交通大学出版社，2022.8

ISBN 978-7-313-26502-9

Ⅰ. ①实… Ⅱ. ①邵… Ⅲ. ①麻醉学 Ⅳ. ①R614

中国版本图书馆CIP数据核字（2022）第145556号

实用临床麻醉学与疼痛控制
SHIYONG LINCHUANG MAZUIXUE YU TENGTONG KONGZHI

主　　编：邵延峰　张　曦　毛永林　李艳波
出版发行：上海交通大学出版社　　　　　地　　址：上海市番禺路951号
邮政编码：200030　　　　　　　　　　　电　　话：021-64071208
印　　制：广东虎彩云印刷有限公司
开　　本：710mm×1000mm　1/16　　　经　　销：全国新华书店
字　　数：230千字　　　　　　　　　　印　　张：13.25
版　　次：2022年8月第1版　　　　　　　插　　页：2
书　　号：ISBN 978-7-313-26502-9　　　印　　次：2022年8月第1次印刷
定　　价：198.00元

编委会

◎ 主　编

邵延峰（山东省金乡县人民医院）

张　曦（山东省鄄城县人民医院）

毛永林（山东省单县海吉亚医院）

李艳波（山东省菏泽市牡丹人民医院）

◎ 副主编

张青春（山东省金乡县人民医院）

梁莲兄（甘肃省妇幼保健院）

鲍云成（甘肃省妇幼保健院）

马丽丽（山东省沂源县中医医院）

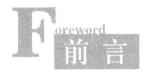

前　言

　　麻醉学是一门研究临床麻醉,生命功能调控,重症监测治疗和疼痛诊疗的学科;它运用有关麻醉的基础理论和技术来实现消除患者的手术疼痛,保证患者的安全,从而为手术创造了良好的条件。随着现代医学知识理论与实践的不断完善与发展,新的麻醉药物与新的科技不断出现,被广泛应用于麻醉工作当中,极大地促进了麻醉医学的进步与发展;麻醉医师的工作领域得到进一步拓宽,由单纯的手术麻醉逐渐发展向积极参与围术期患者的处理,危重患者的抢救,急慢性疼痛的治疗,重症监护治疗,无痛分娩等各领域中。因为麻醉医学基础理论、临床实践的不断进步与发展,麻醉医学团队的不断壮大,使得麻醉学发展成为一门日益完善的新兴学科。为了适应现代医学的新阶段发展,培养更多优秀的临床麻醉医师,以满足社会对麻醉医师的需求,我们邀请多位具有临床麻醉经验的专家编写了《实用临床麻醉学与疼痛控制》一书。

　　本书以麻醉学理论为基础,通过结合中西方最新的有关临床麻醉的研究成果,重点描述了麻醉学基础、麻醉药理学、神经外科手术麻醉、心胸外科手术麻醉、普外科手术麻醉、腔镜手术麻醉、特殊患者的麻醉等,包括麻醉前评估、麻醉准备、麻醉方法、麻醉管理和麻醉监测等麻醉内容;通过围绕疼痛治疗为主题,对术后镇痛及疼痛的微创疗法等方面也进行详细的描述。本书内容丰富,条理清晰,涵盖知识面广,始终遵循循证医学的原则,参考多本中西方最新有关麻醉学与疼痛治疗的医学专著。本书具有科学性、权威性、新颖性、强指导性的特点,可为临床麻醉医师与医学院校麻醉专业学生阅读使用。

　　由于本书参考文献众多,且麻醉学的理论与实践尚处于不断探索发展的阶段,加之参编人员的临床经验存在一定差异,编写时间有限,编写风格不尽相同,书中存在的疏漏和错误之处,还请各位同仁原谅,也希望各位可以提出意见与建议,以便我们的后期修正与学习。

《实用临床麻醉学与疼痛控制》编委会

2021 年 10 月

Contents 目录

第一章 麻醉学基础

第一节 病情评估和术前准备

麻醉前病情评估主要针对以下情况：①次日进行的选择性住院手术；②当天的手术室外和日间手术；③急症手术；④重大和特殊手术。手术患者较多的医院开设麻醉科门诊评估，多数医院在手术前一天由麻醉医师访视患者。

一、麻醉前访视与检查

(一)复习病史

1.现病史

通过查阅病历及与患者本人谈话，充分了解目前存在的外科问题及本次手术的部位、方式、目的、时间及出血程度。同时掌握患者当前的健康状况，是否妊娠，以及当前并存内科疾病，如糖尿病、高血压、心脏疾病、哮喘、慢性支气管炎、阻塞性睡眠呼吸暂停综合征、甲状腺功能亢进以及神经精神系统疾病。明确是否已接受治疗以及接受何种治疗，疗效如何。最后对器官功能状态做出评估。

2.既往麻醉手术史

以往使用的麻醉药物、麻醉方法、麻醉效果及是否出现麻醉相关并发症、后遗症及麻醉药物过敏史。同时应了解既往麻醉期间是否出现过危险情况如困难气道，恶性高热等。此外，询问以往手术方案，评估其可能对本次麻醉造成的影响。

3.家族史

家族遗传病及治疗情况。

4.个人史

运动耐力、吸烟饮酒史和过敏史。

(二)调整术前治疗用药

注意术前使用的治疗用药持续时间及用药剂量、不良反应及药物过敏史。关注术前用药对麻醉的影响,是否需要调整用药剂量或停止用药。包括术前是否使用违禁药物及饮酒情况。

(三)体格检查

包括生命体征,体温,呼吸音、呼吸频率及幅度,心脏听诊情况,神经及精神状态,营养发育状况,全身有无水肿、贫血、发绀及瘀斑。全麻患者应重点关注张口度,头面、颈、胸、腹有无发育不全或畸形,颈椎及下颌关节活动度等。椎管内麻醉患者应注意脊柱有无畸形及压痛,穿刺部位有无感染等。

(四)实验室常规检查

1.血、尿常规

重点了解患者白细胞、血红蛋白及血小板计数。了解患者是否存在感染、贫血及凝血功能异常等情况。

2.生化检查

了解肝肾功能,根据肝肾功能决定麻醉药物的选择及使用。明确血钾、血钠、血钙及血糖浓度,防止因电解质紊乱导致恶性心律失常的发生,合理选择平衡盐液体进行术中补液。

3.凝血功能检查

凝血酶原时间(PT)延长超过 3 秒或活化部分凝血活酶时间(APTT)延长超过 10 秒,则禁忌椎管内麻醉。

4.胸片、心电图

了解患者心肺情况,对有无气管狭窄或移位,肺部通气、换气功能,心电生理活动及心肌缺血做出初步判断。

(五)特殊检查

如若患者当前并存内科疾病或存在体格及实验室常规检查的异常,则应进行相关特殊检查。

1.心血管系统

24 小时动态心电图,超声心动图,冠脉造影,心肌酶谱及肌钙蛋白,心房利尿钠肽等。

2.呼吸系统

肺活量计检查,动脉血气分析,胸部 CT 检查,肺活量计检查等。

3.内分泌系统

甲状腺功能,血、尿儿茶酚胺水平等。

二、麻醉危险性估计

(一)麻醉前评估

根据麻醉前访视结果,对患者麻醉前全身状态及麻醉手术耐受力进行全面评估。

(二)麻醉危险因素

造成麻醉死亡的关键在于麻醉处理,即指外科医师和麻醉科医师在术前是否能将患者的全身情况进行充分评估,尽可能纠正或稳定器官功能状态,使患者术前达到最佳状态。但围术期常常存在某些不能被纠正的因素,特别需要在围术期麻醉处理中切实加以重视。

(三)围术期很难纠正的危险因素

(1)年龄因素:新生儿或婴幼儿,以及高龄患者。
(2)医疗设备及医护人员的诊疗水平。
(3)疾病本身的严重程度及手术类型。

(四)病理性危险因素

具体如下:①心血管系统疾病;②呼吸系统;③肝脏疾病;④肾脏疾病;⑤内分泌系统;⑥血液疾病;⑦神经及精神系统;⑧感染性疾病;⑨水、电解质和酸碱平衡失调;⑩急症患者病情估计。

三、关于麻醉前用药

麻醉前用药的目的:①减轻患者紧张情绪和焦虑,有助于全麻诱导平稳及提高机体对局麻药的耐受性。②降低代谢,提高痛阈,减少麻醉药剂量。③减少腺体分泌,保持术中呼吸道通畅。④抑制交感和迷走神经反射,降低应急反应。⑤预防和减轻麻醉药的不良反应。

(一)常用麻醉前用药

常用抗胆碱能药物有阿托品、东莨菪碱和格隆溴铵,近年也使用戊乙奎醚。使用时根据对心血管、呼吸、脑和胃肠道的药理作用结合患者情况选用。

1.阿托品

主要药理作用是减少腺体分泌和治疗严重心动过缓。阿托品降低胆道和输尿管平滑肌张力,可预防吗啡引起的平滑肌痉挛。治疗剂量的阿托品使膀胱底部平滑肌松弛,而膀胱括约肌收缩,因此,可能引起尿潴留。阿托品局部应用可使瞳孔扩大和睫状肌麻痹,使调节麻痹。阿托品的扩瞳和调节麻痹作用时间较长,可持续7～14天。阿托品主要在肝脏代谢,其血浆蛋白结合率为50%,分布半衰期为1分钟,消除半衰期为140分钟,稳态分布容积大,50%以原型排出体外,并可部分经肾小管主动分泌而排出,有30%的阿托品经酶分解成无活性托品醇和托品酸再由尿排出,微量原型经汗腺和乳汁排出。阿托品对心脏和支气管平滑肌的作用特别强,是治疗心动过缓最有效的抗胆碱能药物。

2.东莨菪碱

抑制腺体分泌作用比阿托品更强,对中枢神经系统的作用也更强。临床剂量通常可导致瞌睡和健忘,也可能出现不安或谵妄。东莨菪碱对网状激活系统的抑制作用较阿托品强100倍,对大脑皮质的其他部位也有抑制,从而能够产生镇静和遗忘作用。东莨菪碱的消除半衰期为1.6～3.3小时,分布容积为1.2～2.7 L/kg,在体内主要经肝脏代谢,仅1%以原型经肾脏排出体外。东莨菪碱可以用来预防情绪障碍和术后恶心、呕吐,但是可能会伴有眼睛、膀胱、皮肤和精神方面的不良反应。东莨菪碱和阿托品及格隆溴铵相比,镇静作用最强且时效长,小剂量东莨菪碱(0.3～0.5 mg)肌内注射有明显的镇静作用,镇静可能是麻醉前用药期望的效果,但可能影响短时间手术的术后苏醒。另外东莨菪碱还有预防晕动病的作用。脂溶性特点使之可以经皮吸收。因为东莨菪碱对眼的作用明显,最好避免用于闭角型青光眼患者。

3.格隆溴铵

格隆溴铵是四级结构,因此不能通过血-脑屏障,通常对中枢神经系统和眼没有作用。格隆溴铵无镇静作用,能够暂时抑制唾液腺和呼吸道分泌,抑制唾液腺分泌较阿托品强2倍多,静脉注射后心率通常加快,但肌内注射后心率不会加快。格隆溴铵作用时间(2～4小时)比阿托品长(30分钟)。

4.戊乙奎醚

戊乙奎醚商品名为长托宁,选择性作用于M_1、M_3和N_1、N_2亚型受体,对于M_2亚型无明显作用,能够通过血-脑屏障进入脑内,作用于中枢神经系统。治疗剂量的戊乙奎醚能较好地拮抗有机磷毒物中毒引起的中枢中毒症状和外周的毒蕈碱样中毒症状,但是由于对M_2受体无明显作用,因而无心率增快等不良反应。

(二)麻醉前用药注意事项

1.剂量和用法

麻醉前用药应包括镇静、镇痛和减少腺体分泌三方面药物的组合。

(1)椎管内麻醉和神经阻滞:肌内注射咪达唑仑 0.07~0.1 mg/kg。

(2)全身麻醉:肌内注射咪达唑仑 0.07~0.1 mg/kg,阿托品 0.01 mg/kg 或东莨菪碱 0.007 mg/kg。

(3)小儿麻醉前用药剂量:肌内注射阿托品 0.01 mg/kg 或东莨菪碱 0.007~0.01 mg/kg

2.注意事项

(1)年老体弱、全身情况欠佳者,应减少用药剂量。危重和休克者不用镇静药和镇痛药。

(2)年轻、体壮、情绪紧张患者应适当增加剂量。

(3)呼吸功能不全、颅内高压患者及产妇禁用麻醉性镇痛药。呼吸道炎症分泌物较多的患者避免用抗胆碱药。

(4)小儿麻醉前用药可依不同麻醉方法及患儿年龄决定麻醉前用药及给药途径。<6 kg 婴儿无需麻醉前用药,>6 kg 的小儿可于麻醉前 20 分钟口服咪达唑仑 0.5 mg/kg。抗胆碱药已不作为麻醉前常规用药,必要时可在诱导时静脉给药。

第二节　麻醉与围术期监护

围术期患者的监测是麻醉学的一个重要组成部分。麻醉医师应掌握常用的围术期监测方法,了解其临床意义,并在围术期对患者进行实时监测,对患者的病情做出正确判断与处理,保证手术安全,促进术后良好转归。

一、呼吸功能监测

呼吸功能监测对麻醉安全和围术期危重患者处理至关重要,应充分了解各呼吸监测指标的临床意义,指导气道管理、呼吸治疗和机械通气。

(一)通气量监测

通气量监测包括潮气量、通气量、补吸气量、补呼气量、余气量、肺活量、功能余气量、肺总量等。临床上在用仪器测定同时应观察患者胸、腹式呼吸运动,包括呼吸频率、呼吸幅度及有无呼吸困难等,结合监测指标进行判断。

1.潮气量与分钟通气量

潮气量为平静呼吸时,一次吸入或呼出的气量。正常成年人为 $6\sim8$ mL/kg。潮气量与呼吸频率的乘积为分钟通气量,正常成年人为 $5\sim7$ L/min。

临床意义:酸中毒可通过兴奋呼吸中枢而使潮气量增加,呼吸肌无力、CO_2 气腹、支气管痉挛、胸腰段硬膜外阻滞(麻醉平面超过 T_8)等情况可使潮气量降低。机械通气时通过调整潮气量与呼吸频率,维持正常分钟通气量。监测吸入和呼出气的潮气量,如两者相差 25% 以上,提示回路漏气。

2.无效腔与潮气量之比

(1)解剖无效腔:上呼吸道至呼吸性细支气管以上的呼吸道内不参与气体交换的气体量,也称为解剖无效腔。正常成人约150 mL,占潮气量的1/3。随着年龄的增长,解剖无效腔也有所增加。支气管扩张也使解剖无效腔增加。

(2)肺泡无效腔:由于肺泡内血流分布不均,进入肺泡内的部分气体不能与血液进行气体交换,这一部分肺泡容量称为肺泡无效腔。肺泡内肺内通气/血流(V/Q)比率增大使肺泡无效腔增加。

(3)生理无效腔:解剖无效腔和肺泡无效腔合称为生理无效腔。健康人平卧时生理无效腔等于或接近解剖无效腔。

(4)机械无效腔:面罩、气管导管、麻醉机、呼吸机的接头和回路等均可使机械无效腔增加。小儿通气量小,机械无效腔对其影响较大。机械通气时的潮气量过大,气道压力过高也影响肺内血流灌注。

3.肺活量

肺活量约占肺总量的3/4,和年龄成反比,男性>女性,反映呼吸肌的收缩强度和储备力量。可用小型便携式的肺量计床边测定。临床上通常以实际值/预期值的比例表示肺活量的变化,≥80% 则表示正常。肺活量与体重的关系是 $30\sim70$ mL/kg,若减少至 30 mL/kg 以下,清除呼吸道分泌物的功能将会受到损害,当减少至 10 mL/kg 时,必然导致 $PaCO_2$ 持续升高。神经肌肉疾病可引起呼吸功能减退,当肺活量减少至 50% 以下时,可出现 CO_2 潴留。

(二)呼吸力学监测

呼吸力学监测以物理力学的观点和方法对呼吸运动进行研究,是一种以压力、容积和流速的相互关系解释呼吸运动现象的方法。

1.气道阻力

呼吸道阻力由气体在呼吸道内流动时的摩擦和组织黏性形成,反映压力与通气流速的关系。其主要来源是大气道的阻力,小部分为组织黏性阻力。正常值为 $0.1\sim0.3$ kPa/(L·S)[$1\sim3$ cmH$_2$O/(L·s)],麻醉状态可上升至 0.9 kPa/(L·S)[9 cmH$_2$O/(L·s)]。气道内压力出现吸气平台时,可以根据气道压力和平台压力之差计算呼吸道阻力。

临床意义:机械通气中出现气道阻力突然降低或无阻力最常见的原因是呼吸回路漏气或接头脱落。气道阻力升高常见于以下情况。①机械原因引起的梗阻,包括气管导管或螺纹管扭曲打折,呼吸活瓣粘连等;②呼吸道梗阻:气管导管位置异常,气管导管梗阻;③气道顺应性下降:胸顺应性下降(如先天性漏斗胸、脊柱侧弯,后天性药物作用或恶性高热)或肺顺应性下降(包括肺水肿、支气管痉挛和气胸)。

2.肺顺应性

肺顺应性的影响因素有胸廓和肺组织弹性,是表示胸廓和肺扩张程度的一个指标,反映潮气量和吸气压力的关系($\triangle V/\triangle P$)。常用单位为 mL/cmH$_2$O。实时监测吸气压力-时间曲线可估计胸部顺应性。

(1)动态顺应性:潮气量除以气道峰压与呼气末正压之差,正常值是 $40\sim80$ mL/cmH$_2$O。

(2)肺静态顺应性:潮气量除以平台压与呼气末正压之差,正常值是 $50\sim100$ mL/cmH$_2$O。在肺浸润性病变、肺水肿、肺不张、气胸、支气管内插管或任何引起肺静态顺应性减少的患者中,静态顺应性均会下降。

3.呼吸波形监测

(1)压力-容量环(pressure-volume loop,P-V 环)是指受试者作平静呼吸或接受机械通气时,监测仪描绘的一次呼吸周期内潮气量与相应气道压力相互关系的曲线环,反映压力和容量之间的动态关系。实时监测压力-容积曲线可评估胸部顺应性和气道阻力。不同通气方式的 P-V 环形态不同(图 1-1)。P-V 环可估计胸肺顺应性,P-V 环向左上方移动,说明肺顺应性增加,向右下移动说明肺顺应性减少。

如果 P-V 环起点与终点间有一定距离则提示有漏气。如发现呼吸异常情况,气道压力显著高于正常,而潮气量并未增加,则提示气管导管已进入一侧支气管内。纠正后,气道压力即恢复正常。如果气管导管扭曲,气流受阻时,P-V 环上可见压力急剧上升,而潮气量减少。双腔导管在气管内的位置移位时,P-V

环上可发生气道压力显著升高,而潮气量无变化。

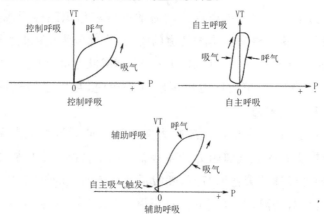

图 1-1　不同通气方式的 P-V 环

(2)流量-容量环(flow-volume loop,F-V 环):F-V 环又称阻力环,显示呼吸时流量和容量的动态关系。其正常图形也因麻醉机和呼吸机的不同而稍有差异。图 1-2 为典型的 F-V 环。

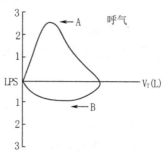

图 1-2　正常 F-V 环

A.呼气;B.吸气

呼气流量波形变化可反映气道阻力变化。支气管痉挛患者使用支气管扩张药物后,呼气流量明显增加,且波形下降,曲线较平坦,说明疗效好。

F-V 环可检测呼吸道回路有无漏气。若呼吸道回路有漏气,则 F-V 环不能闭合,呈开放状,或面积缩小。双腔导管在气管内位置移位,阻力环可立即发生变化,呼气时流速减慢和阻力增加。如单肺通气时,气流阻力过大,流速过慢,致使呼气不充分,可有内源性呼气末正压,阻力环上表现为持续的呼气气流。

(三)血氧饱和度(SpO_2)监测

1.原理

SpO_2是血液中与氧结合的血红蛋白的容量占全部可结合的血红蛋白容量

的百分比。脉搏 SpO_2 是根据血红蛋白的光吸收特性而设计的,氧合血红蛋白和去氧合血红蛋白对这两种光的吸收性截然不同。氧合血红蛋白吸收更多 940 nm 红外光,让 660 nm 红光透过;去氧合血红蛋白吸收更多 660 nm 红光,让 940 nm 红外光透过。在探头一侧安装上述两波长光线的发射装置,探头另一侧安装感光装置,通过感知透过的光量,计算后得到连续的 SpO_2 分析测定。SpO_2 与血氧分压密切相关,临床上有助于早期发现低氧血症。正常情况下 SpO_2 ＞95％,如 SpO_2 在91％~95％之间则提示缺氧情况存在,如 SpO_2 ＜91％为明显缺氧。

2.临床意义

(1)监测氧合功能:可评估 PaO_2,避免创伤性监测。新生儿处于相对低氧状态,其 PaO_2 在氧离曲线的陡坡段,因此 SpO_2 可以作为新生儿氧合功能监测的有效指标,指导新生儿气道处理和评价呼吸复苏效果。给予氧疗时,可根据 SpO_2 调节 FiO_2,避免高氧血症的有害作用。

(2)防治低氧血症:连续监测 SpO_2,一旦其数值下降至95％以下,即有报警显示,可以及时发现各种原因引起的低氧血症。

(3)判断急性哮喘患者的严重程度:哮喘患者的 SpO_2 和 PaO_2 的相关性较正常值小($r=0.51$),甚至可呈负相关($r=-0.88$)。另一方面,有研究发现 SpO_2 和呼气最高流速相关性良好($r=0.584$)。因而,对判断急性哮喘患者的危险性,SpO_2 仅提供一个简单的无创指标。同时根据观察重度哮喘患者发生呼衰,PaO_2 ＜8.0 kPa(60 mmHg),$PaCO_2$ ＞6.0 kPa(45 mmHg)时的 SpO_2 变化,提出若急性重度哮喘患者的 SpO_2 ＞92％时,则发生呼衰的可能性小的观念。

3.影响因素

(1)氧离曲线:氧离曲线为 S 形,在 SpO_2 处于高水平时(即相当氧离曲线的平坦段),SpO_2 不能反映 PaO_2 的同等变化。此时虽然 PaO_2 已经明显升高,但 SpO_2 的变化却非常小。即当 PaO_2 从 8.0 kPa(60 mmHg)上升至 13.3 kPa(100 mmHg)时,SpO_2 从90％升至100％,仅增加了10％。当 SpO_2 处于低水平时,PaO_2 的微小变化即可引起 SpO_2 较大幅度的改变。此外,氧离曲线在体内存在很大的个体差异。研究表明 SpO_2 的95％可信限为4％左右,所以当 SpO_2 为95％时,其所反映的 PaO_2 值可以从 8.0 kPa(60 mmHg)($SpO_2=91$％)至 21.3 kPa(160 mmHg)($SpO_2=99$％)。其区间可变的幅度很大,因此 SpO_2 值有时并不能反映真实的 PaO_2。

(2)血红蛋白:脉搏-血氧饱和度监测仪是利用血液中血红蛋白对光的吸收

来测定 SpO_2，如果血红蛋白发生变化，就可能会影响 SpO_2 的准确性。

（3）血流动力学变化：SpO_2 的测定基于充分的皮肤动脉灌注。重危患者，其心排出量减少，周围血管收缩以及低温时，监测仪将难以获得正确信号。

（4）其他：有些情况下 SpO_2 会出现误差。严重低氧，氧饱和度低于 70%；某些色素会影响测定，皮肤太黑、黄疸、涂蓝或绿色指甲油等，胆红素 >342 $\mu mol/L$（20 mg/dL），SpO_2 读数降低；红外线及亚甲蓝等染料均使 SpO_2 降低；贫血（Hb<5 g/dL）及末梢灌注差时可出现误差，SpO_2 读数降低。

4.注意事项

(1)根据年龄、体重选择合适的探头，放在相应的部位。手指探头常放在示指，使射入光线从指甲透过，固定探头，以防影响结果。

(2)指容积脉搏波显示正常，SpO_2 的准确性才有保证。

(3)如手指血管剧烈收缩，SpO_2 无法显示。用热水温暖手指，或用 1% 普鲁卡因 2 mL 封闭指根，往往能再现 SpO_2。

(四)呼气末二氧化碳($P_{ET}CO_2$)监测

1.原理和测定方法

CO_2 的弥散能力很强，动脉血与肺泡气中的 CO_2 分压几乎完全平衡。所以肺泡的 CO_2 分压($PaCO_2$)可以代表动脉血 CO_2 分压($PaCO_2$)。呼气时最后呼出的气体(呼气末气体)应为肺泡气体。故 $P_{ET}CO_2$ 应能反映 $PaCO_2$ 的变化。从监测 $P_{ET}CO_2$ 间接了解 $PaCO_2$ 的变化，具有无创、简便、反应快等优点。现临床上最常用的方法是用红外线 CO_2 监测仪，可以连续监测呼吸周期中 CO_2 的浓度。

2.波形分析

测定呼出气体中的 CO_2 值并进行波形分析，是确定气管导管位置最可靠的方法，也可用于评估呼吸及诊断多种呼吸病理情况。

患者肺功能正常时，由于存在少量肺泡无效腔，$P_{ET}CO_2$ 通常较 $PaCO_2$ 低0.1～0.7 kPa(1～5 mmHg)。凡是增加肺泡无效腔的因素都能增加 $P_{ET}CO_2$ 和 $PaCO_2$ 的差值。

在波形不变情况下，$P_{ET}CO_2$ 逐渐升高可能与分钟通气量不足、CO_2 产量增加或腹腔镜手术时气腹所致 CO_2 吸收有关；如同时伴有基线抬高提示有 CO_2 重复吸入，见于麻醉呼吸回路中活瓣失灵、CO_2 吸收剂耗竭。$P_{ET}CO_2$ 过低主要是肺通气过度或输入肺泡的 CO_2 减少。$P_{ET}CO_2$ 突然降至零或极低水平多提示有技术故障，如取样管扭曲、气管导管或呼吸回路脱落、呼吸机或 CO_2 分析仪故障等；

$P_{ET}CO_2$突然降低但不到零,若气道压力同时降低多见于呼吸管道漏气,若气道压力升高多考虑呼吸管道梗阻;$P_{ET}CO_2$在短期内(1～2分钟)逐渐降低,提示有肺循环或肺通气的突然变化,如心搏骤停、肺栓塞、严重低血压和严重过度通气等;$P_{ET}CO_2$逐渐降低,曲线形态正常多见于过度通气、体温降低、全身或肺灌注降低。

3.临床意义

主要的临床意义如下:①反映 $PaCO_2$。②监测机械通气时的通气量。③发现呼吸意外和机械故障。呼吸管道脱落是机械呼吸时最常见的意外。呼吸管道漏气、阻塞或脱落以及活瓣失灵时,CO_2波形变化或消失。④反映循环功能变化。⑤确定气管导管位置。⑥体温升高和代谢增加时,$P_{ET}CO_2$升高是早期发现恶性高热的最敏感的监测指标。⑦心肺复苏时,若 $P_{ET}CO_2 \geqslant 1.3$ kPa(10 mmHg),说明已有充分的肺血流,复苏应继续进行;$P_{ET}CO_2 < 1.3$ kPa(10 mmHg)提示复苏未获成功。

二、心电图监测

心电图监测可监测麻醉期间可能出现的各种心律失常和心肌缺血,以便及时有效地采取处理措施,防止严重事件的发生。

麻醉期间常用的导联有标准Ⅱ导联和胸导联 V_5。标准Ⅱ导联因为易见 P 波,便于发现心律失常,也可发现下壁缺血。V_5 导联用来监测心肌缺血,因为大部分左室心肌多在 V_5 导联下。五导联系统用于监测有术中发生心肌缺血风险较大的患者,同时监测Ⅱ导联和 V_5 导联,这种组合发现术中心肌缺血的敏感度可达 80%～96%,而单独进行 V_5 导联监测敏感度只有 75%～80%,单独进行Ⅱ导联监测只有 18%～33%。

(一)正常心电图

正常心电图包括 P 波、P-R 间期、QRS 波群、ST 段、T 波、Q-T 间期和 U 波等。

1.P 波

为心房除极波,时间一般<0.11 秒。

2.P-R 间期

从 P 波的起点到 QRS 波群起点,代表心房开始除极到心室开始除极的时间,成年人的 P-R 间期为 0.12～0.20 秒,其长短与心率有关,心率快则 P-R 间期相应缩短。老年人及心动过缓者,P-R 间期可略延长,但不超过 0.22 秒。

3.QRS 波群

心室完全除极的过程,时间为 0.06～0.1 秒。

4.ST 段

自 QRS 波群终点至 T 波起点。正常 ST 段为等电位线,可有轻度向上或向下偏移,但一般下移不超过 0.05 mV,抬高在 V_1、V_2 不超过 0.3 mV,V_6 不超过 0.5 mV,其他导联不超过 0.1 mV。

5.T 波

心室复极波,通常为 ST 段后出现的钝圆且占时较长的波。

6.Q-T 间期

心室除极和复极过程所需时间,正常为 0.32～0.44 秒。

7.U 波

T 波之后 0.02～0.05 秒出现的振幅很小的波,与 T 波方向一致。

(二)临床意义

1.术前心电图检查意义

(1)可诊断心律失常:如心动过速或心动过缓,室性和室上性心律等。

(2)对缺血性心脏病如心肌缺血或心肌梗死有重要价值。

(3)可判断心脏扩大:如高血压常伴有左心室肥大,左心室扩大提示二尖瓣狭窄。

(4)诊断心脏传导阻滞:窦房或房室传导阻滞,决定是否要安置起搏器。

(5)对诊断电解质紊乱和某些药物影响有一定意义:如低钾血症和洋地黄影响。

(6)有助于心包疾病的诊断:如心包炎和心包积液等。

2.围术期及 ICU 心电图监测意义

(1)持续显示心电活动,及时发现心率变化。

(2)持续追踪心律,及时诊断心律失常。

(3)持续观察 ST 段、U 波等变化,及时发现心肌损害与缺血以及电解质紊乱等变化。

(4)监测药物对心脏的影响,作为决定用药剂量的参考和依据。

(5)判断心脏起搏器的功能,评估心脏起搏器的功能和药物治疗的效果等。

三、常见心律失常心电图表现

(一)窦性心动过缓

心率<60次/分,心律规则,Ⅰ、Ⅱ、aVF导联P波直立。一般不需要处理,心率缓慢进行性加重或患者合并甲状腺功能低下、心肌梗死或心肌缺血,血流动力学不稳定。

(二)窦性心动过速

心率>100次/分,心律规则,Ⅰ、Ⅱ、aVF导联P波直立。一般不做处理,如增加心肌氧耗有导致心肌缺血、心肌梗死或严重心律失常的危险。

(三)房性心动过速

起源于窦房结以外部位,频率>100次/分,节律规整的为房性心律失常。心电图上有P波,心房率150~220次/分,QRS波规律出现,波宽正常。房室结对快速的心房率可能下传也可能阻滞,因此P波数与QRS波数不一致,形成房性心动过速伴房室传导阻滞。引发原因包括洋地黄中毒、心肌病、心肌缺血或病态窦房结综合征。

(四)房扑

心房活动呈规律的锯齿状扑动波,频率220~350次/分。

(五)房颤

P波消失,代之以形态、振幅、间期完全不等的心房颤动波,频率350~500次/分;心室率为60~180次/分,不超过200次/分,节律绝对不规则;如无室内差异性传导,QRS波形态正常。麻醉期间对房颤的管理应以控制心室率为主。

(六)室性心动过速

连续出现的室性期前收缩,QRS宽大畸形。若心室率过快,影响心室充盈,可导致心排血量降低,血压降低,是室颤及心搏骤停的先兆。

(七)室颤

QRS-T波消失,代之以方向、形态、振幅大小无规则的波形,无等电位线,心律250~500次/分。须立即除颤行心肺复苏。

(八)房室传导阻滞

按阻滞程度分为以下几种。

(1)一度房室传导阻滞,心律规则,每个 P 波后均有正常波形的 QRS 波,P-R 间期>0.2 秒。

(2)二度Ⅰ型房室传导阻滞,心房率规则,QRS 波型正常,P-R 间期进行性延长终致脱落。

(3)二度Ⅱ型房室传导阻滞,多存在器质性损害,心电图上可表现为比例规律或不规律的窦房阻滞,或多于一个的连续脱落,脱落前的 P-R 间期保持固定,可不延长或略延长。

(4)二度房室传导阻滞,又称完全性房室传导阻滞,指全部的心房激动都不能传导至心室,其特征为心房与心室的活动各自独立、互不相干,且心房率快于心室率。严重的二度Ⅱ型和二度房室传导阻滞可使心室率显著减慢。当伴有明显症状如晕厥、意识丧失、阿-斯综合征发作时,需要植入起搏器治疗,以免发生长时间心脏停跳,可能会有生命危险。

四、循环功能监测

(一)心率和脉搏监测

心率监测是简单和创伤性最小的心脏功能监测方法。心电图是最常用的方法。心电图对心率的测定依赖于对 R 波的正确检测和 R-R 间期的测定。手术中应用电刀或其他可产生电噪声的设备可干扰 ECG 波形,影响心率的测定。起搏心律可影响 ECG 测定,当起搏尖波信号高时,监护仪可能错误地将其识别为 R 波用于心率计算。高的 T 波也可产生同样的干扰。

脉率的监测与心率相比,主要的区别在于电去极化和心脏收缩能否产生可触摸的动脉搏动。房颤患者由于 R-R 间期缩短影响心室充盈,心排血量降低,导致感觉不到动脉搏动,致心率与脉率不等。电机械分离或无脉搏的心脏活动时,见于心脏压塞、极度低血容量等,虽然有心脏搏动但无法摸到外周动脉搏动。麻醉过程中脉率监测最常使用脉搏-血氧饱和度监测仪。

(二)动脉血压

动脉血压可反映心脏收缩力、周围血管阻力和血容量的变化,是麻醉期间重要的基础监测项目。测量方法分无创性和有创性动脉血压测量。

1.无创性动脉血压测量(间接测压)

目前麻醉期间广泛使用自动化间断无创血压测量。麻醉期间测量间隔时间一般至少每 5 分钟一次,并根据病情调整。测量时须选择合适的袖套宽度(一般为上臂周径的 1/2,小儿袖套宽度须覆盖上臂长度的 2/3)。袖套过大可引起测量血压偏低,反之测量血压偏高。一般来讲,低血压[通常收缩压＜10.7 kPa (80 mmHg)]反映麻醉过深、有效血容量不足或心功能受损等;高血压[通常收缩压＞24.0 kPa(180 mmHg)]反映麻醉过浅、容量超负荷或高血压病等。低温、外周血管强烈收缩、血容量不足以及低血压时会影响测量结果。

2.有创动脉压测量(直接测压)

(1)适应证:适用于各类危重患者、心脏大血管手术及颅内手术患者、需反复测动脉血气的患者、严重低血压休克患者以及应用血管活性药物需连续测量血压的患者。

(2)穿刺置管途径:最常用的动脉穿刺部位为左侧桡动脉。以往桡动脉穿刺置管前须进行 Allen 试验,以了解尺动脉侧支循环情况。现临床很少用 Allen 试验,因为 Allen 试验在预测桡动脉置管后缺血并发症方面的价值受到质疑,通过荧光素染料注射法或体积描记图测定发现 Allen 试验结果与远端血流没有直接关系。如怀疑手部血流较差可用超声多普勒测定尺动脉血流速度。此外,腋、肱、尺、股、足背和颞浅动脉均可直接穿刺置管测压。

(3)置管技术:一般选择经皮动脉穿刺置管,特殊情况下也可直视穿刺置管。经皮穿刺置管常选用左侧桡动脉,成人用 20 G 外套管针,患者左上肢外展,腕部垫高使腕背伸,消毒铺巾。穿刺者左手摸清动脉波动位置,右手持针,针体与皮肤呈 30°～45°,针尖抵达动脉可见针芯内有鲜红血液,将套管针放平减少其与皮肤夹角后,继续进针约 2 mm,使外套管也进入动脉,此时一手固定针芯,另一手捻转推进外套管,在无阻力的情况下可将外套管置入动脉腔内。然后拔出针芯,外套管连接压力监测装置,多为压力换能器,进行动脉压力及波形监测分析。小儿、肥胖或穿刺困难者用超声引导穿刺置管。

(4)注意事项如下。①有创直接血压测压较无创测压高 0.7～2.7 kPa(5～20 mmHg)。②必须预先定标零点:将换能器接通大气,使压力基线定位于零点。③压力换能器应平齐于第 4 肋间腋中线心脏水平,低或高均可造成压力误差。④压力换能器和放大器的频率应为 0～100 Hz,测压系统的谐频率和阻尼系数为 0.5～0.7。阻尼过高增加收缩压读数,同时使舒张压读数降低,而平均动脉压变化较小。仪器需定时检修和校对,确保测压准确性和可靠性。⑤测压径路需保持通畅,不能有任何气泡或凝血块。经常用肝素盐水冲洗,冲洗时压力曲线应为垂直上下,提示径路畅通无阻。⑥测压装置的延长管不宜长于 100 cm,直径应＞0.3 cm,质地需较硬,以防压力衰减,同时应固定好换能器和管道。⑦注意观察:一旦发现血栓形成和远端肢体缺血时,必须立即拔除测压导管。

(5)临床意义:动脉血压反映心脏后负荷、心肌氧耗、做功及脏器和周围组织血流灌注,是判断循环功能的重要指标。组织灌注除了取决于血压外,还与周围血管阻力有关。若周围血管收缩,阻力增高,虽血压不低,但组织血流灌注仍然不足。不宜单纯追求较高血压。

(三)中心静脉压

中心静脉压(central venous pressure,CVP)指胸腔内上腔和下腔静脉即将进入右心房的位置测得的右心房内的压力,主要反映右心室前负荷,其高低与血容量、静脉张力和右心功能有关,需采取中心静脉穿刺置管的方法进行测量。

1.适应证和禁忌证

(1)适应证:严重创伤、休克及急性循环衰竭的危重患者;需长期输液、全胃肠外营养治疗或需接受大量快速输血补液的患者;心血管代偿功能不全的患者行危险性较大的手术或预期术中有血流动力学显著变化的患者;经导管安置临时起搏器的患者。

(2)禁忌证:穿刺部位感染;上腔静脉综合征,不能行上肢静脉或颈内静脉穿刺置管;近期安装过起搏器的患者慎用;凝血功能障碍患者为相对禁忌证。

2.穿刺置管方法

中心静脉导管插入到上、下腔静脉与右房交界处,常用的方法是采用经皮穿刺技术,将特制的导管通过颈内静脉、锁骨下静脉或股静脉插入至上述部位。

(1)颈内静脉穿刺置管:右颈内静脉是最常选用的穿刺部位,因右颈内静脉与右头臂静脉的角度较平直,导管易于进入,到右心房入口最近。左颈内静脉后方有胸导管,易损伤,因此一般不作为首选。

(2)锁骨下静脉穿刺置管:锁骨下静脉是中心静脉穿刺的重要部位。尤其适用于紧急容量治疗、需要长期经静脉治疗或透析患者,而不是短时间内监测。

(3)股静脉:股静脉是下肢最大静脉,位于腹股沟韧带下股动脉内侧,外侧为股神经。在无法行颈静脉和锁骨下静脉穿刺的情况下,如烧伤、外伤或者手术区域位于头颈部、上胸部等,可行股静脉穿刺。

3.CVP 的监测

用一直径 0.8~1.0 cm 的玻璃管和刻有 cmH_2O 的标尺一起固定在盐水架上,接上三通开关,连接管内充满液体,排除空气泡,一端与输液器相连,另一端接中心静脉穿刺导管,标尺零点对准腋中线右心房水平,阻断输液器一端,即可测得 CVP。这种测量 CVP 装置可自行制作,操作简易,结果准确可靠。有条件的单位也可用心血管系统监护仪,通过换能器、放大器和显示仪,显示和记录数据、波形。

CVP 部分反映血容量与静脉系统容积的相称性,还可反映右心室的功能性容积。因此临床上监测 CVP 用于评估血容量和右心功能。清醒患者自主呼吸时,CVP 的正常值在 0.1~0.9 kPa(1~7 mmHg),临床上应动态观察 CVP 的变化,同时结合动脉血压综合判断。CVP 降低表示心肌收缩力增强,回心血量降低或血容量降低。如 CVP 降低同时血压升高,血管阻力不变,考虑是心肌收缩力增强;如血压降低则考虑血容量不足或回心血量减少。CVP 升高表示心肌收缩力降低,回心血量增加或血容量增加。

4.中心静脉穿刺置管注意事项

(1)判断导管插入上、下腔静脉或右房,绝非误入动脉或软组织内。

(2)导管尖端须位于右心房或近右心房的上下腔静脉,确保静脉内导管和测压管道系统内畅通,无凝血、空气,管道无扭曲等。若导管扭曲或进入异位血管,测压则不准。

(3)因 CVP 仅为数厘米水柱,零点发生偏差将显著影响测定值的准确性,测压标准零点应位于右心房中部水平线,仰卧位时基本相当于第 4 肋间腋中线水平,侧卧位时位于胸骨右缘第 4 肋间水平。

(4)严格遵守无菌操作。

(5)操作完成后常规听诊双侧呼吸音,怀疑气胸者及 ICU 患者摄胸片。

(6)穿刺困难时,可能有解剖变异,应用超声引导可提高成功率和减少并发症。

(四)肺动脉压及肺动脉楔压监测

经皮穿刺置入肺动脉 Swan-Ganz 漂浮导管,可测量右房压、右室压、PAP 及肺动脉楔压,用以评估左心室功能、肺循环状态、估计疾病进程以及诊断治疗心律失常等。在临床应用于心脏病等危重患者或心血管手术。

1.适应证和禁忌证

(1)适应证:肺动脉导管的置入可能引起并发症并给患者带来较大危险,因此应充分衡量肺动脉漂浮导管在诊断和治疗中的益处与其并发症带来的危险之后谨慎应用。

(2)禁忌证:对于三尖瓣或肺动脉瓣狭窄、右心房或右心室内肿块、法洛氏四联症等患者一般不宜使用。严重心律失常、凝血功能障碍、近期置起搏导管常作为相对禁忌证。根据病情需要和设备及技术力量,权衡利弊决定取舍。

2.肺动脉导管置入方法

右颈内静脉是置入漂浮导管的最佳途径,导管可直达右心房,从皮肤到右心房的距离最短,操作方法易于掌握,并发症少。当颈内静脉穿刺成功后,将特制的导引钢丝插入,沿钢丝将导管鞘和静脉扩张器插入静脉,然后拔除钢丝和静脉扩张器,经导管鞘将肺动脉导管插入右心房,气囊部分充气后继续推进导管,导管通过三尖瓣进入右心室后,压力突然升高,下降支又迅速回到零点,出现典型的平方根形右室压力波形,舒张压较低。此时,使气囊完全充气,穿过肺动脉瓣进入肺动脉,最后到达嵌入位置。。

3.肺动脉导管监测的临床意义

通过肺动脉导管可监测一系列血流动力学参数,包括肺动脉压(pulmonary artery pressure,PAP)、肺动脉楔压(pulmonary artery wedge pressure,PAWP)、混合静脉血氧饱和度(oxygen saturation of mixed venose blood,SvO_2)和心排血量(cardia coutput,CO)。

(1)PAP:PAP波形与动脉收缩压波形相似,但波幅较小,反映右心室后负荷及肺血管阻力的大小。正常肺动脉收缩压为 2.0~4.0 kPa(15~30 mmHg),肺动脉舒张压为 0.7~1.6 kPa(5~12 mmHg)。肺动脉平均压超过 3.3 kPa(25 mmHg)时为肺动脉高压症。PAP降低常见于低血容量,PAP升高多见于慢性阻塞性肺疾病、原发性肺动脉高压、心肺复苏后、心内分流等。缺氧、高碳酸血症、急性呼吸窘迫综合征、肺栓塞等可引起肺血管阻力增加而导致PAP升高。左心功能衰竭、输液超负荷可引起PAP升高,但肺血管阻力并不增加。

(2)PAWP:气囊充气后,阻断肺小动脉内前向血流,导管远端传导的是肺小动脉更远处肺毛细血管和静脉系统的压力,此时测得的肺小动脉远处的压力称为PAWP,反映左房和左心室舒张末压。PAWP正常值为 0.7~1.6 kPa(5~12 mmHg),呼气末这个值近似于左心房压,和左心室舒张末容积相关,常反映肺循环状态和左心室功能;可鉴别心源性或肺源性肺水肿,判定血管活性药物的治疗效果,诊断低血容量以及判断液体治疗效果等。

(3)CO:利用温度稀释法可经肺动脉导管进行心排血量的测定。将 10 mL 凉盐水从导管的中心静脉端快速匀速注入,肺动脉导管开口附近的热敏电阻将检测到温度变化,通过记录温度-时间稀释曲线分析后可测得CO。CO正常范围 4~8 L/min,心指数 2.4~4.0 L/(min·m²)。CO大小受心肌收缩力、心脏的前负荷、后负荷及心率等因素影响。

(4)SvO_2:通过肺动脉导管测定肺动脉血中的氧饱和度为 SvO_2,可反映组织氧供给和摄取关系。SvO_2 与 CO 的变化密切相关,吸空气时 SvO_2 正常值为75%。在脓毒血症、创伤和长时间手术等情况下,组织摄氧的能力下降,仅根据 SvO_2 很难对病情作出正确判断。

4.肺动脉置管常见并发症

包括心律失常、气囊破裂、肺栓塞、肺动脉破裂和出血以及导管打结。

(五)心排血量监测

心排血量是反映心脏泵功能的重要指标。可判断心力衰竭和低排综合征,评估患者预后。

1.监测方法

(1)有创心排血量监测方法。

Fick 法:Fick 于 1870 年首先提出由于肺循环与体循环的血流量相等,故测定单位时间内流经肺循环的血量可确定心排血量。当某种物质注入流动液体后的分布等于流速乘以物质近端与远端的浓度差。直接 Fick 法是用氧耗量和动、静脉氧含量差来计算心排血量的,直接 Fick 法被认为是心排血量监测的金标准。在实际应用中,直接 Fick 法也有一定的误差。如导管尖端的位置不当,或者是存在左向右分流时肺动脉采血的氧含量不能完全代替实际的混合静脉血氧含量。机体正常情况下有一部分静脉血流绕过肺泡经支气管静脉和心内最小静脉直接流入左心室与体循环(即右向左分流)。这部分血流占心排血量的20%。故肺循环血量不能完全代替体循环血量。研究表明采用这种方法测出的心排血量,平均误差范围为 2.6%～8.5%。

温度稀释法:利用肺动脉导管,通过注射冷生理盐水导致的温差及传导时间计算心排血量的方法为温度稀释法,是常用的有创心血管功能监测方法。①温度稀释法:利用 Swan-Ganz 导管施行温度稀释法测量心排血量,是创伤性心血管功能监测方法,结果准确可靠,操作简便,并发症少。②连续温度稀释法:采用物理加温作为指示剂来测定心排血量,可以连续监测心排血量。③脉搏轮廓分析连续心排血量测定:采用成熟的温度稀释法测量单次心排血量,并通过分析动脉压力波型曲线下面积与心排血量存在的相关关系,获取连续心排血量。

(2)无创或微创心排血量监测法。

生物阻抗法心排血量监测(thoracic electrical bioimpedance,TEB):TEB 是利用心动周期中胸部电阻抗的变化来测定左心室收缩时间并通过计算获得心搏量。TEB 操作简单、费用低并能动态连续观察心排血量的变化趋势。但由于其抗干扰能力差,尤其是不能鉴别异常结果是由于患者的病情变化引起,还是由于仪器本身的因素所致,另外计算心排血量时忽略了肺水和外周阻力的变化,因此,在危重病和脓毒症患者与有创监测心排血量相关性较差,在一定程度上限制了其在临床上的广泛使用。心阻抗血流图 Sramek 改良了 Kubicek 公式,应用 8 只电极分别安置在颈根部和剑突水平,根据生物电阻抗原理,测量胸部电阻抗变化,通过微处理机自动计算心排血量。

食管超声心动图(transesophageal echocardiography,TEE):TEE 监测参数包括以下内容。①每搏量=舒张末期容量-收缩末期容量。②左心室周径向心缩短速率,正常值为每秒 0.92 ± 0.15 周径。③左心室射血分数。④舒张末期面积,估计心脏前负荷。⑤根据局部心室壁运动异常,包括不协调运动、收缩无力、无收缩、收缩异常及室壁瘤,监测心肌缺血。TEE 监测心肌缺血较 ECG 和 PAP 敏感,变化出现较早。

动脉脉搏波形法连续心排血量监测:通过外周动脉置管监测患者动脉波形,并根据患者的年龄、性别、身高及体重等信息计算得出每搏量(SV)。通过 SV×心率得出心排血量。

部分 CO_2 重复吸入法心排血量监测:该技术采用的是转换的 Fick 公式,以 CO_2 消耗量为参数,而不是氧摄取量。

初期的临床研究表明该方法与温度稀释法有较好的一致性,但该方法仅限于机械通气且无明显肺内分流的患者,临床应用有较大局限性。

2.临床意义

判断心脏功能:①诊断心力衰竭和低心排血量综合征,估计病情预后。②绘制心功能曲线,指导输血、补液和心血管治疗。

五、肾功能监测

(一)肾小球滤过功能测定

肾小球滤过率(glomerular filtration rate,GFR)是指单位时间内从双肾滤过的血浆的毫升数。GFR 不能直接测定,只能通过测定某种标志物的清除率而得知。内生肌酐清除率(creatinine clearance rate,Ccr)是目前临床上最常用的估计 GFR 的方法。正常参考范围男性为(105±20)mL/min,女性为(95±20)mL/min。根据 Ccr 一般可将肾功能分为 4 期。Ccr 51～80 mL/min 为肾衰竭代偿期;Ccr 50～20 mL/min 为肾衰竭失代偿期;Ccr 19～10 mL/min 为肾衰竭期;Ccr<10 mL/min 为尿毒症期或终末期肾衰竭。

血肌酐是判断肾小球功能的简便而有效的指标。正常参考范围男性为44～

133 μmol/L(0.5～1.5 mg/dL),女性为 70～106 μmol/L(0.8～1.2 mg/dL)。当肾小球滤过功能减退时,理论上讲血肌酐的浓度会随内生肌酐清除率下降而上升,但研究显示当肾功能下降到正常的 1/3 时,血肌酐才略微上升,并且严重肾脏疾病患者约 2/3 的肌酐从肾外排出,因此在肾脏功能下降的早期和晚期都不能直接应用血肌酐来判断 GFR 的实际水平。

(二)肾小管功能测定

肾小管的主要功能是通过重吸收和分泌使原尿变成终尿。

1.尿比重试验

尿比重是尿液与纯水重量的比值,反映肾小管的浓缩与稀释功能。正常在 1.015～1.030 之间。成人夜尿或昼尿中至少有一次尿比重＞1.018,昼尿最高和最低尿比重差＞0.009。

2.尿渗透压测定

反映尿中溶质分子和离子的总数,自由状态下尿渗透压波动幅度大,高于血浆渗透压。禁饮后尿渗透压为 600～1 000 mmol/(kg·H_2O)。血浆渗透压平均为 300 mmol/(kg·H_2O)。尿/血浆渗透压比值为(3～4.5):1。低渗尿提示远端肾小管浓缩功能下降。

3.肾小管葡萄糖最大重吸收量试验

当最大重吸收量减少时,表示近曲小管重吸收葡萄糖能力下降,称为肾性糖尿。

4.酚磺酞排泄试验

作为反映肾近曲小管的分泌功能的指标之一,健康人 15 分钟总排泄量＞25%,2 小时总排泄量为 55%～75%。

5.肾小管标志性蛋白测定

β_2-微球蛋白等。

(三)血中含氮物质浓度的测定

血尿素氮是血中非蛋白氮的主要成分。蛋白质摄入过多、发热、感染、中毒、组织大量破坏、急性肾功能不全少尿期或慢性肾功能不全晚期,血尿素氮均增高。

六、体温、肌张力和麻醉深度监测

(一)体温监测

人体通过体温调节系统,维持产热和散热的动态平衡,使中心体温维持在

(37±0.4)℃。麻醉手术过程中,患者的体温变化除与其疾病本身相关外,还受到手术室内温度、手术术野和体腔长时间大面积暴露、静脉输血或输注大量低温液体、体腔内冲洗等因素影响。此外全身麻醉药物可抑制下丘脑体温调节中枢的功能,使机体随环境温度变化调节体温的能力降低,一些麻醉期间常用药物(如阿托品)也可影响机体体温调节导致体温升高。因此体温监测是麻醉期间监测的重要内容之一,对危重患者、小儿和老年患者尤为重要。

1.测量部位

麻醉期间常用中心体温监测部位是鼻咽部、鼓膜、食管、直肠、膀胱和肺动脉等,前二者反映大脑温度,后四者反映内脏温度。人体各部的温度并不一致。直肠温度比口腔温度高 0.5～1.0 ℃,口腔温度比腋窝温度高 0.5～1.0 ℃。体表各部位的皮肤温度差别也很大。当环境温度为 23 ℃时,足部温度为 27 ℃,手为 30 ℃,躯干为 32 ℃,头部为 33 ℃。中心温度比较稳定。由于测量部位不同,体温有较大的变化。在长时间手术、危重及特殊患者的体温变化更大。因此,围术期根据患者需要可选择不同部位连续监测体温。

2.体温降低和升高

(1)围术期低温:体温低于 36 ℃称体温过低。当体温在 34～36 ℃时为轻度低温,低于 34 ℃为中度低温。麻醉期间体温下降可分为 3 个时相,第一时相发生早且体温下降快,通常发生在全身麻醉诱导后 40 分钟内,中心体温下降近 1 ℃。第二时相是之后的 2～3 小时,每小时下降 0.5～1.0 ℃。第三时相是患者体温与环境温度达到平衡状态时的相对稳定阶段。常见围术期低温的原因如下。①术前体温丢失,手术区皮肤用冷消毒及裸露皮肤的面积大、时间长。②室温过低,<21 ℃时。③麻醉影响:吸入麻醉药和肌肉松弛药。④患者产热不足。⑤年龄:老年、新生儿和小儿。⑥术中输冷库血和补晶体液。⑦术后热量丢失,运送至病房,保暖欠佳。

(2)围术期体温升高。①手术室温度及湿度过高。②手术时无菌巾覆盖过多。③麻醉影响:阿托品抑制汗腺分泌,影响蒸发散热。麻醉浅时,肌肉活动增加,产热增加,CO_2 潴留,更使体温升高。④患者情况:术前有发热、感染、菌血症、脱水、甲亢、脑外科手术在下视丘附近手术。骨髓腔放置骨水泥可因化学反应引起体温升高。⑤保温和复温过度。⑥恶性高热。

在体温监测的指导下,术中应重视对患者体温的调控,具体方法包括:①调节手术室温度在恒定范围;②麻醉机呼吸回路安装气体加温加湿器,减少呼吸热量丢失;③使用输血输液加温器对进入人体的液体进行加温;④使用暖身设备对暴露于术野之外的头部、胸部、背部或四肢进行保温;⑤麻醉后恢复室使用辐射加热器照射。

(二)肌张力监测

全身麻醉期间使用肌肉松弛剂时,传统判断神经肌肉传递功能的方法有观察腹肌的紧张度、抬头试验、握手试验、睁眼试验和吸气负压试验等,但这些方法均缺乏科学的、量化的依据。进行神经肌肉传递功能的监测可为判断神经肌肉传递功能提供客观的参考指标,是麻醉期间监测的重要内容。据我国多中心研究显示全麻气管拔管时肌松药残余作用发生率为57.8%,因此,肌张力监测十分必要,尤其是老年和肝肾功能不全等患者的麻醉。

1.目的和适应证

(1)目的:①决定气管插管和拔管时机。②维持适当肌松,满足手术要求,保证手术各阶段顺利进行。③指导使用肌松药的方法和追加肌松药的时间。④避免琥珀胆碱用量过多引起的Ⅱ相阻滞。⑤节约肌松药用量。⑥决定肌松药逆转的时机及拮抗药的剂量。⑦预防肌松药的残余作用所引起的术后呼吸功能不全。

(2)适应证:①肝、肾功能明显减退、严重心脏疾病、水与电解质紊乱及全身情况较差和极端肥胖患者。②特殊手术需要如颅内血管手术、眼科或其他精细手术等。③血浆胆碱酯酶异常的患者。④恢复室内患者尚未清醒。术毕呼吸抑制延长可区别原因,如果是肌松药残余作用引起,则应使用拮抗药。

2.监测类型

常见的有以下五种类型:①单次颤搐刺激;②四个成串刺激;③强直刺激;④强直刺激后计数;⑤双短强直刺激。

3.肌张力监测的注意事项

(1)适当选用刺激方法。

(2)非去极化肌松药对不同肌群的作用不同。

(3)熟悉肌张力监测仪性能。

(4)电极安放部位必须正确。

(5)先测定对照值。

(6)注意其他药物对肌松作用的影响。

(三)麻醉深度监测

1.监测方法

麻醉镇静深度监测目的是指导全麻诱导和维持时调节麻醉深度和预防麻醉过深和术中知晓,从而达到理想的麻醉状态。也可用于 ICU 镇静深度监测。目前临床上主要用脑电双频指数(BispectralIndex,BIS)、Narcotrend 指数和听觉诱发电位。

2.临床意义

(1)镇静程度的评估:对意识水平和脑电镇静的深度监测有一定价值。可用来测定药物的镇静和催眠作用,BIS 值越小,镇静程度越大,两者的相关性良好。

(2)判断意识恢复:BIS 值<71 时在 50 秒内意识恢复的可能性不到 5%,没有一个对指令有反应的患者能回忆起这段情节。当 BIS 上升>60 时,意识恢复是同步的,BIS 在 70 左右拔除气管导管,血流动力学变化较小。BIS>80 时,50% 以上的患者能唤醒。BIS 大于 90 时,几乎所有患者都可唤醒。但丙泊酚麻醉后恢复期的 BIS 值会突然恢复至基础水平,预计性较差。

(3)促进新型手术的开展,提高心肺脑复苏患者的救治成功率:皮层脑电信号的强弱与脑组织的氧供水平密切相关。①特殊手术的安全开展:如颈动脉内膜剥离术、心脏和大血管手术、特殊体位手术等存在脑缺氧损伤的手术操作以及脑外科需要术中唤醒的手术。②临床急救和心肺脑复苏过程中,床旁持续的脑电图监测能够实时客观评价患者的脑功能恢复程度和治疗效果,指导调整治疗方案,提高早期救治的成功率。

(4)预防术中知晓:术中知晓的发生率为 0.1%~0.2%,心脏手术患者术中知晓的发生率为 0.4%~1%,儿童术中知晓的发生率为 0.8%~1.1%。创伤休克患者手术、全麻剖宫产、支气管镜手术患者及心脏手术患者易发生术中知晓,气管插管及肌松药过量使用时术中知晓比较常见。世界性多中心研究,2 503 名术中清醒高危人群患者随机进行普通麻醉或 BIS 指导下的麻醉,研究显示 BIS 减少术中知晓发生率82%。上述情况推荐使用 BIS 监测。但必须注意监测仪总是滞后于麻醉实时状态 15~30 秒。因此应在诱导前开始使用,一般 BIS 值维持在 60 以下。

(5)术后短期转归均具有积极的作用:指导麻醉手术期间合理使用全身麻醉药,术后睁眼时间和气管导管拔除时间,以及出麻醉后苏醒室的时间都缩短。术后恶心呕吐的发生率降低。

第三节 麻醉机与呼吸回路安全使用

麻醉机用于实施全身麻醉、供氧及进行辅助或控制呼吸。随着现代麻醉机的不断更新、技术不断进步,对麻醉机的操作者——麻醉医师提出了更高的要求,需要具备丰富的知识才能满足安全操作需求。高水平的麻醉医师和多功能现代麻醉机相结合,是当今临床麻醉的发展需要,必将大大减少由于机械故障所致的意外发生。

一、麻醉机的结构和工作原理

麻醉机包括供气装置、流量计、蒸发器、呼吸回路、麻醉呼吸机、监测和报警装置、麻醉残气清除系统和各种附件与接头等。

对现代麻醉机的要求:①麻醉呼吸回路的气密性好,不漏气,呼吸机性能稳定可靠。要求提供的氧及吸入麻醉药浓度精确、稳定和容易控制。②监测和报警功能良好,能正确显示机械运转情况和患者瞬时信息。③儿科患者年龄跨度很大,有体重只有几百克的早产儿,也可能是体重接近成人的患儿,而在手术中使用的是同一台麻醉机。现代麻醉机多数可用于小儿(无效腔量小,流量传感器灵敏,吸入气体加温加湿及最小潮气量 20 mL 以下等),甚至满足新生儿麻醉的要求(最小潮气量 5 mL),并且有多种通气模式可供选择,以保障术中通气的安全性。

(一)供气装置

现代麻醉机一般有氧、氧化亚氮以及空气的管道进气接口,通气硬质皮管与中心供气系统或压缩气筒连接。此外,还配备相应的接口,直接与小压缩气筒连接,以供紧急时备用。

(二)流量计

流量计是测定流动气体流量的工具。目前最常用的为进气口可变的悬浮转子式流量计。基本结构包括针栓阀、带刻度的玻璃管和轻金属制的浮标。临床上习惯将针栓归于流量计中一起讨论。

打开针栓阀,气流自玻璃管下方冲入,将浮标顶起,因浮标与玻璃管的间隙越往上越大,所以气体流量就越大或流速越快,与浮标顶面平齐的刻度数,即为气流量值。此外还有浮标式流量计、滑球式流量计、水柱式流量计和弹簧指针或流量计等,已很少采用。

为了测定出更精确的流量值,近年来设计出各种"宽范围的流量计",常用的有三种。①串联型流量计:由两个浮标重量不同的流量计串联,轻浮标测低气流量,重浮标测高气流量。②单管双刻度流量计,刻度玻璃管下段直径细,圆锥度小,供测低流量用;玻璃管上段直径粗、圆锥大,供测高气流量用。③并立型流量计,同时设置高低两个流量计和针型阀,一个为 $10\sim100$ mL/min,另一个为 $1\sim15$ L/min,根据需要选择。

使用进气口可变型流量计时须注意防止灰尘、油脂或水分进入流量计或堵塞进气口,否则可妨碍浮标活动而影响读数的正确性;微调部件旋转时不能用力过猛,像针形阀旋拧过紧会使阀针变形,以致关闭不全而漏气,读数将不准确。

为防止麻醉机输出低氧性气体,除气源接口采用轴针安全系统和口径安全系统外,麻醉机还常用流量计联动装置和氧比例监控装置,以控制气体的输出比例。

(三)蒸发器

蒸发器是麻醉机提供给患者吸入麻醉药蒸气的重要装置。现代的蒸发器采用了一些专门的结构,以排除温度、流量、压力等因素的影响,并精确地稀释麻醉药蒸汽的浓度。

(四)二氧化碳(CO_2)吸收装置

CO_2吸收装置为循环紧闭式麻醉机的必备设置。CO_2吸收器中的碱石灰(或钡石灰)与CO_2起化学反应,清除呼出气中的CO_2,可分为两种类型:来回吸收式CO_2吸收器和循环吸收式CO_2吸收器。

(五)螺纹管、贮气囊和面罩

螺纹管、贮气囊和面罩均为橡胶或塑料制品,要求柔韧适中、易弯而不易折断或压瘪、有抗静电性能,内壁光滑平整,易清洗和消毒。

(六)活瓣

呼吸活瓣是单向活瓣,用来控制呼吸气流动的方向,是保证呼吸正常功能的关键部件之一。吸气时开启,呼气时关闭者,称吸气活瓣;呼气时开启,吸气时关闭者,称呼气活瓣。这些活瓣引导气流呈单方向运行,使呼吸气体不会混杂。如无呼吸活瓣,则环路气体几乎全重复吸入,可引起严重的呼吸性酸中毒,最严重者可使 pH 达 6.1,$PaCO_2$ 达 32.4 kPa(243 mmHg)。活瓣由轻质金属、塑料或云母制成圆形薄片,呈薄膜型,要求四周光滑、表面平整、轻巧耐用和启用灵活,不积水滴,又不易受潮变形或粘住。活瓣常装有透明玻璃罩,罩内面有几个延伸的小柱,以使活瓣及时均匀启闭。

逸气活瓣平时处于关闭状态,仅于需要时作临时开启,由弹簧阀门控制,调节范围为 0～2.4 kPa(0～18 mmHg)。用于施行高流量半紧闭式麻醉、排出麻醉机内过剩的气体。

(七)麻醉残气清除系统

麻醉残气清除系统的作用是收集麻醉机内多余的残气和患者呼出的残气,并通过管道排出手术室外,以免造成手术室内空气污染,手术室内空气要求卤族麻醉药浓度不高于 2 ppm,N_2O 浓度不高于 25 ppm。

二、麻醉通气系统

(一)麻醉通气系统的分类

主要根据呼吸气体与大气相通程度、呼气再吸入量、有无贮气囊、CO_2 吸收罐及导向活瓣等情况进行分类。

呼出气体完全不被重复吸入为开放式或无再吸入式;无 CO_2 吸收装置,有部分呼出气体被重复吸入者为半开放式;有 CO_2 吸收装置,呼出气体较多的部分被重吸入者为半紧闭式;有 CO_2 吸收装置,呼出气体全部(经 CO_2 吸收后)被重复吸入者为紧闭式。

(二)各类通气系统

1.开放系统

开放系统无贮气囊和呼出气重复吸入,是结构最简单、低廉的装置,系统与患者呼吸道之间无机械连接,因此,并不增加呼吸阻力。由于大量麻醉药弥散在手术室内,不能控制通气,麻醉深度不易稳定,现已淘汰不用。

2.无再吸入系统

由无重复吸入活瓣及贮气囊组装起来的吸收回路,有些教科书将其归入开放式通气系统。无重复吸入活瓣由吸入活瓣和呼出活瓣构成,常用的是鲁平活瓣。由贮气囊提供的新鲜气流。人工通气时使新鲜气流量等于患者每分通气量即可。自主呼吸时保持贮气囊 3/4 充盈即可。

3.麦氏通气系统

该系统均无 CO_2 吸收装置,CO_2 的重吸入程度决定于新鲜气流量、自主呼吸还是控制吸收、环路结构及患者通气量。按照新鲜气流、管道、面罩、贮气囊及排气阀的安装位置不同,可分为A~F 6型。麦氏系统在实际使用中属于半开放抑或半紧闭式仍有不同的异议。各型在自主呼吸和控制呼吸时的气体分布各不相同。

4.贝因系统

贝因系统为麦氏 D 系统的改良型。它有一根长 1.8 m,直径22 mm的透明呼气波纹管,其中有一根内径约 7 mm 的内管用于输送新鲜气体和挥发性麻醉药,两管形成一个同轴系统,分别运行吸气和呼气。自主呼吸时,只要新鲜气流量大于 1.5~2 倍分钟通气量,即可避免 CO_2 重复吸入。控制呼吸时,成人只要 CO_2 生成量正常,用70 mL/(kg·min)的新鲜气流量可维持二氧化碳分压在正常范围。小儿新鲜气流量要比成人相对增大。体重小于 10 kg,气流量2 L/min,10~35 kg 者,3.5 L/min;40 kg 以上者按100 mL/(kg·min)计算。

5.循环回路系统

循环回路系统是临床上最为常用的麻醉通气系统,具有贮气囊和呼出气的部分复吸入。根据新鲜气流量的高低,该系统可用于半开放、半紧闭,也可用于紧闭通气系统。

为防止过量的重吸入,回路中设有两个单向活瓣,使回路中气流单向流动。每次呼出气体均经过 CO_2 吸收装置。回路主干为广口螺纹管(直径 22 mm),这部分的阻力可以忽略不计,CO_2 吸收罐的横截面积较大,对气流阻力较小。其他部件包括一个排除过量气体的排气活瓣,一个贮气囊和一个 Y 形接头,用于连接面罩或气管导管,尚可选择性地配备细菌过滤器和回路内蒸发器。

为了防止回路内呼出 CO_2 的重复呼吸,各部件的排列顺序要遵循 3 条原则:①单向活瓣要安装在患者与贮气囊之间,吸气管和呼气管上各放置一个;②新鲜气流不能在呼气活瓣与患者之间进入回路;③呼气活瓣不能置于患者与吸气活瓣之间。

总之,循环回路的主要特点为允许呼出气重复吸入,这样能减少呼吸道水分和热丢失,同时能减轻手术室污染,减少麻醉气体燃烧、爆炸的危险性,吸入全麻药的浓度较稳定。不足之处为这种回路可增加呼吸阻力,不便于清洗、消毒,相对笨重。呼出气中水分易凝集在活瓣叶片上,一旦瓣膜启闭不灵,不仅影响整个回路的顺应性,也可使呼吸阻力增加,甚至回路内气体不能单向循环,引起 CO_2 重复吸入。除非加大新鲜气流量,否则吸入气中麻药浓度变化缓慢。

三、麻醉呼吸机

麻醉呼吸机是现代麻醉机的主要部件之一。与常规呼吸机相比,麻醉呼吸机要求性能稳定,而呼吸模式相对简单。

(一)麻醉呼吸机的分类

麻醉呼吸机可按驱动源、驱动机制、转换机制和风箱类型等进行分类。

1.驱动源

按驱动的动力麻醉呼吸机可分为气动或电动两类,或者兼而用之。老式的气动呼吸机,有压缩气源就能工作。当代的电动呼吸机,则需要电源和压缩气源。

2.驱动机制

多数麻醉呼吸机可归类为双回路气动呼吸机。在双回路系统中,驱动力挤压呼吸皮囊或风箱,后者将气体送入患者肺内。驱动力由压缩气体提供,称为气动呼吸机。

3.转换机制

多数麻醉呼吸机属于时间转换的控制模式定时装置触发吸气。有些老式的气动呼吸机采用射流定时装置。现代的电动呼吸机多采用固态电子定时装置,属于定时、电控模式。诸如 SIMV、PCV 和 PSV 式等更多的高级呼吸模式,具有一个可调节压力的阈值,以提供同步呼吸等功能。在上述模式中,压力传感器为呼吸机控制系统提供反馈数据,便于其判断何时开始或终止一次呼吸周期。

4.风箱类型

按风箱类型,麻醉呼吸机可分为风箱型和活塞型二类。

(二)麻醉呼吸机的调节

1.通气量

正确估计和调节通气量是保证有效机械通气的根本条件,每分通气量 VE＝潮气量(VT)×呼吸频率(RR),VE 按每公斤体重计算较为方便实用,一般成人为 $100\sim120$ mL/kg,儿童 $120\sim130$ mL/kg,婴儿 $130\sim150$ mL/kg。小儿个体差异较大,潮气量微小变化可引起通气效果明显改变,VE＝VT($5\sim7$ mL/kg)×RR($30\sim40$ 次/分),可预定 VT 和 RR,不管成人和小儿,VT 和 RR 应按具体需要组合。成人用较大潮气量和较慢频率有一定优点:①较大潮气量使患者对呼吸困难的敏感性降低,微弱的自主呼吸容易消失,患者感觉舒适;②潮气量较大,呼吸频率变慢,吸/呼比率的呼气时间延长有利于 CO_2 排出和静脉回流;③使吸气流速减慢,慢气流产生层流,气体分布均匀,肺泡容易扩张,气道阻力低,并减少肺气压伤和肺不张的发生率。但近年来有不同看法,肺气肿和顺应性差的老年胸腔或腹腔大手术患者,应实施肺保护策略,减轻机械通气引起的肺损伤。主张用小潮气量,一般 6～8 mL/kg,呼吸频率成人一般为 15～18 次/分,小儿略快,且年龄越小,呼吸频率越快。预计值的通气效果如何,应维持 $P_{ET}CO_2$ 在 4.7～6.0 kPa(35～45 mmHg),并进行血气分析核对。

2.吸/呼比(I：E)

从吸气开始到呼气结束为一个呼吸周期。吸气时间和呼气时间的比值即为吸呼比。一般情况,成人 1：2;小儿 1：1.5。正常吸气时间为 1～1.5 秒。如 I/E＞1 则使吸气气流加速,静脉回流减少。慢性阻塞性肺部疾病及高碳酸血症患者呼气时间宜长,用 1：(2.5～4),以利 CO_2 排出;限制性呼吸功能障碍及呼吸性碱中毒患者用 1：1,使吸气时间适当延长。

3.气道压力(Paw)

决定通气压力的高低包括胸肺顺应性、气道通畅程度及潮气量等 3 个因素,力求以最低通气压力获得适当潮气量,同时不影响循环功能。Paw 一般维持在成人 1.5～2.0 kPa(15～20 cmH$_2$O)和小儿 1.2～1.5 kPa(12～15 cmH$_2$O),下列情况下通气压力升高:①胸肺顺应性降低,如慢性阻塞性肺部疾病,体位改变及肺受压(机械性或血气胸)等;②呼吸道不通畅,包括导管扭曲或过深,分泌物过多等;③麻醉浅、咳嗽和呼吸不合拍。发现上述 Paw 升高应迅速处理。

4.吸入氧浓度(FIO$_2$)

具有空氧混合装置的呼吸机,FIO$_2$ 可随意调节。麻醉手术过程中可调节 FIO$_2$＝0.8～1.0,长期时间手术的患者机械通气时 FIO$_2$＜0.7。如 FIO$_2$＝0.7 有低氧血症,不要盲目提高吸入氧浓度,可试用:①PEEP 或 CPAP;②加用 EIP;③延长吸气时间。

(三)使用麻醉呼吸机的注意事项

注意事项:①使用者应熟悉所用麻醉呼吸机的结构原理,特别是手动与机械通气的转换机制。②根据个体情况,设置合理的机械通气参数,应加强并呼吸监测,特别是监测 SpO$_2$、$P_{ET}CO_2$ 和 Paw。并根据血气分析结果指导通气参数的精确调整。③麻醉前应先开机自检,观察呼吸机的活动情况,并进行报警上下限的设置。④及时处理报警信息,找出原因,合理解决。⑤麻醉机从手动通气转为机控通气时,如果对呼吸机结构及操作不熟练,错误的按压按钮等会造成人为操作错误;例如,部分的麻醉机在面板上按压机控按钮后,还需将 APL 阀转向机控方向,并应观察呼吸机工作情况,不然呼吸机不能正常工作。⑥使用麻醉呼吸机,同时应在手边备好简易呼吸回路,万一断电、断气时可进行人工通气。⑦有关气道压力,传统麻醉机在机器呼吸环路中安装有压力限制器,但有时也需要事先手动设置以维持压力低于临床极限。但有些麻醉机在气道压超出事先设定值时仅有报警而无限压装置,患者可由于吸气期使用快速充氧装置而发生危险。各种麻醉机气道压力监测仪器的位置各不相同。压力监测设备多位于设备端与吸气阀处,也可位于 Y 型接头处。现在大多数 APL 阀都具有调节器,可提供 CPAP 通气,麻醉机应能迅速地完全打开 APL 阀,及时释放气道压力,以免造成气压伤。⑧小儿或肺顺应性差的 COPD 患者常用压力控制通气(PCV)时,通过给予减速吸气流速可以很快达到预期的气道压力。麻醉机最初应自动提供高流速气体,这样能快速达到预期压力设置;若预设的流速太低,可能达不到预期的压力水平。

(四)低流量循环紧闭麻醉对麻醉机的要求

低流量循环紧闭麻醉(LFCCA)是具有麻醉平衡、用药量少,不污染环境,有利于维持气道湿度等显著优点。为了施行 LFCCA,对麻醉有如下要求:①麻醉机低压系统和呼吸回路的状态良好,可按安全操作检查进行泄漏试验。泄漏不得>200 mL/min。②精确的低流量的 O_2 和 N_2O 流量计,必要时可用皂沫流量计等测定其准确程度。③蒸发器在流量很低时(200 mL/min)应能输出准确麻醉药浓度。监测蒸发器的流量-浓度曲线进行判断。④麻醉呼吸机以呼气上升型风箱(立式)为好。呼气下降型风箱(挂式)因风箱本身的重量,使呼吸回路内产生一定的负压,因而有时可能从孔隙吸入空气,很容易冲淡麻醉药和氧浓度,而产生麻醉过浅或缺氧。⑤CO_2 吸收罐应有足够容积,至少容纳 500 g 以上的钠石灰。⑥呼吸回路以聚乙烯管为好。因橡胶管可吸收大量的麻醉药,而聚乙烯管的吸收量仅为橡胶管的 1/5。

第四节　麻醉后恢复室和全麻复苏

麻醉后监护室(post anesthesia care unit,PACU),又称恢复室,主要是对麻

醉后患者进行严密观察和监测，及时防治麻醉和手术并发症，直至患者神志清醒，生命体征恢复稳定，可安全送回病房。麻醉后恢复室隶属于麻醉科管理，是连接手术室与外科病房或重症监护室的桥梁；它是现代化麻醉科的重要组成部分，PACU 建立和完善与否，是衡量现代化医院先进性的重要标志之一。PACU 的基本任务为接受全麻术后尚未苏醒，或虽已清醒但生命体征不够稳定，以及部分手术后短时间内需严密留观的患者，便于麻醉医师及外科医师及时发现并处理各种麻醉和手术并发症。其主要目的是监护和治疗患者在苏醒过程中出现的生理紊乱，待患者苏醒后无明显不适即可送返病房。如病情危重需要进一步加强监测和治疗则进入重症监护病房（intensive care unit，ICU）。术中估计病情危重或手术、创伤较大则可直接从手术室护送至 ICU，实现对重症患者病情的连续、动态且定性、定量的监测，以提供及时、系统、有效的干预措施，从而提高重症患者总体的救治成功率，降低医疗风险。

一、麻醉后恢复室

经过多年的临床实践证明，PACU 具有以下优势：①迅速发现和处理呼吸问题；②维持循环稳定；③监测出血情况；④安全有效地控制术后疼痛；⑤增加手术室的利用效率；⑥随着日间手术的开展，PACU 作为出院回家前的过渡，是加速康复外科的重要组成部分。

PACU 通常紧邻手术室，遇有紧急情况，有利于麻醉和外科医师迅速处理，如有必要则将患者迅速转移至手术室内进行外科处理。另外最好邻近血气分析室（或 PACU 配备血气分析仪）及临床化验室、输血科等科室。

（一）PACU 的建制

我国麻醉后恢复室归麻醉科建制，由分管主治医师负责，与麻醉科护士长或手术室护士长共同管理。理想的恢复室床位数与手术台数的比例为 1：（2～3），或与全天手术例数之比约为 1：4，按床位配比（2～3）：1 的专职护士。PACU 护士的工作量为 1 名护士护理 2～3 名患者，如果收治病情危重的患者，其比例可调整为1：（1～2）。此外，尚需要配有工勤人员帮助转运患者；并有清洁工负责卫生清洁工作。国内大多数麻醉后恢复室仅白天开放，危重患者、急诊手术患者直接在手术室复苏或转入 ICU 继续治疗。但对于手术量大的医院，麻醉恢复室也实行值班轮换制度，24 小时开放。

PACU 医护人员必须熟练掌握以下各项技能：①各种监测仪器的正确使用并能明确各观察指标的临床意义；②麻醉机和（或）呼吸机的使用；③气管插管；

④拔除气管导管的指征;⑤各种药物及仪器设备的使用;⑥心肺复苏术。有条件的医院可安排恢复室护士到手术室进行轮转,以便加深对患者术中及术后情况的了解,更好地协助麻醉医师及手术医师处理患者。在麻醉恢复室拔除气管导管的医院,应至少安排一位中级职称以上的麻醉科医师在恢复室值班。

(二)设备及监测

麻醉后恢复室必须具有监测和处理麻醉及手术后常见并发症的基本设施。

1.PACU 房间布置

要求内设中央护士站、物品贮存室及污物处理室。每张床应具备中央供氧管道、吸氧装置及负压吸引系统,配备灭菌吸引管、吸痰管、导尿管、集尿袋、吸氧导管、面罩、口咽及鼻咽通气道、胃肠减压装置等。

2.监测设备

按床位必须配有(1~1.5):1 台呼吸机。监护仪应能准确监测心电图(ECG)、SpO_2、呼吸末 $PaCO_2$、无创血压(NIBP)、有创血压(IBP)、体温(T)及中心静脉压(CVP)。有条件的医院还应备有脑电双频指数(BIS)监测仪、肌松监测仪、血气分析仪等。

3.紧急抢救设备

由于 PACU 的患者心肺功能仍未完全恢复,容易发生各种气道和循环问题,因此必须配备紧急气管插管车,包括各种型号的口鼻咽通气管、气管导管、气管切开管、喉镜、通气面罩及可正压通气的简易呼吸囊,同步除颤器及起搏器、起搏导线、换能器、连接管、冲洗装置、胸腔引流包、静脉切开包等。所有的这些配备以及药物抢救车应放置在 PACU 最便利处,并保持完好状态。

4.其他物品

室内应备有消毒液、灭菌手套、棉签、纱布、绷带、注射器、鼻导管、T 管吸氧装置。

对患者生命体征及意识的监测是恢复室的首要任务,对高危患者麻醉医师和(或)手术医师应与恢复室医护人员详细交班,一旦发现危重情况应及时通知主管麻醉医师和(或)手术医师。定时记录患者生命体征及入室后输血输液量、尿量、各引流管引流量及其他排出量,记录形式宜与麻醉记录单相似。

(三)PACU 的药品配备

恢复室配备的急救药品基本与手术间相同,分门别类置于急救车内,药品的存放和准备区域应紧邻护士站,标记明显。需要配备的药物如下。

1.心血管用药

(1)增强心肌收缩药和强心药:多巴胺、多巴酚丁胺、肾上腺素、米力农、地高辛、毛花苷 C 等。

(2)血管收缩药:麻黄素、去氧肾上腺素、去甲肾上腺素、间羟胺、甲氧明等。

(3)血管扩张药和降压药:硝酸甘油、酚妥拉明、硝普钠、乌拉地尔等。

(4)抗心律失常药:利多卡因、普罗帕酮、胺碘酮、维拉帕米、溴苄胺、艾司洛尔、拉贝洛尔及异丙肾上腺素等。

2.利尿脱水药

呋塞米、甘露醇等。

3.平喘药

氨茶碱、沙丁胺醇等。

4.抗胆碱药及抗胆碱酯酶药

阿托品、东莨菪碱、山莨菪碱及新斯的明等。

5.镇静镇痛药及拮抗药

(1)镇静镇痛药:咪达唑仑、丙泊酚、吗啡、芬太尼、瑞芬太尼、舒芬太尼、曲马朵。

(2)拮抗药:如氟马西尼、纳洛酮、纳曲酮、纳美芬等。

6.肌松药

琥珀胆碱、维库溴铵、顺阿曲库铵、罗库溴铵等。

7.凝血药及抗凝药

维生素 K、凝血酶、纤维蛋白原、肝素等。

8.激素及抗组胺药

甲泼尼龙、氢化可的松、地塞米松、苯海拉明、异丙嗪、氯苯那敏等。

9.常用液体

生理盐水、平衡液、5%葡萄糖氯化钠、5%葡萄糖、5%碳酸氢钠及明胶、羟乙基淀粉等各种羟甲淀粉。

10.其他

10%氯化钾、10%氯化钠、50%葡萄糖、10%氯化钙、10%葡萄糖酸钙等。

二、全麻复苏

全麻恢复可分为 4 个阶段:①麻醉深度减浅,感觉和运动功能逐步恢复;②出现自主呼吸,并逐渐恢复正常;③呼吸道反射恢复;④清醒。但由于麻醉和手术等各种原因在全麻恢复期间易发生呼吸道梗阻、通气不足、恶心呕吐、误吸或循环功能不稳定等各种并发症,虽然通过严密监测,但仍可能有并发症发生。

(一)全麻复苏患者的处理

全麻后未苏醒的患者在麻醉恢复过程中,送入麻醉后恢复室进行留治观察,以保障患者在麻醉恢复期间的安全。患者送入麻醉后恢复室后,恢复室护士应在恢复室医师的指导下对全麻复苏的患者进行的处理。

(1)严密监测血压、脉搏、SpO₂、心电图等,观察患者的神志、呼吸、体温、四肢皮肤颜色、尿量、各管道引流量、输液输血量。病情特殊者尽量完善监测项目,必要时行有创动脉、CVP、PAP等监测。

(2)患者入室第 1 小时内,应至少每 10 分钟记录一次,病情较重的患者应每 5 分钟记录一次。

(3)气管插管患者应每 15 分钟吸痰一次,符合拔管条件者在充分吸痰后拔除气管导管。

(4)患者病情发生明显变化时,应立即进行初步处理,同时通知主管麻醉医师和外科医师进行处理。

(二)全麻复苏患者的拔管指征

全麻术后入恢复室拔除气管导管者,其拔管标准与直接在手术室拔管者相同。目前尚无单一的指征,通常患者符合下列 4～5 项标准时可成功拔除气管导管。

(1)患者完全清醒,对指令合作。

(2)肌力完全恢复或持握有力,并能抬头 5 秒。

(3)呼吸平稳、规则,呼吸频率＜30 次/分,潮气量＞6 mL/kg,或呼吸频率≥14 次/分。

(4)40％ O₂ 或者不吸氧状态下 SpO₂≥95％,如患者有其他并发症,术前 SpO₂＜95％,拔管前脱氧需超过 10 分钟,SpO₂ 应不低于术前水平。

(5)咳嗽反射、吞咽反射等保护性反射恢复。

(6)循环稳定,无外科出血等情况。

(7)估计拔气管导管后无气道塌陷、阻塞等情况。有条件的医院可给予脑电双频指数(bispectral index,BIS)及肌松监测辅助指导拔管。

拔管前麻醉医师应警惕原已存在气道情况的患者。尤其对于肥胖、小儿、头颈、口腔颌面外科以及胸科手术者、危重患者,呼吸道分泌物多者,需患者完全清醒后才能拔管。给予吸痰,吸引气管导管、口腔和咽部的分泌物,但在气管内吸引每次不超过 10 秒;拔管前正压通气、面罩给氧监测 SpO_2,估计患者是否存在气道梗阻或通气不足的征象。拔管后给予面罩给氧,监测 ECG、BP、RR 及 SpO_2,以便拔管后及时发现低氧血症或高碳酸血症,一旦出现气道梗阻或通气不足征象及时予以处理,酌情药物拮抗残余肌松药或阿片类药物,托下颏、置入口(鼻)咽通气道、面罩正压通气等,必要时行气管内插管或气管切开术。这类患者应常规在拔管前后行动脉血气分析,血气指标达正常范围才能拔除气管导管。

(三)麻醉复苏室离室标准

1.全麻苏醒评分

患者在出恢复室以前,麻醉医师还应对患者苏醒程度做出总的评价,根据皮肤颜色、呼吸循环情况、意识状态以及肢体活动等对患者进行评分,10 分时方可转出恢复室,最低不得少于 9 分,评分标准详见表 1-1。

表 1-1　PACU 评分标准

观察指标/评分	0	1	2
肌力	无肢体活动	能活动两个肢体,有限的抬头	能活动四肢与抬头
呼吸	需辅助呼吸	保持呼吸道通畅	正常的呼吸与咳嗽
循环(与术前比)	$>\pm 50$	$20\sim 50$	± 20
SpO_2	辅助吸氧下 $<90\%$	辅助吸氧下 $>90\%$	辅助吸氧下 $>92\%$
神志	无任何反应	嗜睡,对刺激有反应	清醒

对于非住院患者,需满足麻醉药物作用完全消失,生命体征平稳,意识和定向力完全恢复,没有手术并发症等条件,并向患者及家属告知术后用药、饮食和活动注意事项,同时应留有救援电话号码后方可离开。老人及儿童还须有了解病情的成年人陪伴方可离开。

麻醉后的 24 小时内要告知患者不能驾驶机动车,不要做任何重要的决定或签署法律性的文件。

2.转出的标准

(1)呼吸系统:能自行保持呼吸道通畅,咳嗽和吞咽反射恢复;通气功能正常,呼吸频率为 $14\sim 22$ 次/分,PaO_2 达术前水平或在正常范围,面罩吸氧 SpO_2 高于 95%,吸空气状态下,SpO_2 下降不低于 5%,无误吸危险。

(2)循环系统:血压、心率波动不超过术前值的 $\pm 30\%$ 并稳定 30 分钟以上;

正常心律,ECG 无明显改变。

(3)神经系统:除术前有认识功能障碍及神经外科手术以外,患者都需符合以下 3 点。①意识恢复、神志清楚,有指定性动作。②定向力基本恢复、能分辨时间和地点。③必要时恢复情况,4 个成串刺激无衰减,其比值≥0.9。

(4)椎管内麻醉后,麻醉平面在 T_6 以下,感觉及运动神经阻滞已开始恢复,交感神经阻滞已恢复,循环功能稳定,不需要使用升压药处理。

(5)无神经阻滞麻醉意外,无局麻药变态反应和毒性反应。

(6)患者安静,不烦躁,无恶心呕吐等不适,使用术后镇痛的患者应达到满意的镇痛效果,基本无剧烈疼痛症状,VAS 评分不高于 3 分。

(7)无麻醉或手术并发症,如气胸、活动性出血等。

(8)超过最后一次麻醉用药 1 小时。

(9)凡术后在恢复室使用过镇静、镇痛药的患者,用药后应至少观察 30 分钟以上。

(四)全麻复苏患者的转运

出恢复室的患者均监测指脉搏、SpO_2,危重患者需携带心电监护仪。由麻醉医师或护士护送返普通病房,转送至 ICU 的危重患者则必须由麻醉科医师和手术医师共同护送。此外,转运途中对患者随时进行观察、评估,防止转运途中发生意外;对躁动患者必要时辅助小剂量镇静药。一旦出现电梯故障、转运车损坏等意外情况时应及时与相关工作人员联系,妥善处理,安慰患者,保持患者安静。确保患者转运途中的安全,只有在恢复室将患者处理到最佳状态,才可将转运过程意外事故的发生率降至最低。

患者转入相应科室后,麻醉医师、巡回护士必须与其他科接应的医师、护士对患者进行识别并进行交接,交接内容包括:神志、生命体征(呼吸、心率、血压、SpO_2 等)、皮肤颜色、引流量及通畅度及其他特殊情况。

第二章 麻醉药理学

第一节 吸入麻醉药

吸入麻醉药是指以蒸汽或气体的形式通过一定的装置,如挥发器将其吸入肺内,经肺泡进入血液循环,到达中枢神经系统从而产生全身麻醉的作用。麻醉药在肺泡、血液和中枢神经组织间始终保持着动态平衡。停止吸入后,大部分吸入麻醉药会经肺泡以原形排出体外。吸入全麻药可以用于麻醉诱导和维持,是临床上复合麻醉的重要组成部分。目前认为理想吸入麻醉药具有以下特性:①理化性质稳定,无燃烧、爆炸性,与碱石灰等接触不产生毒性物质。②对气道无刺激性。③分配系数低,诱导和苏醒迅速平稳,麻醉易于调控。④麻醉效能强。⑤有良好的镇痛、肌松、安定和遗忘作用。⑥能抑制异常应激反应。⑦体内代谢率低,代谢产物无明显药理作用和毒性。⑧安全范围大,毒性低,对循环、呼吸影响小。⑨无致癌、致畸、致突变作用,无严重变态反应,不污染空气等。

一、氧化亚氮

氧化亚氮(Nitrous Oxide,N_2O)是气体麻醉药,俗称一氧化二氮。1972 年由 Priestley 制成。分子式:N_2O;分子量:44;沸点:$-89\ ℃$。为无色、带有甜味、无刺激性的气体,在常温压下为气态,无燃烧性。但与可燃性麻醉药混合有助燃性,化学性质稳定。通常在高压下使 N_2O 变为液态贮于钢筒中以便运输,应用时经减压后在室温下再变为气态以供吸入。N_2O 的化学性质稳定,与碱石灰、金属、橡胶等均不起反应。N_2O 在血液中不与血红蛋白结合,仅以物理溶解状态存在于血液中。N_2O 的血/气分配系数仅为 0.47,在常用吸入全麻药中最小。对 N_2O 的临床评价如下。

(一)麻醉可控性

血/气分配系数 0.47,在常用的吸入麻醉药中仅大于地氟烷。麻醉诱导迅速、苏醒快,即使长时间吸入,停药后也可以在 1～4 分钟内完全清醒。由于吸入浓度高,极容易被摄取入血,临床可见第二气体效应和浓度效应。

(二)麻醉强度

油/气分配系数 1.4,MAC 为 105%,麻醉效能低,但 N_2O 有强大的镇痛作用,并且随浓度的增加而增加。20% N_2O 产生的镇痛作用与 15 mg 吗啡相当,但可以被纳洛酮部分对抗;动物长期接触 N_2O 可以产生耐受性,一旦停药,其表现类似于戒断症状;N_2O 可以使动物脑脊液中内源性阿片肽的浓度增高,说明其镇痛作用与内源性阿片样肽-阿片受体系统相关。临床上常将 N_2O 与其他麻醉药合用,以加速诱导,降低合用麻醉药的 MAC,减少药物的用量,并可用于复合麻醉、神经安定麻醉。

(三)心血管的抑制作用

对血流动力学的影响:N_2O 通过抑制细胞外钙离子内流,对心肌收缩力有轻度的直接抑制作用,可增强交感神经系统的活动,收缩皮肤和肺血管,掩盖心肌负性肌力作用,因此,对血流动力学的影响不明显,可用于休克和危重患者的麻醉。N_2O 可以改变其他麻醉用药的心血管作用:减轻含氟麻醉药的心血管抑制作用;增加吗啡类药物的心血管抑制作用。N_2O 很少引起心律失常,继发于交感兴奋的心动过速可增加心肌耗氧。临床有报道吸入 60% 的浓度时,5/9 患者发生房室交界性心律,认为与交感兴奋有关。N_2O 麻醉患者血和尿中的去甲肾上腺素浓度有增高趋势,但在临床麻醉时表现为心率较少增加。与氟烷合用时,由于 N_2O 增加儿茶酚胺的释放,氟烷增加心肌对儿茶酚胺的敏感性,易引起心律失常。

(四)对呼吸的影响

N_2O 对呼吸道无刺激,不增加分泌物,对呼吸抑制轻,通气量无明显变化。N_2O 与其他麻醉药或麻醉性镇痛药合用时,呼吸抑制可以增强。吸入 50% 的 N_2O 时,机体对缺氧的反应性减弱,N_2O 还可增加肺泡氧分压和动脉血氧分压差。

(五)对运动终板的影响

N_2O 的肌松作用差,即使吸入 80% 时骨骼肌仍不松弛。

(六)颅内压和脑电图的改变

N_2O 可使脑血管扩张,脑血流增加,颅内压升高,但脑血流量对二氧化碳仍有反应。与其他氟化麻醉药不同,N_2O 可增加脑代谢,这些作用可能与交感神经兴奋以及对脑血管的直接作用有关。最新的研究显示:氧化亚氮虽是吸入麻醉药,但它对 GABAA 受体的作用未得到证实。Jetovic-Todorovic 等通过电生理技术对海马神经元的研究证实,氧化亚氮与氯胺酮相似,是一个特异的 NMDA 拮抗剂,而对 GABAA 受体没有作用。与其他 NMDA 拮抗剂相似,它可破坏特殊的锥体细胞,而 GABA 能(如异丙酚、巴比妥类)、抗毒蕈碱能(东莨菪碱)可完全阻断这种神经损伤。因此,临床上有必要对老年患者手术中氧化亚氮的应用重新评价,并适当地辅用其他药物保护神经系统。

(七)体内代谢

N_2O 性质很稳定,在体内几乎不分解,机体内的代谢率极低(0.004%),绝大部分以原形从肺脏排出,摄取快,排泄快,少量从皮肤排出,微量自尿和肠道气体排出。N_2O 对肝、肾无明显作用,也没有毒性。

(八)不良反应

N_2O 是已知的毒性最小的吸入麻醉药,主要不良反应如下。①缺氧:吸入浓度过高时,会发生缺氧,临床使用应低于 70%。停止吸入 N_2O 后的最初几分钟,为了防止体内储存的大量的 N_2O 稀释肺泡气中的氧气,应继续吸入纯氧 5～10 分钟,防止发生"弥散性缺氧"。②闭合空腔增大:N_2O 在体内的弥散速度大于氮气,容易进入体内密闭性空腔,增大其容积,故不适宜肠梗阻、气胸、肺大疱、气腹及气脑造影等患者。

(九)N_2O 的禁忌证

包括:①气胸、空气栓塞,肠梗阻、颅腔积气患者,以及中耳、玻璃体或眼科手术。②维生素 B_{12} 缺陷患儿和胎儿等。

二、异氟烷

异氟烷 1965 年由 Terrell 合成成功,是安氟烷的同分异构体。最初推广应用时,由于怀疑其有致癌作用而受阻,后经证实否定了上述结论,因此,直至 20 世纪 70 年代末异氟烷方在临床上正式应用。目前,异氟烷是临床上最常用的吸入麻醉药之一。

异氟烷是一种接近理想状态的吸入麻醉药。结构式:$HCF_2-O-CHCl-CF_3$;

分子量:184.5;沸点:48.5 ℃。异氟烷是一种无色透明的液体,理化性质与安氟烷相近,但在任何温度下蒸气压均大于安氟烷。异氟烷微有刺激性气味,化学性质非常稳定,临床浓度不燃烧、不爆炸,暴露于日光或与碱石灰接触也不分解,不腐蚀金属,贮存5年未见分解产物,不需要添加稳定剂。麻醉浓度易于调节,除微有刺激味外,理化性质接近理想。血/气分配系数为 1.4(37 ℃)。异氟烷的具体临床评价如下。

(一)麻醉可控性

血/气分配系数 1.4,是卤族类吸入麻醉药中最小的,但因为有难闻的气味,限制其吸入,故诱导并不比氟烷、安氟烷快。麻醉诱导时,常与静脉麻醉药合用。诱导期的并发症有低血压(1.2%),高血压(0.6%),喉痉挛(1.1%),支气管痉挛(0.4%),心律失常(1.7%),心肌缺血(0.06%),及其他(0.16%)。异氟烷麻醉深度易调节,麻醉后苏醒快。麻醉苏醒过程有 3.2% 出现谵妄,并有随年龄减小,发生率增加的趋势。

(二)麻醉强度

油/气分配系数 94.0,MAC 为 1.15%,与 70% 的 N_2O 合用时为 0.5%,介于氟烷、安氟烷之间,麻醉效能高,有中等的镇痛作用。临床常用浓度范围是 0.5~1.5%,麻醉诱导时可高达 3%,维持浓度为 1.2%±0.6%。影响维持浓度的因素除了与诱导有关的因素外,麻醉时间长短、术中体温、血压、辅助用药等因素对其也有影响,应综合考虑。

(三)心血管抑制作用

1.对血流动力学的影响

麻醉不深时,血压常常较稳定。与恩氟烷相似,异氟烷浓度增加时,也可扩张血管,降低周围血管阻力,使血压下降,可用于控制性降压。血压下降是麻醉深度的主要依据。对心肌收缩力的抑制较其他卤族类吸入麻醉药小,具有很大的心血管安全性,心脏麻醉指数(心衰时麻醉药的浓度/麻醉所需浓度)为 5.7,大于甲氧氟烷(3.7)、恩氟烷(3.3)和氟烷(3.0)。由于异氟烷对迷走神经的抑制大于对交感神经的抑制,当每搏量减少时,心率增加,β_1 受体阻滞剂可以减弱其心率加快作用,因此在 1~2 MAC 内心排血量无明显减少,可以保证重要脏器的灌注。异氟烷可以降低冠脉阻力,保持或增加冠脉血流量,降低心肌耗氧量。有报道指出,异氟烷可使冠心病患者正常冠脉供血增加,而狭窄冠脉供血减少,是否可能引起"冠脉窃血",至今尚未证实。

2.心律失常

异氟烷不减慢希-浦氏纤维的传导,不增加心肌对儿茶酚胺的敏感性,很少引起心律失常,麻醉后,房性、结性或室性心律失常发生率与术前相比无差异。肾上腺素诱发心律失常的剂量异氟烷＞安氟烷＞氟烷,异氟烷可以合用肾上腺素,适用于嗜铬细胞瘤患者。

(四)对呼吸的影响

异氟烷对呼吸道有一定的刺激性,诱导时可出现咳嗽、屏气,但不至于造成诱导困难。

1.呼吸抑制

对呼吸的抑制较恩氟烷轻,较氟烷、N_2O 重。在 1 MAC 时,可使呼吸中枢对二氧化碳的通气反应减弱 50%～70%;在 2MAC 时,反应消失,呼吸停止。对缺氧反应的抑制更甚,0.1 MAC 即可抑制 50%～70%;1 MAC 时反应消失。

2.气管扩张作用

异氟烷降低正常人的功能余气量和肺的顺应性,增加气道阻力,但无临床意义。可以使收缩的支气管扩张,有利于慢性阻塞性肺疾患和支气管哮喘的患者。

(五)对运动终板的影响

与安氟烷类似,异氟烷可影响中枢神经系统和神经肌接头,有明显的肌松作用,并且停药后肌松作用迅速消失,适用于重症肌无力的患者。异氟烷也可以明显增强非去极化肌松药的作用,大大减少肌松药的用量,甚至不用肌松药就可以达到满意的气管插管和手术的肌松效果,新斯的明不能完全对抗。用异氟烷麻醉诱导时,咽喉反射易消失,有利于气管插管。

(六)颅内压和脑电图的改变

异氟烷对中枢神经系统的抑制与吸入浓度相关。深麻醉时不出现类似安氟烷的惊厥性棘波和肢体抽搐,即使二氧化碳分压低于正常值时也不会发生,可用于癫痫患者。异氟烷可以因为抑制呼吸而使二氧化碳分压增高,引起脑血管扩张,脑血流量增加,颅内压增加,但程度比安氟烷、氟烷轻,并且低于 1.1 MAC 时并不出现。异氟烷虽然不能减少脑脊液的生成,但可以减少重吸收阻力。因此,异氟烷增高颅内压短暂而轻微,并可采用过度通气控制颅内压,而不会引发抽搐。因此,对颅内压升高的患者可谨慎使用。异氟烷麻醉时,由于手术所需的麻醉深度不影响循环功能,也不使颅内压增高;可以降低脑代谢率,保护脑组织;停止吸入异氟烷后 10～18 分钟,患者即可苏醒;1.5 MAC 时,机体仍可保持颅内压的自动调节,因此,异氟烷是颅脑手术较好的麻醉药物之一。

(七)体内代谢

异氟烷化学性质稳定,抗生物降解能力强,体内代谢率极低,仅为安氟烷的 1/10,几乎全部以原形自肺排出。主要经肝微粒体酶催化为氟化物,经尿排出。肝药酶诱导剂在机体内不增加异氟烷的代谢。因此,异氟烷对肝、肾等实质脏器功能影响极小,毒性低于其他氟化麻醉药。

(八)其他

异氟烷的适应证很广,可以降低或保持儿童的眼压,降低成人的眼压,程度稍弱于安氟烷,适用于眼科手术;不升高血糖,可用于糖尿病患者。

三、七氟烷

七氟烷,化学名称为氟甲基-六氟异丙基醚,结构式:$CH_2F-O-CH(CF_3)_2$;分子量:200.06;沸点:58.6 ℃。20 ℃时蒸汽压为 20.9 kPa(157 mmHg),25 ℃时为 26.3 kPa(197 mmHg)。此药无色透明,具有特殊的芳香气味,无刺激性,可溶于乙醇、乙醚、氯仿石油联苯胺及汽油,难溶于水。在空气中无可燃性,在氧和 N_2O 混合气体中燃烧性小,临床使用安全。在光、热(50 ℃)、强酸下稳定,不需添加稳定剂。为安全起见,仍宜避光、密封保存。与 N_2O 合用可以增强镇痛效果,与静脉麻醉药复合可使麻醉更趋于平稳。七氟烷的具体临床评价如下。

(一)麻醉可控性

血/气分配系数 0.63,接近 N_2O 的 0.47,麻醉诱导、苏醒迅速平稳,很少有兴奋现象,恶心、呕吐不常见,偶见一过性躁动。七氟烷的麻醉深度易调节。麻醉后清醒时间成人平均为 10 分钟,小儿8.6 分钟。对小儿麻醉、门诊手术麻醉、齿科手术麻醉以及做一些特殊检查时的患者更具有优越性。

(二)麻醉强度

油/气分配系数 53.9,MAC 为 1.71%～2.6%,与其他强效吸入麻醉药相比,麻醉效能稍弱。合用 N_2O 可使七氟烷的 MAC 显著降低。根据 Katoh 的结果,吸入 63.5% 的 N_2O,七氟烷的 MAC 从1.71%下降至 0.66%。

(三)心血管抑制作用

1.对血流动力学的影响

降压作用较异氟烷弱,心率亦较异氟烷慢。七氟烷呈剂量依赖性抑制心肌收缩力,降低动脉压,扩张外周血管,由于此时压力感受器反射功能不像吸入氟烷时那样受抑制,所以对心率影响小,仅使每搏量和心排血量轻度减少。当交感兴奋使动脉压升高,心率加快时,七氟烷可抑制血管运动中枢。临床上在紧张、疼痛等应激状态及心力衰竭等交感神经兴奋的患者,应用七氟烷可以出现血压下降和心率减慢。另外,七氟烷与异氟烷具有几乎相同的冠状血管扩张作用,可使冠状血管的自我调节能力减弱。但当吸入5%七氟烷时又可以增加冠脉血流量与心排血量的比值,尽管冠脉灌注压降低,可以出现"过度灌注"的状态。

2.心律失常

吸入七氟烷时,对房室传导以及浦肯野纤维传导的抑制作用与吸入异氟烷一样,因此,肾上腺素诱发性心律失常发生率较低。难以发生因折返心率产生的快速心律失常,以及因肾上腺素明显增加后负荷而产生的自主神经中枢功能亢进和心肌 α_1 受体及 β_1 受体的激活,可以用于嗜铬细胞瘤手术。七氟烷引起心律失常的阈值在氟烷和异氟烷之间,和硫喷妥钠合用时可降低阈值。

3.与尼卡地平的相互作用

二氢吡啶类钙通道阻滞剂尼卡地平有很强的外周血管扩张作用及冠状动脉扩张作用,心肌收缩力减弱和收缩减慢作用较弱,与七氟烷合用时安全性高于其他同类药物。七氟烷可以抑制尼卡地平引起的血压下降及伴随的压力容量反射介导的收缩加速和收缩力增强作用,且尼卡地平能显著增加七氟烷原有的心肌收缩力减弱和收缩减慢作用。但同时尼卡地平强力的外周血管扩张作用导致后负荷降低,在七氟烷醚负性收缩力作用下,心排血量反而增加。因此,在合适的麻醉深度下,七氟烷合用 $10\sim15~\mu g/kg$ 尼卡地平不会抑制心脏功能,并有减少心肌耗氧,解除冠脉血管痉挛的作用。

4.左室功能对前、后负荷改变时的反应

心脏在高浓度七氟烷麻醉时对前负荷的增大可以很好地调节,但在后负荷急剧增大时则出现明显的泵功能降低。从七氟烷对循环抑制的程度及其恢复速度来看,它是一种对循环系统调节性佳的麻醉药。

(四)对呼吸的影响

七氟烷对呼吸道刺激较小,与氟烷一样可以平稳地进行面罩麻醉诱导。

1.呼吸抑制

呼吸抑制与氟烷不同的是随着麻醉的加深,七氟烷一方面,可以使潮气量减少却不发生代偿性的呼吸次数增加,使得分钟通气量减少;另一方面,停止吸入七氟烷后,由于血/气分配系数低,呼吸抑制会很快恢复,这一特点有利于防止麻醉并发症。

2.低氧性肺血管收缩

动物试验证明,七氟烷对麻醉时低氧血症相关的低氧性肺血管收缩无抑制作用。

3.气管扩张作用

气管扩张作用与氟烷、安氟烷一样,随着用量的增加,七氟烷可以抑制乙酰胆碱、组胺引起的支气管收缩,对哮喘患者有效。

(五)对运动终板的影响

七氟烷有一定的肌松作用,可以增加并延长非去极化肌松药的作用,大大减少肌松药的用量,并且这种作用在停止吸入七氟烷后会很快恢复原来的阻滞时间。这一特点有利于在手术结束时,只要暂时增加七氟烷的吸入浓度而不用追加肌松药,即可获得较好的肌松效果,并可以减少术后呼吸抑制的发生。

(六)颅内压和脑电图的改变

由于七氟烷在麻醉诱导中血中浓度增加迅速,此时可出现正常状态下看不到的明显的慢波,应注意不要认为这是异常的脑电波。即使动脉血中麻醉药浓度相同,也可因麻醉诱导速度不同而出现不同的脑电波形,尤其是在动脉血药浓度上升最快的1~3分钟时出现的节律性慢波。七氟烷是一种痉挛性麻醉药,但其痉挛诱发性极弱,相当于安氟烷和异氟烷之间,略接近于安氟烷。此外,七氟烷增加颅内压及降低脑灌注压的作用弱于氟烷。应用七氟烷时,脑血流量不增加,甚至减少,脑耗氧量下降,颅内压不增加,可用于神经外科手术。

(七)体内代谢

七氟烷比其他挥发性麻醉药在血液和脂肪中的溶解度低,进入机体的麻醉药量小,虽然分解代谢率较高,代谢产物的绝对量与其他麻醉药相差不多。七氟烷经尿排出的代谢产物有葡萄糖醛酸六氟异丙醇(几乎无毒性)和无机氟,尿无机氟排泄量是甲氧氟烷的1/4~1/3。七氟烷对肝血流减少的倾向小,对肝组织细胞能量状态的影响也很小。与氟烷、安氟烷等挥发性麻醉药相比,它对肝、肾的影响小,术后极少数病例发生肝功能损害、少尿,尿素氮、肌酐升高和肌红蛋白尿等,与七氟烷的关系尚有待于进一步调查。但对妊娠数周的患者;一个月以内接受过全身麻醉,且有肝损害者;对卤素麻醉药过敏,有恶性高热倾向者应慎用。

四、地氟烷

地氟烷结构式为 $CHF_2-O-CHF-CF_3$;与异氟烷 $CHF_2-O-CHCl-CF_3$ 相似,都

是甲基乙醚的卤素化合物,只是在α-乙基部分用氟替代了氯。氟的卤化作用可以降低血液和组织的溶解度,并且,氟化改变了地氟烷的沸点、蒸气压和稳定性,增强了地氟烷分子的稳定性,增强了其抗生物降解和抗碱性降解作用,如钠石灰或钡石灰。在40~60 ℃,测不出地氟烷由钠石灰引起的裂解,在80 ℃时有轻微的降解。相反,异氟烷在60 ℃时可测出降解,在80 ℃时每小时降解12%。地氟烷无色透明,具有刺激性气味。分子量:168;沸点:22.8 ℃,较异氟烷的沸点(48.5 ℃)低得多,接近室温,蒸气压在22 ℃时为88.5 kPa(663.75 mmHg),因此需装在专用的蒸发器中使用:该蒸发器应具有电加温的直接读数,使蒸发器温度保持在23~25 ℃,流量计上蒸气输出刻度单位为 mL/min。地氟烷蒸发器输出的浓度接近于蒸发器上所指示的刻度,不论室温如何或所用的气体流量如何。地氟烷理化和生物性质稳定,室温下,临床使用浓度的地氟烷不燃烧,不爆炸。地氟烷的具体临床评价如下。

(一)麻醉可控性

血/气分配系数0.42,在现有吸入麻醉药中最小,也是地氟烷一个最突出的优点。麻醉诱导和苏醒均很迅速,可以精确地控制肺泡浓度,迅速调节麻醉深度。地氟烷麻醉的患者对命令反应的时间较异氟烷的患者约快一倍,这增加了麻醉的安全性。麻醉后早期和后期的恢复均较快,主观和客观测定的恢复结果均提示其恢复速度比异氟烷快两倍。术后心理活动和认知功能恢复快,主观功能(如嗜睡、笨拙、疲惫或模糊)受损轻。

(二)麻醉强度

在一定范围内,麻醉强度随着分子量的增加而增大,因此,地氟烷的麻醉强度小于异氟烷,约为异氟烷的1/5。地氟烷的油/气分配系数是18.7,MAC随着年龄的增长而下降,并且与刺激方式有关。类似于其他强效麻醉药,体温降低以及使用其他抑制性药物如 N_2O、芬太尼或咪达唑仑能降低 MAC。地氟烷麻醉效能虽然较低,但其 MAC 值仍允许使用高浓度氧气,即使同时使用 N_2O。清醒MAC 是指50%患者或志愿者对命令有适当反应时的浓度(MAC-awake50)。地氟烷的 MAC-awake50 值在20~30岁的受试者中为2.5%,大约是同一年龄组MAC 值的1/3。由于停止吸入麻醉后,脑分压降至 MAC-awake50 水平以下,患者才会清醒,因此,MAC-awake50 与 MAC 的比值越小,所需的恢复时间越长。另外,研究显示,MAC-awake50 也是一个记忆消失的浓度(即分压,因为该浓度的定义为一个大气压时的百分比),由以上两点,可以认为地氟烷是一种强效遗忘麻醉药,其遗忘强度是氧化亚氮的两倍。

(三)心血管抑制作用

1.对血流动力学的影响

对机体循环功能影响较小。地氟烷抑制心血管功能和心肌收缩力的作用呈剂量依赖性,但较异氟烷为弱,可以使心肌顺应性、体血管阻力、每搏指数和平均动脉压下降。建议低血容量、低血压、重症和衰弱的患者使用地氟烷时应减量。地氟烷/N_2O复合麻醉有利于减轻对心脏和循环的抑制。与异氟烷相似,当每搏量减少时,心率增加,因此心排血量无明显减少,可以保证重要脏器的灌注,并且当麻醉时间达到 7 小时以后,心血管系统可以产生耐受性。与异氟烷一样,地氟烷可以扩张冠脉,引起明显的舒张期冠脉血流速率增加,血管阻力下降,这主要是受代谢产物的调节,对冠脉的直接扩张作用很小,以维持心肌氧供需平衡。地氟烷是否存在引起“冠脉窃血”的潜在作用尚未被完全排除。

2.对交感活性的影响

地氟烷对迷走神经的抑制大于对交感神经的抑制,存在明显的交感兴奋作用。高浓度吸入地氟烷或突然增加吸入浓度时,较异氟烷更易出现明显的交感活性增强,心率、血压短暂(2~4 分钟)而急剧升高,尤其在嗜铬细胞瘤手术中需引起注意。以下方法可阻止应激反应:①初始浓度设置在 2%~6%(合并使用 N_2O 时,浓度可以低于此值);②按每次 0.5%~1% 的幅度增加浓度;③在增加吸入浓度前静脉注射阿片类药物,如芬太尼;④预先给予短效的 β_1 受体阻滞剂。由于地氟烷对交感神经和自主神经抑制较异氟烷轻微,有助于术中维持稳定的血压和外周血管阻力。⑤心律失常,地氟烷麻醉时对心律的影响很小,并且不能增加血中儿茶酚胺的浓度,但在深麻醉时可以出现心律失常。研究证明,吸入 1~1.3 MAC 地氟烷的同时,给予低浓度的肾上腺素(7 $\mu g/kg$)不会诱发心律失常;给予高浓度的肾上腺素(7~13 $\mu g/kg$)则有 25% 以上的患者发生心律失常,如结性心律失常。

(四)对呼吸的影响

单独吸入 4%~11% 地氟烷可以进行麻醉诱导,但由于对呼吸道有刺激作用,可以出现咳嗽、兴奋、屏气、分泌物增多、喉痉挛、呼吸暂停和低氧血症等不良反应,应合并使用芬太尼、咪达唑仑或异丙酚等静脉麻醉药物以减轻呼吸道反射和刺激作用。儿童不宜使用地氟烷诱导。与氟烷、异氟烷相似,地氟烷可产生剂量依赖性呼吸抑制,使潮气量减少,并抑制机体对动脉血二氧化碳分压增高的通气反应,抑制程度与吸入浓度相关。

(五)对运动终板的影响

地氟烷有显著的肌松作用,可以引起剂量相关性神经肌传递减少。神经肌肉阻滞作用较其他的氟化醚类吸入麻醉药强,能为各种操作提供满意肌松,利用地氟烷可以完成喉镜检查。地氟烷可以增加并延长非去极化肌松药的作用,使用时应减少肌松药的用量,其增强泮库溴铵与琥珀胆碱的程度与异氟烷相似。当地氟烷排出时,其加强肌松的作用消失,证实了使用肌松药的安全性。

(六)颅内压和脑电图的改变

对脑血管的作用与异氟烷相似,地氟烷可使脑血管阻力和脑组织氧代谢率下降,脑血流量增加,颅压和脑脊液压力增加,其程度与剂量相关。$0.5 \sim 1.5$ MAC 的浓度可以增加颅内压,抑制脑血管自动调节功能。地氟烷麻醉时的脑电图与异氟烷麻醉时相似,两药在低浓度(亚 MAC)时均引起低电压-快波活动增强,在出现暴发性抑制的麻醉深度($\geqslant 1.24$ MAC)时变为高电压-慢波活动,深麻醉时(>1.5 MAC),暴发性抑制可能变为连续性(等电位脑电图)。因此,地氟烷不适用于有颅高压症状的颅内占位病变患者的麻醉。在深麻醉和低碳酸血症时,不具有致癫痫作用。并且,地氟烷在麻醉期间能维持脑血管对二氧化碳增高的反应性。

(七)体内代谢

氟元素替代氯元素使得地氟烷理化性质更为稳定,在体内几乎无分解代谢,生物转化率仅为异氟烷的 1/10(异氟烷的代谢率为0.2%),是已知体内生物转化最小的吸入麻醉药。患者麻醉3.1 MAC或志愿者麻醉 7.4 MAC,未发现血清无机氟化物增加。同样,尿中无机氟化物或有机氟化物变化也很小或无变化。地氟烷麻醉后测定血液和尿显示有微量三氟醋酸,与异氟烷相同,三氟醋酸与变态反应介导的氟烷肝毒性有关,但因为含量极低,发生肝损伤的概率几乎不存在。因此,地氟烷的肝、肾毒性极低或没有,对肝、肾功能损害的患者不需要调整给药浓度。

(八)其他

与所有另外的麻醉药一样,非外科应激所致的短暂性白细胞计数升高已见报道;在易感的动物模型,地氟烷可以触发骨骼肌代谢亢进,导致氧耗增加,引起恶性高热的一系列临床症状,但在人体尚未发现,但对于已知恶性高热易感者,不应使用地氟烷。

五、氙气吸入麻醉

氙是和氦、氖、氩、氪、氡等元素一样的惰性气体,近年来发现氙气具备理想吸入麻醉药的许多特性。氙气具有以下化学和药理学特点:①高度的化学稳定性;②不会与手术材料发生反应;③不燃不爆;④在血液和组织中的溶解度小;⑤无代谢产物;⑥组织器官毒性小;⑦氙在空腔器官聚集小于氧化亚氮。氙气作为麻醉剂具有以下特点:麻醉效能高;诱导和苏醒迅速;具有镇痛效应;对心功能无明显影响,血流动力学稳定;不影响肺胸顺应性,对呼吸道无刺激性。

(一)氙气理化性质

氙在元素周期表中为零族第 54 号元素,最外层电子轨道处于饱和状态,呈电中性,分子量为 131.2,比重为 5.887 g/L,约为空气的 4 倍,大气中含量为 0.086 ppm,熔点 $-111.9\,^\circ\text{C}$,沸点 $-107.1\,^\circ\text{C}$,无色无味,化学性质稳定,不与其他物质发生反应,不燃不爆,几乎不在体内生物转化。血气分配系数为 0.14,新近认为其血气分配系数为 0.115。氙气在水中的溶解度为 $0.085\sim0.096/\text{L}$。

(二)氙气麻醉作用机制

虽然氙是一种无活性的惰性气体,不会与其他的元素形成共价结构(特殊条件除外),但邻近的分子可使氙巨大的电子外壳极化和扭曲,这种电子轨道结构上的变形扭曲使氙气可与蛋白质结合或发生相互作用,例如肌红蛋白以及脂质双分子层,特别是脂质双分子层的极化端。氙气具有与细胞蛋白质和细胞膜结构相互作用的能力可能是其麻醉效应的基础。氙对细胞膜的作用类似于挥发性麻醉药,可抑制细胞膜 Ca^{2+} 离子泵,神经元 Ca^{2+} 浓度增加,兴奋性改变。氙还可通过抑制 N-甲基-天门冬胺酸受体,抑制脊髓后角神经元对伤害性刺激的感受,临床使用时具有一定的镇痛效应。

(三)氙气麻醉对机体的影响

1.中枢神经系统

氙气的 MAC 为 0.71,麻醉作用较氧化亚氮强,吸入低浓度的氙气即可提高患者的痛阈、延长对听觉刺激的反应时间,对中枢神经系统的作用表现为兴奋和抑制双重作用,其中枢抑制作用强于氧化亚氮。但当氙气吸入浓度>60%时,可使脑血流增加,禁用于有颅内高压症状的患者。

2.循环系统

吸入氙气不改变心肌电压依从性离子通道,对肾上腺素诱发的心律失常无易化作用,氙气吸入麻醉对心肌收缩性无影响,且由于氙的镇痛作用使应激反应降低,有利于心血管稳定,可减少术中镇痛药用量。已有研究表明,氙气对肠系膜血管阻力无明显影响。

3.呼吸系统

对呼吸道无刺激性。气管插管后可用70%氙气+30%氧气维持麻醉,由于氙气血气分配系数低,排出迅速,自主呼吸恢复较快。吸入氙气对胸肺的顺应性影响小,用于老年人以及慢性肺疾病的患者具有一定的优越性。

4.其他

氙气性质稳定,但氙气能潴留于内脏中空器官、肠腔以及脂肪组织中,因而肠梗阻患者应禁止使用。

(四)麻醉实施

采用循环紧闭式环路低流量麻醉可减少氙气的消耗,降低麻醉成本。氙气的利用效率很低,例如使用0.5 L/min的新鲜气流给患者吸入70%氙气2小时,输送到患者呼吸系统的氙气实际上不到20%,80%以上的氙气都被作为废气排到大气中。为减少浪费,麻醉期间最好采用电子监控系统持续监测呼吸回路中氙气浓度。需要注意的是由于氙气的密度较高,可能会降低某些呼吸流量计的准确性。

实际临床应用时,麻醉诱导期必须首先用高流量的纯氧洗出机体组织内的氮气,持续时间至少5分钟,同时静脉使用芬太尼3 μg/kg、异丙酚2 mg/kg和肌松药。气管插管后,将导管与麻醉气体输送系统连接,1.5分钟后使氙气浓度达到40%~45%的镇静催眠浓度,8分钟后将浓度提高到60%~70%。在手术切皮前追加适量的芬太尼。

第二节　静脉麻醉药

静脉麻醉药是通过静脉通路给予,在体内产生麻醉效应的药物,也是麻醉中最为常用的一类药物。随着近年药物发展和药理学进展,使得静脉麻醉药已经不再单纯用于麻醉静脉诱导,而是广泛应用于围术期以及诊断和治疗操作中的镇静。

静脉麻醉药具有催眠、遗忘、镇痛的作用。理想的静脉麻醉药有以下这些特点：①起效快，作用强而短效；②在体内包括血液和中枢系统中清除快，苏醒迅速，在体内无蓄积，代谢不依赖肝功能；代谢产物无药理活性；③麻醉调控简便；④对重要脏器有保护作用；⑤对循环和呼吸影响小，不会造成严重不良反应；⑥具有其他一些药理作用，如抗呕吐作用等；⑦能有特异性的拮抗药；⑧价格便宜等。

静脉麻醉药的分类方法有很多，最主要的分类是根据药物的化学结构，粗略的可以将静脉麻醉药分为巴比妥类和非巴比妥类药。

一、巴比妥类静脉麻醉药

巴比妥类药是20世纪80年代前应用十分广泛的静脉麻醉药。其中以硫喷妥钠为主要代表，另外还包括至今尚在使用的苯巴比妥钠等。

(一)巴比妥类药的药代特性

高脂溶性的巴比妥类药物，静脉给药后迅速分布，达到脑部的时间迅速，其作用时间取决于从中央室向外周的再分布，而与药物的代谢消除关系不大。但低脂溶性的巴比妥药（如戊巴比妥等）分布半衰期较长，这样作用时间就较长。需要引起注意的是药物再分布，一方面对于老年人再分布时间较长，因此容易产生较高的血浆浓度。对于老年患者给药剂量应当适当减少以避免相应的不良反应。另一方面，由于药物从中枢系统向外周分布后，患者即可苏醒，但由于药物再分布的作用，患者达到完全清醒的时间却比较长。另外，反复给药后会产生蓄积，作用时间也会延长。

(二)巴比妥类药的药理作用

巴比妥类药物主要产生中枢神经系统抑制作用，并呈剂量依赖性，即小剂量镇静，中剂量催眠，大剂量抗惊厥或引起麻醉，过量则呈呼吸循环抑制状态。抑制兴奋性神经递质的传递，增强抑制性神经递质的传递。诱导后引起中枢神经系统的抑制从轻度镇静到意识丧失。小剂量产生镇静时可能会有略显躁动的兴奋不安与定向力障碍。巴比妥类药可以通过降低痛阈而表现出镇痛效应。但该类药没有肌松作用，有时还可以表现出不规则的肌肉微颤。

巴比妥类药能抑制心血管中枢，诱导剂量会引起血压下降和心率升高。对于控制欠佳的高血压患者需要注意给药后出现明显的血压波动。因此需要减慢注射速度并充分补充容量。

给予诱导剂量的巴比妥类药能降低机体对高二氧化碳和低氧的通气反应从

而出现呼吸暂停。镇静剂量的巴比妥类药经常会引起上呼吸道梗阻。对于哮喘患者容易发生支气管痉挛。在浅麻醉下进行气道操作或会阴部的手术时发生喉痉挛的情况不少见,可能与副交感神经兴奋或刺激组胺释放等有关。

巴比妥类药可收缩脑血管降低脑血流和颅内压,但更能降低脑的氧耗量。因此具有一定的脑保护作用。对中枢的抑制程度从轻度镇静到意识丧失是呈剂量相关性,可以从脑电图监测上看出波形的变化。巴比妥类和苯二氮䓬类均可以控制癫痫发作和局麻药中毒时的中枢症状。

(三)巴比妥类药-硫喷妥钠

硫喷妥钠是 20 世纪 90 年代丙泊酚出现之前常用的超短效静脉麻醉药。具有起效快,苏醒快,作用强的优势。

1.药代特性

硫喷妥钠静脉注射后经过一次臂-脑循环时间(约 10 秒)便能发挥作用,30 秒脑内即达峰浓度,因而迅速产生中枢神经系统抑制作用。但由于该药迅速从脑内再分布到其他组织,5 分钟后脑内浓度即降至峰浓度的一半,30 分钟后脑内浓度几乎下降 96%。因此,单次注药后患者苏醒迅速。

硫喷妥钠进入血液循环后,72%～86%与血浆蛋白疏松结合而暂时失去活性。尿毒症、肝硬化等低蛋白血症患者由于血浆蛋白结合率降低,因此药效增强,对该药异常敏感。

硫喷妥钠最初再分布的组织是骨骼肌。静脉注射后约 15 分钟骨骼肌中浓度即与血浆浓度达到平衡。该药与脂肪的亲和力高,但由于脂肪的血运差,开始时分布极少,但剂量过大或多次注射,则脂肪将成为药物的储存场所,当血浆内药物浓度降低时,药物从脂肪组织再缓慢释放出来,使苏醒后又有长时间的睡眠。为此,肥胖患者硫喷妥钠用量应以除去脂肪的体重计算,可参照相应身高的标准体重,以免剂量过大导致苏醒延迟。

硫喷妥钠是巴比妥的钠盐,解离常数为 7.6,酸血症时解离程度减少,进入脑组织的药物增多,故酸血症将使该药麻醉加深,碱血症时则相反。

硫喷妥钠主要在肝脏降解,只有极少部分在肾或其他部位降解。肥胖患者由于分布容积增加而致消除半衰期延长;小儿由于肝清除率快而致半衰期缩短。硫喷妥钠易透过胎盘,静脉注射后约 1 分钟脐静脉血药浓度即达峰值,但胎儿血药浓度比母体低很多,脑内药物浓度显著低于脐静脉血药浓度。

2.药理作用

(1)中枢神经系统:硫喷妥钠作用迅速、短暂,静脉注射后 15～30 秒内意识消失,约1分钟可达其最大效应,15~20分钟出现苏醒,以后继续睡眠约3~5小时。硫喷妥钠使脑血管收缩,脑血流量减少,从而使颅内压下降,对颅脑手术有利。能降低脑氧代谢率和脑氧耗量,其下降幅度大于脑血流量减少,加之颅内压下降后脑灌注压相对增加,因此,对脑有一定保护作用。

(2)循环系统:硫喷妥钠对循环系统有明显的抑制作用。通过抑制延髓血管活动中枢和降低中枢性交感神经活性,使容量血管扩张,回心血量减少,从而导致血压下降;同时还抑制心肌收缩力,使心脏指数降低。在心功能不全、严重高血压、低血容量以及正在使用β受体阻断药的患者使用该药,血压可严重下降。

(3)呼吸系统:硫喷妥钠通过抑制延髓和脑桥呼吸中枢对呼吸产生明显的抑制作用,其程度和持续时间与剂量、注药速度、术前用药有密切关系。表现为呼吸频率减慢,潮气量减小,甚至发生呼吸暂停。在硫喷妥钠浅麻醉下实施气管内插管,或置入通气道与喉罩时,易引发喉痉挛和支气管痉挛,可能与交感神经受抑制而致副交感神经作用相对呈优势有关。

(4)其他:硫喷妥钠临床剂量不引起术后肝功能改变。但肝功能差的患者,麻醉后嗜睡时间可能延长。硫喷妥钠使贲门括约肌松弛,容易引起胃内容物反流导致误吸。

3.临床应用

由于丙泊酚的出现,硫喷妥钠已经很少使用。临床上所用的硫喷妥钠制剂系淡黄色粉剂,混有6%碳酸钠,易溶于水,使用前以注射用水配制成2.5%溶液。药液呈强碱性,不可与酸性药物相混。一旦误注入动脉内,由于其强碱性质,可引起动脉强烈收缩,甚至可造成肢体坏死。因其抑制呼吸和循环,以及苏醒后嗜睡延长,目前主要用于抗惊厥和脑保护,应小剂量(1~2 mg/kg)静脉注射,以免发生低血压。

二、非巴比妥类静脉麻醉药

非巴比妥类静脉麻醉药包括:烷基酚类(丙泊酚、磷丙泊酚),苯二氮䓬类(地西泮、咪达唑仑、劳拉西泮和拮抗药氟马西尼),咪唑林(依托咪酯和右美托咪定)。

(一)烷基酚类

烷基酚类的代表药物是丙泊酚。它的出现可以说是静脉麻醉药的历史性突破,从其引入临床使用后,静脉麻醉的发展包括药代动力学和药效动力学的进展非常迅速。目前丙泊酚已经成为全世界麻醉药中最为常用的静脉麻醉药。

1.丙泊酚

丙泊酚在室温下为油性,不溶于水,但具有高度脂溶性。丙泊酚注射液中含有丙泊酚和脂肪乳溶剂,目前常用的脂肪乳溶剂有长链的大豆油和中链甘油三酯(即中长链脂肪乳)。建议储存在25℃以下,但不宜冷冻。

(1)药代特性:静脉注射后到达峰效应的时间为90秒,分布广泛呈三室模型。95%以上与血浆蛋白结合。2分钟后血药浓度达峰值,脑平衡半衰期2.6分钟。初期和慢相分布半衰期分别为1~8分钟和30~70分钟,消除半衰期为4~23.5小时。主要在肝经羟化和与葡萄糖醛酸结合降解为水溶性的化合物经肾排出。老年人清除率低,但中央室容积小。儿童的中央室容积大,且其清除率高。其代谢产物无药理学活性,故适合于连续静脉输注维持麻醉。

(2)药理作用:丙泊酚的作用机制尚未明确,研究表明丙泊酚可能与 γ-氨基丁酸(GABA)受体—氯离子复合物发挥镇静催眠作用。也可能通过 α_2 肾上腺素能受体系统产生间接的镇静作用,或者有可能通过调控钠通道门控对谷氨酸的 N-甲基-D 门冬氨酸(NMDA)亚型产生广泛的抑制,进而发挥其中枢神经系统的抑制作用。还有研究发现丙泊酚对脊髓神经元有直接抑制作用。丙泊酚可作用于急性分离的脊髓背角神经元的 GABA 受体和甘氨酸受体。

中枢神经系统:丙泊酚是起效迅速、诱导平稳、无肌肉不自主运动、咳嗽、呃逆等不良反应的短效静脉麻醉药,静脉注射 2.5 mg/kg,约经一次臂-脑循环时间便可发挥作用,90~100秒作用达峰效应,持续 5~10 分钟,苏醒快而完全,没有兴奋现象。

丙泊酚可以降低脑血流和颅内压。因此静脉输注丙泊酚是神经外科手术良好的麻醉选择。从脑电图上看,随着丙泊酚剂量的增加,脑电慢波成分逐渐增加,甚至达到一定程度的暴发性抑制。可以通过脑电双频指数来衡量镇静的深度和意识消失的水平。丙泊酚对脑缺血的病灶和癫痫病灶都有很好的保护作用,可用于癫痫发作的控制。丙泊酚具有一定的抗吐作用,因此丙泊酚静脉麻醉术后发生恶心呕吐的概率减少。

呼吸系统:诱导剂量的丙泊酚对呼吸有明显抑制作用,表现为呼吸频率减慢,潮气量减少,甚至出现呼吸暂停,持续 30~60 秒,对此应高度重视。丙泊酚静脉持续输注期间,呼吸中枢对 CO_2 的反应性减弱。

心血管系统:丙泊酚对心血管系统有明显的抑制作用,在麻醉诱导期间可使心排出量、心脏指数、每搏指数和总外周阻力降低,从而导致动脉压显著下降。该药对心血管系统的抑制作用与患者年龄、一次性注药剂量与注药速度密切相关，缓慢注射时降压不明显，但麻醉效果减弱。其降低血压是由于外周血管扩张与直接心脏抑制的双重作用，且呈剂量依赖性，对老年人的心血管抑制作用更重。

其他：丙泊酚可引起注射部位疼痛和局部静脉炎。也可引起类变态反应，对有药物过敏史、大豆、鸡蛋清过敏者应慎用。丙泊酚溶液有利于细菌生长，尽管目前在其制剂中添加了 0.005% 的依地酸二钠（EDTA），可以减少或阻止微生物生长，但使用过程中依然要注意无菌技术。

（3）临床应用：丙泊酚作为一新型的快效、短效静脉麻醉药，苏醒迅速而完全，持续输注后不易蓄积，为其他静脉麻醉药所无法比拟，目前普遍用于麻醉诱导、麻醉维持及镇静。

诱导：全麻诱导剂量为 $1\sim2.5$ mg/kg，95% 有效量（ED_{95}）成人未给术前药者为 $2\sim2.5$ mg/kg，术前给阿片类或苯二氮䓬类药者应酌减。60 岁以上诱导量酌减。儿童诱导量需稍增加，其 ED_{95} 为 $2\sim3$ mg/kg。通常需与镇痛药、肌松药合用；如果采用靶控输注（TCI），单纯应用丙泊酚诱导时靶控血浆浓度一般设定血浆浓度为 $3\sim6$ μg/mL，复合诱导时的靶控浓度一般设定在 $2.5\sim3.5$ μg/mL待患者意识消失后根据血流动力学变化调节。危重 TCI 患者在丙泊酚诱导时应采用"分步 TCI"。初始靶浓度降低到 1 μg/mL，每隔 $1\sim2$ 分钟增加靶浓度 $0.5\sim1$ μg/mL，直到患者的意识消失。

麻醉维持：丙泊酚麻醉维持可以采用单次间断静脉注射，每隔数分钟追加 $10\sim40$ mg 维持麻醉。也可以采用连续输注，剂量多在 $50\sim150$ μg/(kg·min)，然后根据患者对手术刺激的反应调整。丙泊酚常与氧化亚氮或阿片类药物相复合，则药量宜减少至 $30\sim100$ μg/(kg·min)。当采用靶控输注维持时，靶浓度维持在 $3\sim6$ μg/mL，并且应该随时调整，最好有麻醉镇静深度的监测。

其他：此药还特别适用于门诊患者胃、肠镜诊断性检查、人流等短小手术的麻醉。静脉持续输注丙泊酚 100 μg/(kg·min)时，潮气量可减少 40%。在人工流产、内镜检查等短小手术时应用该药，必须备有氧源及人工呼吸用具以备急用。也常用于 ICU 患者的镇静。

注意事项：需要注意的是长时间（>48 小时）、大剂量[>4 mg/(kg·h)]的丙泊酚输注可能导致丙泊酚输注综合征（Propfol Infusion Syndrome，PIS）。PIS最初发现于儿童，后来在重症成年患者也观察到这种现象。主要表现为高钾血症、高脂血症、代谢性酸中毒、肝大或肝脏脂肪浸润、横纹肌溶解、不明原因的心律失常、难治性心力衰竭，甚至导致患者死亡，其病死率相当高。发病机制目前还不清楚,可能与丙泊酚对心血管的抑制作用、丙泊酚代谢产物的影响、丙泊酚对线粒体呼吸链的影响以及丙泊酚对脂类代谢的影响有关。

2.磷丙泊酚

磷丙泊酚是丙泊酚的水溶性专利前体药物,作为新型的镇静催眠药目前已在美国注册上市。

(1)药代特性:静脉注射磷丙泊酚后,可经内皮细胞碱性磷酸酶快速分解成活性成分丙泊酚。每1 mmol 的磷丙泊酚可分解丙泊酚1 mmol。丙泊酚迅速进入脑组织中并达到平衡,从而发挥相应的药理效应。由于磷丙泊酚是前体药,有不易被首过消除的特点。分解后的丙泊酚达峰时间为4~13分钟。磷丙泊酚和分解的丙泊酚的半衰期分别为23.9分钟和45分钟。分布容积分别为0.25 L/kg和2.3 L/kg,清除率分别为46 mL/(kg·min)和344 mL/(kg·min)。研究表明,磷丙泊酚的血药浓度和药效之间无滞后现象。

(2)药理作用:单剂量静脉给予磷丙泊酚可产生明显的镇静作用,并呈剂量依赖性。与传统的丙泊酚相比其 EC50 小,表明磷丙泊酚的药效更强。给予相同剂量时,磷丙泊酚比丙泊酚的血药浓度高,且作用时间长。

磷丙泊酚对呼吸的影响较小,但仍可引起呼吸暂停。

(3)临床应用:目前磷丙泊酚已广泛应用于各种内镜检查以及小手术的麻醉用药。但对其大样本的临床观察的研究还较少。主要不良反应报道的有呼吸抑制、低氧血症、感觉异常和瘙痒等。

(二)苯二氮䓬类

苯二氮䓬类在中枢有特异性的受体,与受体结合后能易化 GABA 受体功能。在麻醉中多用于静脉全麻诱导和镇静。苯二氮䓬类的优势在于心血管的抑制效应小,对动脉血压、心排血量和外周血管阻力的影响较小。因此对于患有心脏疾病的手术患者是常用的麻醉诱导药。

1.咪达唑仑

咪达唑仑是苯二氮䓬类的代表药物。与苯二氮䓬受体能高度特异性结合,影响 GABA 与中枢系统中 GABA 受体的亲和力,使与受体偶联的氯通道开放,氯离子进入细胞,使细胞超极化,降低了中枢神经系统的兴奋性。

(1)药代特性:咪达唑仑是水溶性的苯二氮䓬类药物,易迅速透过血-脑屏障。单次静脉注射后分布半衰期为(0.31±0.24)小时,消除半衰期(2.4±0.8)小时。老年人、肥胖者及肝功能障碍者消除半衰期延长,小儿消除半衰期比成人短。咪达唑仑主要在肝代谢,钙通道阻滞药能抑制肝代谢酶,延长咪达唑仑的麻醉作用。

肾清除率对全部消除率的影响小,所以肾功能不全患者的清除率变化小。

(2)药理作用。①中枢神经系统:咪达唑仑具有抗焦虑、催眠、抗惊厥、肌松和顺行性遗忘等作用。根据剂量不同,产生抗焦虑至意识消失的不同程度的效应。咪达唑仑可引起脑血流降低,源于降低脑组织代谢率和直接的血管收缩反应,并有明显的剂量依赖性,但这种量效关系有封顶效应,可能与受体饱和有关。该药降低大脑中动脉的血流速度,增加血管阻力,对颅内顺应性欠佳或颅内压增高的患者,给予 0.15～0.27 mg/kg 咪达唑仑对脑缺氧有保护作用。②心血管系统:咪达唑仑对正常人的心血管系统影响轻微,表现为心率轻度增快,体循环阻力和平均动脉压轻度下降,以及左室充盈压和每搏量轻度下降,但对心肌收缩力无影响。③呼吸系统:虽然对呼吸有一定的抑制作用,但程度也与剂量相关。表现为降低潮气量,增快呼吸频率,缩短呼气时间,但不影响功能残气量和剩余肺容量。咪达唑仑主要对呼吸中枢有抑制作用,对呼吸动力几乎无影响,因此和其他中枢抑制药合用时,对呼吸抑制有协同作用。④其他:咪达唑仑本身无镇痛作用,但可增强其他麻醉药的镇痛作用。

(3)临床应用。①麻醉前给药:利用咪达唑仑具有催眠和抗焦虑作用,口服、肌内注射、静脉注射和直肠给药均有效。对小儿肌内注射为 0.08～0.15 mg/kg,10～15 分钟产生镇静效应,30～40 分钟产生最大效应,其具有作用快,镇静作用强,无注射点痛等优点。小儿麻醉前口服剂量为 0.5 mg/kg,也可经直肠注入,剂量为 0.3 mg,最大量为 7.5 mg。口服 7.5 mg,患者即可迅速满意入睡,醒后可无困倦和嗜睡感。②麻醉诱导:麻醉诱导可产生睡眠和遗忘,但无镇痛作用。诱导量不超过 0.3 mg/kg。老年及危重患者剂量以<0.15 mg/kg 为宜。诱导推荐咪达唑仑、丙泊酚及阿片类镇痛药协同诱导,可减少单纯麻醉药用量,降低不良反应,提高麻醉安全性,并有利于麻醉后患者迅速清醒。③麻醉维持:临床上单纯使用咪达唑仑麻醉维持较少,通常复合使用其他阿片类药或其他静脉或吸入麻醉药。可采用静脉分次给药或连续静脉输注。分次给药在麻醉减浅时追加诱导量的 25%～30%,连续静脉输注剂量为 0.15 mg/kg。④镇静:多用于上消化道和肺的纤维内镜检查以及心导管检查、心血管造影、脑血管造影、心律转复等诊断性和治疗性操作。在表面麻醉的基础上辅用咪达唑仑,可使患者减轻和消除咳嗽、呃逆、喉痉挛和呕吐等症状,提供良好的操作条件,0.07 mg/kg 即可产生满意的镇静效果。⑤ICU 患者镇静:咪达唑仑也常用于 ICU 机械通气患者的带管镇静,一般每小时 1～3 mg 即可获得稳态镇静镇痛浓度,适用于 ICU 患者长期镇静。

2.氟马西尼

氟马西尼是苯二氮䓬受体特异性的拮抗剂。1979年合成,其化学结构与咪达唑仑相似,与后者的主要区别是其苯基被羰基取代,是特异性苯二氮䓬类拮抗药,能竞争性占据受体位点,因此能迅速有效逆转苯二氮䓬在中枢的药理作用。

(1)药代特性:静脉注射后5分钟血浆浓度即可达峰值。血浆蛋白结合率为40%～50%。表观分布容积为1.02～1.2 L/kg。消除半衰期显著短于常用的苯二氮䓬类药,为48～70分钟,因此需要注意单次给药的拮抗作用消失后,可再次出现苯二氮䓬类的镇静作用。氟马西尼经肝脏代谢,仅极少量会以原形从尿中排出。

(2)药理作用:氟马西尼主要药理作用是拮抗苯二氮䓬类药的所有中枢抑制效应,从抗焦虑、镇静、遗忘,直到抗惊厥、肌松和催眠。最小有效剂量为0.007 mg/kg。拮抗程度与氟马西尼剂量有关,也与所用的苯二氮䓬类药剂量有关。但是氟马西尼无内在药理活性,有研究表明单纯给予氟马西尼既不产生苯二氮䓬类的效应,也不产生其相反的效应。

氟马西尼对呼吸和循环均无影响。但对苯二氮䓬类药引起的呼吸抑制,有一定的拮抗作用。

(3)临床应用。①解救苯二氮䓬类的药物中毒:大量服用苯二氮䓬类药物的患者除基本支持治疗外,可用氟马西尼进行解救。采用小剂量分次静脉注射的方法,每次0.1～0.2 mg,给药后观察2～3分钟,没有苏醒可以每次追加0.1 mg,直至苏醒,总量通常不超过2 mg。但由于氟马西尼的时效短于苯二氮䓬类药,因此为了维持疗效,可用首次有效量的半量重复注射。对于可疑药物中毒的昏迷患者,也可用氟马西尼鉴别。如果用药后有效,基本上可肯定是苯二氮䓬类药中毒;否则可基本排除。②拮抗麻醉后苯二氮䓬类药的残余作用:对于以苯二氮䓬类药作为复合全麻用药或部位麻醉时镇静用药的手术患者,可用氟马西尼拮抗其残余作用,以获得患者迅速苏醒。首次剂量0.1～0.2 mg静脉注射,以后0.1 mg/min,直至患者清醒,总量不超过1 mg。③ICU患者:在ICU中长时间用苯二氮䓬类药镇静耐管的呼吸机治疗的患者,在尝试脱机的过程中,可用氟马西尼拮抗苯二氮䓬类药的作用。

(三)其他静脉麻醉药

1.依托咪酯

依托咪酯于1964年合成,1972年3月试用于临床。该药有两种异构体,但只有其右旋异构体有镇静、催眠作用。化学结构中的咪唑基与咪达唑仑一样,在酸性 pH 条件下为水溶性,而在生理性 pH 条件下则成为脂溶性。以前依托咪酯的针剂是含丙二醇的溶液,因此常常有注射部位疼痛和静脉炎发生。现有的依托咪酯制剂为乳剂,是以 20% 中长链甘油三酯为溶剂,发生注射痛的概率明显降低。其作用是抑制大脑皮层的网状系统,也有可能作用于 GABA 受体,增加受体亲和力表现出中枢抑制作用。

(1)药代特性:依托咪酯的药代模型呈三室开放模型,即迅速到中央室(脑和血供丰富的器官),然后到周围室。成人静脉注射后 1 分钟内脑组织即达最高浓度,最大效应发生在注药 3 分钟时。然后很快从脑向其他组织转移,患者一般 7～14 分钟即可迅速苏醒。其脑内浓度与催眠效应呈直线关系。血浆蛋白结合率为 76.5%,在肝脏和血浆中主要被酯酶迅速水解,最初 30 分钟内水解最快,排泄迅速。初始半衰期为 2.7 分钟,再分布半衰期为 29 分钟,消除半衰期为 2.9～5.3 小时。分布容积为 2.5～4.5 L/kg。

(2)药理作用。①中枢神经系统:依托咪酯是目前常用的静脉麻醉药,催眠剂量可产生皮层下抑制,出现新皮层样睡眠,脑干网状结构激活和反应处于抑制状态。作用强度强于巴比妥类药物。诱导剂量 0.3 mg/kg 经过一次臂-脑循环即可产生催眠作用。可减少脑血流量,降低脑氧代谢率,0.7 mg/kg 可使颅内压升高的患者 ICP 急剧下降,对缺氧引起的脑损害有保护作用,并可制止脑缺氧引起的抽搐。②心血管系统:依托咪酯最大的优势在于其麻醉后血流动力学非常稳定,周围血管阻力和冠状动脉血管阻力明显降低,心指数增加,且不增加心肌耗氧量,可使左心室耗氧量降低,是心血管疾患良好的麻醉诱导药物。③呼吸系统:依托咪酯对呼吸的影响也较小,只要不注速过快,对呼吸频率和幅度均无明显影响。对气管平滑肌有舒张作用,对哮喘等气管高反应的患者可安全地选用依托咪酯作为静脉全麻药,并有可能起到一定的治疗作用。术前复合给予芬太尼等阿片类药的患者易发生呼吸抑制。依托咪酯诱导时可发生呃逆或咳嗽。④其他:依托咪酯无镇痛作用。不影响肝、肾功能,不释放组胺,能快速降低眼压,对眼科手术有利。有报道依托咪酯能抑制肾上腺皮质功能。但围术期诱导剂量的依托咪酯所引起的肾上腺皮质抑制,表现为皮质醇水平通常仍在正常低限范围,此为暂时性且并无临床意义。

(3)临床应用:依托咪酯属于短效静脉麻醉药。因缺乏镇痛、肌松作用,故主要用于麻醉诱导及人流等门诊诊断性检查与小手术麻醉,用于麻醉维持须与麻醉性镇痛药、肌松药复合应用。

麻醉诱导:常用量 0.15～0.3 mg/kg,重危患者可减至0.1 mg/kg,约 10 秒即可使眼睑反射消失而入睡,因无镇痛作用需要增大阿片类药物的用量,以减少或减轻气管插管时升压反应。

麻醉维持:由于考虑到依托咪酯对肾上腺皮质功能的抑制作用,麻醉维持尚有争议。通常麻醉诱导后的维持剂量为 $0.12\sim0.2$ mg/(kg·h),同时复合其他阿片药物及吸入麻醉药。多次用药无明显蓄积,睡眠持续时间稍有延长。

有创检查:如内镜检查、介入治疗、人工流产、电击除颤和拔牙等,可单次给药或追加。

危重患者:心血管疾病、反应性气道疾病、颅高压或合并多种疾病的患者最适合选择依托咪酯诱导。

需要注意的是依托咪酯诱导可出现注射部位痛,发生率约 20%,可于注药前 $1\sim2$ 分钟先静脉注射芬太尼,或于药液内加少量利多卡因可减轻疼痛。给药剂量过大或推药速度过快,可发生肌震颤或阵挛。另外,依托咪酯也是引起术后恶心呕吐的重要因素,呕吐发生率为 $30\%\sim40\%$。

2.右美托咪定

右美托咪定是 α_2 肾上腺能受体激动剂,对于 α 肾上腺能受体,右美托咪定对 α_2 的选择性远高于 α_1,具有中枢性的镇静、抗焦虑、催眠和镇痛效应。最早用于 ICU 机械通气患者的短期镇静。

(1)药代特性:右美托咪定是外消旋混合物美托咪定的右旋异构体,易溶于水。其蛋白结合率高达 94%,全血和血浆的浓度比约 0.66。药代模型可以用三室模型来描述,对于肾损害的患者不改变其药代动力学,但镇静效能会由于血浆蛋白结合率降低而明显增强。右美托咪定的起效时间为 $10\sim15$ 分钟,但需要连续 10 分钟给予负荷剂量。消除半衰期为 $2\sim3$ 小时。从 10 分钟到 8 小时的输注其时量半衰期可以从 4 分钟变化到 250 分钟。

(2)药理作用。①中枢神经系统:右美托咪定与蓝斑核上产生去甲肾上腺素的神经元细胞膜 α_2 肾上腺素受体结合,抑制腺苷酸环化酶的活性,减少细胞中 cAMP 的含量,增加细胞内合成代谢过程。神经末梢钙激活的钾离子通道开放,钾离子外流,同时,通过钙通道的钙离子内流减少,导致细胞膜超极化,发生突触后抑制;突触前膜钙离子内流减少,抑制前膜上去甲肾上腺素的释放,发生突触前抑制。上述两种机制抑制蓝斑核神经元发出冲动,阻断蓝斑核至皮层下的上行去甲肾上腺素通路的兴奋传导,从而产生镇静催眠作用。简言之,右美托咪定通过作用内源性的睡眠激发通路产生自然睡眠模式,患者容易被唤醒而且能够按照指令配合,没有干扰时又可以进入睡眠状态,且不影响睡眠时的脑血流量。

②心血管系统:右美托咪定对心血管系统呈现短暂的两相心血管反应,尤其在输注早期且呈剂量依赖性。1 μg/kg 的剂量引起短暂的血压升高和反射性的心率减慢,在年轻患者或健康志愿者则更常见。血压升高的原因可能是血管平滑肌上的 α_{2B} 受体受到激动。慢速输注或避免一次性大剂量用药可避免血压升高的发生。右美托咪定也能引起低血压,通常在输注 10 分钟之后,可能与中枢交感抑制有关。需要关注的是交感神经兴奋减少,迷走神经活动相对增强而引起心动过缓,虽然大多数可以自行缓解,但如果采用适当稀释、减缓输注、补充足够的血容量并加以严密的监护等措施,可以提高使用右美托咪定的安全性。③呼吸系统:右美托咪定对呼吸的影响较小,即使在比较深的镇静状态下,仅表现分钟通气量减少,而动脉氧分压及二氧化碳通气反应等并未受到影响,即机体对高碳酸血症的觉醒反应维持正常。④其他:右美托咪定具有一定的镇痛作用,但机制尚未明确,可能与刺激脊髓背角的 α_{2C} 和 α_{2A} 受体,减少促伤害性介质传递,减少 P 物质和谷氨酸盐以及介导神经元间超极化等方式直接抑制疼痛传递。临床上可以见到右美托咪定具有节省阿片类药量的作用,作为神经阻滞技术的辅助药物能够延长镇痛时效,可能与抑制 C 纤维和 Aδ 纤维上神经信号的传导有关。

(3)临床应用。①全身麻醉辅助镇静:右美托咪定具有镇静催眠作用,可以用于麻醉诱导期及麻醉维持期,甚至可以用于全麻苏醒期的辅助镇静。麻醉诱导前静脉泵注右美托咪定 0.5～1.0 μg/kg,维持 10 分钟以上,可以减轻插管反应。但需注意低血压和心动过缓的发生。麻醉维持时可辅助 0.2～0.5 μg/kg 右美托咪定,可以使麻醉过程更加平稳,术后恢复质量更高。特别是在手术结束前 40 分钟,给予右美托咪定 0.2～0.5 μg/kg,使患者在全麻苏醒过程血流动力学更加平稳,耐管更好,拔管过程减少呛咳、躁动等反应。但是苏醒时间会延长。②区域阻滞辅助镇静镇痛:在区域阻滞操作前给予右美托咪定 0.2～0.7 μg/kg,泵注 10～15 分钟,可使患者镇静满意,提高舒适度,且不影响呼吸。同时可以增强区域阻滞的镇痛效果。③有创检查及 ICU 患者的辅助镇静:有创检查包括胃肠镜检查、介入治疗和支气管镜检查等。可给予 0.2～1.0 μg/kg 的负荷剂量,泵注时间不少于 10 分钟,之后以 0.2～0.8 μg/(kg·h)维持。ICU 患者机械通气镇静可给予 0.4 μg/(kg·h)泵注,并根据镇静深度调整。可以使患者获得满意的镇静,解除焦虑和烦躁,同时可以被唤醒配合检查。④其他:由于右美托咪定产生的镇静类似自然睡眠,且对呼吸不抑制。对于困难气道的患者可以保留自主呼吸镇静下纤支镜引导插管;清醒开颅、保留功能区手术也是右美托咪定较好的适应证,在开颅后泵注右美托咪定负荷剂量 0.5 μg/kg(15 分钟),然后 0.2～

0.5 μg/(kg·h)维持,调整麻醉深度使患者能够被唤醒。另外,脑部深部电极植入术也可以使用右美托咪定维持镇静。

第三节　局部麻醉药

局部麻醉药是作用于神经干或神经末梢,可逆基本无组织损害性地阻断神经冲动的发生或传导,使这些神经支配的相应区域产生麻醉作用,在意识清醒的条件下引起局部感觉丧失的药物。局部麻醉的优点在于简便易行,患者保持清醒,安全性高,并发症少,对患者的生理功能影响较小。局部麻醉药常用于表面麻醉、局部浸润、椎管内麻醉和周围神经阻滞。施行局麻时,要熟悉周围的神经解剖,掌握正确的操作技术,熟悉局麻药的药理性能,避免发生毒性反应。

一、酯类局麻药

(一)普鲁卡因

1.药理作用

普鲁卡因化学结构为对氨基苯二乙胺乙醇,短时效局麻药,时效 45～60 分钟,解离常数高,在生理 pH 范围呈高解离状态,扩散和穿透力都较差。具有扩张血管作用,能从注射部位迅速吸收。普鲁卡因经血浆胆碱酯酶水解,半衰期仅 8 分钟。

2.适应证和禁忌证

用于浸润麻醉、神经阻滞麻醉和蛛网膜下腔阻滞。一般不用于表面麻醉。持续输注小剂量普鲁卡因可与静脉全麻药、吸入全麻药或麻醉性镇痛药合用施行普鲁卡因静吸复合或静脉复合全麻。

3.剂量和用法

针剂可用于局麻,粉剂可用于脊麻。浸润麻醉浓度为 0.25%～1.0%,极量 1 g;神经阻滞浓度为 1.5%～2.0%,极量 1 g;蛛网膜下腔阻滞浓度为 3.0%～5.0%,极量 0.15 g。

(二)丁卡因

1.药理作用

丁卡因化学结构是以丁氨根取代普鲁卡因芳香环上的对氨基,并缩短其烷氨尾链。长时效局麻药,起效时间 10～15 分钟,时效超过 3 小时,药效与毒性均为普鲁卡因的 10 倍,常与起效快的局麻药合用。

2.适应证

用于表面麻醉、硬膜外阻滞和蛛网膜下腔阻滞。

3.剂量和用法

表面麻醉时,眼科浓度为 1%;鼻腔、咽喉和气管浓度为 2%,极量 40～60 mg;尿道浓度为 0.1%～0.5%,极量 40～60 mg;硬膜外阻滞较少单独应用,常用是 0.1%～0.2%丁卡因与 1.0%～1.5%利多卡因合用。

(三)氯普鲁卡因

1.药理作用

氯普鲁卡因与普鲁卡因相似,短时效局麻药,起效短 6～12 分钟,时效 30～60 分钟。在血内水解的速度比普鲁卡因快 4 倍,毒性低,胎儿、新生儿血内浓度低。

2.适应证和禁忌证

多用于硬膜外阻滞,尤其是产科麻醉。不适用于表面麻醉和神经阻滞。含有防腐剂的氯普鲁卡因制剂不能用于蛛网膜下腔阻滞。

3.剂量和用法

局部浸润为 1%,极量 0.8～1.0 g。

二、酰胺类局麻药

(一)利多卡因

1.药理作用

利多卡因是氨酰基酰氨类中时效局麻药,起效快,时效 60～90 分钟,弥散广,穿透力强,对血管无明显扩张作用。临床应用浓度 0.5%～2%。

2.适应证

可用于表面麻醉、局部浸润麻醉、神经阻滞、硬膜外阻滞和蛛网膜下腔阻滞,毒性与药液浓度有关。静脉给药可以治疗室性心律失常,血浆浓度 $>6\ \mu g/mL$,出现毒性症状;血浆浓度 $>9\ \mu g/mL$,出现惊厥症状。

3.剂量和用法

针剂:2% 5 mL、2% 20 mL;气雾剂:每瓶利舒卡总量 25 g,内含利多卡因 1.75 g,每按压一次阀门,约释放利多卡因 4.5 mg。乳剂 EmlA 1 g 含 25 mg 利多卡因和 25 mg 丙胺卡因的混合液,用于表面皮肤的镇痛和口鼻黏膜麻醉,尤其是小儿血管内置管时的麻醉,起效时间 45～60 分钟。浸润麻醉浓度为 0.25%～0.5%,极量0.5 g;神经阻滞浓度为 1.0%～2.0%,极量 0.4 g;硬膜外阻滞浓度为 1.5%～2.0%,极量 0.4～0.5 g;表面麻醉浓度为 2.0%～4.0%,极量0.2 g。

(二)丙胺卡因

1.药理作用

丙胺卡因起效与药效较利多卡因稍差,时效稍长。最大的优点是毒性比利多卡因小 40%,是酰胺类局麻药中毒性最低的,

2.适应证

常用于浸润麻醉、神经阻滞和硬膜外阻滞、局部静脉麻醉。

3.剂量和用法

可能诱发高铁血红蛋白血症,成人用量应控制在 600 mg 以下。

(三)丁哌卡因和左旋丁哌卡因

1.药理作用

丁哌卡因结构与甲哌卡因相似,毒性仅为甲哌卡因的 1/8,但心脏毒性较明显,误注入血管可引起心血管虚脱及严重的心律失常,而且复苏困难。可能与目前所用的丁哌卡因是由左旋和右旋镜像体 50∶50 组成的消旋混合物有关。与等量丁哌卡因相比,左旋丁哌卡因的感觉和运动阻滞的起效时间、持续时间和肌肉松弛程度相似。左旋丁哌卡因引起心搏停止和心律失常的剂量小于罗哌卡因,但显著高于丁哌卡因。

丁哌卡因是长时效局麻药,麻醉效能是利多卡因的 4 倍,弥散力与利多卡因相似,对组织穿透力弱,不易通过胎盘。时效因阻滞部位不同而异,产科硬膜外阻滞时效约 3 小时,而外周神经阻滞时效达 16 小时。临床常用浓度为 0.25%～0.75%,成人安全剂量150 mg,极量为 225 mg。胎儿/母体的血浓度比率为 0.30～0.44,对新生儿无明显的抑制,但有文献报道产妇应用丁哌卡因产生的心脏毒性难以复苏,因此建议产妇应慎选丁哌卡因的浓度和剂量。

丁哌卡因的特点是可通过改变药液浓度而产生感觉—运动神经阻滞的分离,0.125%～0.25%丁哌卡因阻滞交感神经而较少阻滞感觉神经,0.25%～

0.5％产生最大感觉神经阻滞而运动神经阻滞最小,而 0.75％药液则产生完善的运动神经阻滞。因此丁哌卡因可单独和(或)麻醉性镇痛药复合用于术后或分娩镇痛。

2.适应证

用于浸润麻醉、神经阻滞、硬膜外阻滞和蛛网膜下腔阻滞。可用于产科麻醉和分娩镇痛。

3.剂量和用法

浸润麻醉浓度为 0.125％~0.25％;神经阻滞浓度为 0.25％~0.5％;蛛网膜下腔阻滞浓度为 0.5％~0.75％;硬膜外阻滞、骶管、上胸段浓度为 0.25％~0.5％;下胸段、腰段浓度为 0.5％~0.75％;术后镇痛和分娩镇痛浓度为 0.125％。一次最大剂量为 10~15 mg,成人极量为每次 2 mg/kg。

4.长效丁哌卡因制剂

EXPAREL 是一种单剂量的局部镇痛药,EXPAREL 术后镇痛:单剂量注射在手术部位维持时间 72 小时,减少阿片类药物用量,不需要导管或泵注。通过利用储库泡沫技术,储库泡沫是<3％的脂质,能生物降解,具备生物相容性,储库泡沫利用膜成分,这些膜成分是来源于自然和耐受良好的物质,能通过正常途径代谢。EXPAREL 能超时释放治疗剂量的丁哌卡因,压缩药物而不改变药物分子量,然后在所期望的时间内释放。

(四)罗哌卡因

1.药理作用

罗哌卡因是新型长效局麻药,化学结构介于甲哌卡因和丁哌卡因之间,罗哌卡因是纯的左旋对映异构体,物理和化学性质与丁哌卡因相似,但脂溶性低于丁哌卡因,蛋白结合率和解离常数接近丁哌卡因。

经动物试验和临床广泛应用,证实罗哌卡因不仅具有丁哌卡因的临床特性,而且还具有以下优点:①高浓度提供有效、安全的手术麻醉;低浓度时感觉—运动阻滞分离现象明显,可用于镇痛;②心脏毒性低于丁哌卡因,引起心律失常的阈值高,过量后复苏的成功率高;③具较低的中枢神经系统毒性,致惊厥的阈值高;④具有血管收缩作用,不需要加肾上腺素;⑤对子宫胎盘血流无影响,可用于产科麻醉和镇痛。

2.适应证

用于硬膜外阻滞、外周神经阻滞、术后镇痛和分娩镇痛。

3.剂量和用法

硬膜外阻滞浓度为 0.75%～1%;外周神经阻滞浓度为 0.5%～0.75%;术后镇痛和分娩镇痛浓度 0.2% 或 0.1% 和麻醉药合用。

三、局麻药的临床应用

(一)部位麻醉

1.表面麻醉

将渗透性能强的局麻药与局部黏膜接触所产生的无痛状态称为表面麻醉。局麻药可从黏膜迅速吸收入血,尤其是给药部位有感染时,丁卡因和利多卡因从气管黏膜吸收后的血药浓度可与静脉注射相仿。

常用的局麻药:4%～10%的可卡因,1%～2%的丁卡因和 2%～4%的利多卡因。

(1)可卡因具有血管收缩作用,减少术中出血和使术野清晰,用于表面麻醉具有独特的优点。

(2)普鲁卡因和氯普鲁卡因的穿透能力较弱,因此不适用于表面麻醉。

(3)利多卡因气道表面麻醉有轻微的气道扩张作用,可预防气道激惹。

2.局部浸润麻醉

沿手术切口分层注射局麻药,阻滞组织中的神经末梢,称为局部浸润麻醉。局部浸润麻醉局麻药种类的选择取决于麻醉所需的持续时间,利多卡因是进行局部浸润麻醉最常用的局麻药。

3.局部静脉麻醉

在肢体手术区的近端缚止血带,充气后经静脉注射稀释的局麻药,产生迅速起效的镇痛和肌松作用,称为局部静脉麻醉。局部静脉麻醉的时效取决于止血带充气时间,放松止血带,局麻药迅速进入全身循环,麻醉作用即消失。局部静脉麻醉最常用的局麻药为利多卡因和丙胺卡因。

(1)常用 0.5%利多卡因 40 mL 于前臂和手部手术,0.5%利多卡因 70 mL 于小腿和足部手术。

(2)丙胺卡因毒性比利多卡因小 40%,是酰胺类局麻药中毒性最低的,因此适用于局部静脉麻醉,缺点是可能诱发高铁血红蛋白血症,成人用量应控制在 600 mg 以下。

4.神经阻滞

将局麻药注射至神经干(或丛)旁,暂时阻滞神经的传导功能,称为神经阻滞。由于神经是混合性的,不但感觉神经纤维被阻滞,运动神经纤维和交感、副交感神经纤维同时不同程度的被阻滞。

5.硬膜外阻滞

将局麻药注入硬膜外间隙,阻滞脊神经根,使其支配区域产生暂时性麻痹,称为硬膜外阻滞。

6.蛛网膜下腔阻滞

将局麻药注入蛛网膜下腔阻滞,使脊神经根、背根神经节及脊髓表面部分产生不同程度的阻滞,称为蛛网膜下腔阻滞。

(二)镇痛

静脉注射利多卡因和普鲁卡因有较强的镇痛作用。

(1)研究表明持续小剂量静脉注射利多卡因,使血药浓度维持在 1～2 μg/mL,可减轻术后疼痛及减少镇痛所需的麻醉性镇痛药药量,而且无明显不良反应。

(2)利多卡因静脉注射也可降低吸入全麻药的用量,血浆利多卡因的浓度为 1 μg/mL 时,可使氟烷的 MAC 降低 40%,但超过这一血药浓度,氟烷 MAC 无进一步降低,呈平台效应。

(3)利多卡因静脉注射还可用于围术期镇咳,抑制插管时的呛咳反射。

(4)治疗神经病理性疼痛:局麻药静脉或口服给药可用来治疗某些神经病理性疼痛。

(三)预防和治疗颅内压升高

静脉注射利多卡因 1.5 mg/kg 可有效防止插管时颅内压的升高,作用与硫喷妥钠相仿。

(四)治疗心律失常

静脉注射利多卡因可预防和治疗室性心律失常,利多卡因对心脏的直接作用是抑制 Na^+ 内流,促进 K^+ 外流,对 IK(ATP)通道也有明显抑制作用。

1.抗心律失常的药理作用

(1)降低自律性:治疗浓度(2～5 μg/mL)能降低浦肯野纤维的自律性,对窦房结没有影响。由于 4 相除极速率下降而提高阈电位,降低心肌自律性,又能减少复极的不均一性,故能提高致颤阈。

(2)减慢传导速度:血液趋于酸性时,将增强减慢传导的作用。心肌缺血部位细胞外 K^+ 浓度升高且血液偏于酸性,所以利多卡因对此有明显的减慢传导作用。这可能是其防止急性心肌梗死后心室纤颤的原因之一。对血 K^+ 降低或部分(牵张)除极者,则因促 K^+ 外流使浦肯野纤维超极化而加速传导速度。高浓度(10 $\mu g/mL$)的利多卡因则明显抑制 0 相上升速率而减慢传导。

(3)缩短不应期:利多卡因缩短浦肯野纤维及心室肌的 APD、ERP,且缩短 APD更为显著,故为相对延长 ERP。这些作用是阻止 2 相小量 Na^+ 内流的结果。

2.体内过程

静脉注射给药作用迅速,仅维持 20 分钟左右。血浆蛋白结合率约 70%,在体内分布广泛迅速,心肌中浓度为血药浓度的 3 倍。表观分布容积为 1 L/kg。有效血药浓度 1～5 $\mu g/mL$。利多卡因几乎全部在肝中经脱乙基而代谢。仅10%以原型经肾排泄,$t_{1/2}\beta$ 约2小时,作用时间较短,常用静脉滴注以维持疗效。

3.适应范围

利多卡因仅用于室性心律失常,特别适用于治疗急性心肌梗死及强心苷所致的室性期前收缩,室性心动过速及室颤。对室上性心律失常无效。由于利多卡因抑制房室旁路的传导及延长旁路的有效不应期,因而对预激综合征患者的室上性心动过速可能有效。治疗剂量利多卡因可促进复极化而不延长 Q-T 间期,因而可用于低血压或脑血管意外所致伴有巨大 U 波的延迟复极性心律失常的治疗。

4.剂量与用法

静脉注射起始剂量为 1～2 mg/kg,20～40 分钟后可重复一次,剂量为首次的一半。总负荷量≤400 mg,继以 1～4 mg/min 的速度持续静脉输注对心功能不全的患者,利多卡因总负荷量降低,其后的静脉输注速度也应减慢;应测定血药浓度,调整剂量以确保血药浓度在治疗窗范围内(1.5～5 $\mu g/mL$),并可最大限度地减少毒性。

5.注意事项

常见不良反应为与剂量相关的中枢神经系统毒性:嗜睡、眩晕,大剂量引起语言障碍、惊厥,甚至呼吸抑制,偶见窦性心动过缓、房室阻滞等心脏毒性。此外,可取消心室自发性起搏点的活性,故慎用或禁用于病态窦房结综合征、二度Ⅱ型和三度房室传导阻滞者。

四、局麻药的不良反应及防治

(一)不良反应

1.局部毒性反应

(1)组织毒性反应:局麻药肌内注射可导致骨骼肌损伤。

(2)神经毒性反应:蛛网膜外腔会引起神经毒性反应。

2.全身性毒性反应

临床上局麻药的全身性不良反应主要是药量过大或使用方法不当引起血药浓度升高所致,主要累及中枢神经系统和循环系统,通常中枢神经系统较循环系统更为敏感,引起中枢神经系统毒性反应的局麻药血药浓度低于引起循环系统毒性反应的浓度。

(1)中枢神经系统毒性反应:局麻药能通过血-脑屏障,中毒剂量的局麻药引起中枢神经系统兴奋或抑制,表现为舌唇发麻、头晕、紧张不安、烦躁、耳鸣、目眩,也可能出现嗜睡、言语不清、寒战以及定向力或意识障碍,进一步发展为肌肉抽搐、意识丧失、惊厥、昏迷和呼吸抑制。治疗原则是出现早期征象应立即停药给氧。若惊厥持续时间较长,应给予咪达唑仑 $1\sim2$ mg 或硫喷妥钠 $50\sim200$ mg 或丙泊酚 $30\sim50$ mg 抗惊厥治疗。一旦影响通气可给予肌肉机弛药并进行气管插管。

(2)心血管系统毒性反应:表现为心肌收缩力减弱、传导减慢、外周血管阻力降低,导致循环衰竭。治疗原则是立即给氧,补充血容量保持循环稳定,必要时给予血管收缩药或正性肌力药。治疗丁哌卡因引起的室性心律失常溴苄铵的效果优于利多卡因。

3.高铁血红蛋白血症

丙胺卡因的代谢产物甲苯胺可使血红蛋白转化为高铁血红蛋白,引起高铁血红蛋白血症,其用量应控制在 600 mg 以下。丙胺卡因引发的高铁血红蛋白血症可自行逆转或静脉给予亚甲蓝进行治疗。

4.变态反应

酯类局麻药的代谢产物对氨基苯甲酸能导致变态反应。

5.超敏反应

局部超敏反应多见,表现为局部红斑、荨麻疹、水肿。全身超敏反应罕见,表现为广泛的红斑、荨麻疹、水肿、支气管痉挛、低血压甚至循环衰竭。治疗原则是对症处理和全身支持疗法。

(二)防治原则

1.局麻药的不良反应的预防原则

(1)掌握局麻药的安全剂量和最低有效浓度,控制总剂量。

(2)在局麻药溶液中加用血管收缩剂,如肾上腺素,以减少局麻药的吸收和延长麻醉时效。

(3)防止局麻药误注入血管内,必须回抽有无血液。可在注入全剂量前先注试验剂量以观察患者反应。

(4)警惕毒性反应的先驱症状,如惊恐、突然入睡、多语或肌肉抽动。

(5)应用巴比妥类药物(1~2 mg/kg)作为麻醉前用药,达到镇静作用、提高惊厥阈。术前口服咪达唑仑5~7.5 mg对惊厥有较好的保护作用。

2.局麻药的不良反应的治疗原则

(1)立即停药,给氧,查出原因,严密观察,轻症者短时间内症状可自行消失。

(2)中度毒性反应可静脉注射咪达唑仑2~3 mg。

(3)重度者应立即面罩给氧,人工呼吸,静脉注射咪达唑仑或丙泊酚,必要时可给予肌松药并行气管插管和呼吸支持。

(4)当循环系统发生抑制时,首先进行支持疗法,补充体液,并适时使用血管升压药。

(5)如发生心跳停止,应给予标准的心肺复苏措施。

(6)在复苏困难的丁哌卡因和左旋丁哌卡因严重心血管中毒反应时可经静脉使用脂肪乳剂,文献报道可用20%的脂肪乳剂1 mL/kg缓慢静脉注射(3~5分钟)。也可用0.5 mL/(kg·min)持续静脉输注,心跳恢复后减量0.25 mL/(kg·min)。

第四节　肌肉松弛药

肌肉松弛药简称肌松药,又称骨骼肌神经肌肉阻滞药或神经肌接头阻滞药,是主要作用于神经肌肉接头后膜上乙酰胆碱受体的药物,但对前膜上乙酰胆碱受体也有作用。阻滞了神经肌肉兴奋的正常传递,产生肌肉松弛作用。

自从1942年氯筒箭毒碱被首次临床使用以来,其他肌松药也相继进入临床,包括氯二甲箭毒、氯琥珀胆碱、氨酰胆碱、阿库氯铵、加拉碘铵、泮库溴铵、维库溴铵、阿曲库铵、顺阿曲库铵、罗库溴铵、哌库溴铵等。这些肌松药各有优缺点,其中一些还在使用,另一些已为其他性能更好的肌松药取代,目前尚在研发中的新的肌松药有更他氯铵等。最早期肌松药由植物提取研制,以后研制的肌松药均为半合成和完全合成的化合物,如氯筒箭毒碱是由植物中提取的天然生物碱,氯二甲箭毒、阿库氯铵是半合成的肌松药,其余均为合成的肌松药。

一、常用肌松药

(一)琥珀胆碱

1.药理作用

(1)琥珀胆碱是唯一目前常用的去极化肌松药。与运动终板膜上的 N_2 胆碱受体相结合,产生与乙酰胆碱相似但较持久的去极化作用,使终板不能对乙酰胆碱起反应,骨骼肌因而松弛。琥珀胆碱还对接头前膜、接头外肌膜受体起作用,使肌纤维之间出现不协调、不同步的肌颤。肌松作用快、短、强,对喉头和气管肌的麻痹尤为彻底。静脉注射琥珀胆碱 1 mg/kg 10～20 秒时,先出现全身肌肉纤维震颤,45 秒～1 分钟肌松即达高峰,维持 4～5 分钟,肌张力完全恢复为 10～20 分钟。

(2)琥珀胆碱能被血浆胆碱酯酶迅速水解。

(3)反复静脉注射或静脉滴注可发展为脱敏感阻滞。

(4)组胺释放少,对心血管系统影响较轻。

(5)普鲁卡因和利多卡因能显著增强此药的肌松作用,其肌松作用不能被新斯的明所拮抗,反可增强。

(6)不易通过胎盘,是产妇全麻中首选的肌松药之一。

(7)某些疾病如严重肝脏疾病、营养不良、妊娠末期及产后期、慢性肾衰竭、甲状腺功能衰退等可能存在血浆胆碱酯酶浓度或活性较低。有些药物可减弱血浆胆碱酯酶的活性,如新斯的明、溴吡斯的明、普鲁卡因、氯胺酮、异丙嗪、氯丙嗪等药物。无论是血浆胆碱酯酶浓度降低或活性减弱,均可延长或增强琥珀胆碱的作用。

2.适应证

由于起效快,临床上常用于气管内插管。

3.不良反应和禁忌证

(1)心血管方面可引起各种心律失常。

(2)对原有高钾血症或肾衰竭致血钾升高的患者常因血钾急剧升高导致高钾性心搏骤停,应引起高度警惕。术前血钾已达5.5 mmol/L时则禁用琥珀胆碱。严重创伤如多发性骨折、四肢躯干组织广泛挫伤、大面积烧伤、严重腹腔感染等在伤后 3～8 周内血钾升高明显,在此期间内使用琥珀胆碱最为危险。上、下运动神经元损伤或病变和脊髓病变如截瘫等失去神经支配的患者,由于肌纤维失去神经支配使接头外肌膜受体大量增生并在肌膜表面异常分布,对琥珀胆碱非常敏感，去极化时细胞内钾离子大量流到细胞外，可引起致命性高钾血症。

（3）会导致眼内压、颅内压、胃内压升高。因此此类患者，以及上消化道出血和饱食患者慎用或禁用。

（4）恶性高热，琥珀胆碱可激发其发生，出现下颌不松、肌肉僵硬、高热41～42 ℃，酸中毒，心律失常，肾衰而死亡。

（5）术后肌痛、肌球蛋白尿等，事先静脉注射地西泮可以消除或减少。

（6）Ⅱ相阻滞：反复静脉注射或长时间静脉滴注以及用量过大，可发生脱敏感阻滞；电解质紊乱、血浆假性胆碱酶异常、重症肌无力患者，以及与恩氟烷等合用时也易发生脱敏感阻滞，使术后肌张力或自主呼吸恢复延迟。最可靠的处理是维持控制呼吸，保证正常呼吸交换量为首要原则，直到阻断作用自行逆转。此间可输新鲜血和冰冻血浆，以补充血浆胆碱酯酶。不宜盲目使用新斯的明拮抗，仅在脱敏感阻滞时方可谨慎试用。

4.剂量和用法

（1）单次静脉注射：主要用于全麻诱导时气管插管，1～1.5 mg/kg静脉注射，儿童1.5～2 mg/kg 静脉注射。静脉注射20秒内出现肌纤维成束收缩（肌震颤），持续 10～20 秒。注药后 50 秒肌肉松弛最明显，1 分钟左右为气管内插管的最佳时机，2 分钟后作用开始减退，作用持续 8～12 分钟。

（2）间断静脉注射或肌内注射（紧急情况下还可以气管内或舌下给药）：用于短小手术，成人首次静脉注射量 0.8～1 mg/kg，小儿也可按 1.5～2 mg/kg 肌内注射。

（3）静脉滴注：用于长时间手术维持肌松，采用 0.1％溶液；如与 1％普鲁卡因或 0.25％～0.5％利多卡因复合，采用 0.02％～0.07％溶液。静脉滴注速度50～100 μg/(kg·min)。或小剂量(0.5～1 mg/kg)反复静脉注射用于短时间手术麻醉的维持。

（二）泮库溴铵

1.药理作用

（1）泮库溴铵是人工合成的双季铵甾类中长时效肌松药，作用强度约为筒箭毒碱的 5 倍。ED_{95} 为 0.07 mg/kg。静脉注射后 1 分钟即起效，2～3 分钟达高峰，维持 30 分钟。临床肌松时间约 120 分钟。肌松作用可被新斯的明拮抗。

（2）临床剂量范围内无组胺释放作用、无神经节阻滞作用，不致引起低血压。此药有一定的解迷走神经作用，能促进去甲肾上腺素的释放并抑制其摄取，兴奋心血管系统，导致心率增快、血压升高和心排出量增加。剂量加大至 2～3 倍

ED$_{95}$量时心血管兴奋作用更为明显。并故静脉注射后心率可加快,血压轻度升高和心排出量增加。

(3)代谢产物经肾和肝脏排泄,其3-羟基代谢产物仍有一定的肌松作用。肾肝功能不良者该药的消除时间延长。有很强的抑制胆碱酯酶活性作用,故可延长普鲁卡因等酯类局麻药的作用。反复用药有蓄积性。

2.适应证

用于麻醉中辅助肌松。

3.不良反应和禁忌证

(1)可引起流涎、出汗和流泪等。

(2)偶有心律失常,反复使用有蓄积作用,长时间手术、多次静脉注射时应递减用量。心动过速、严重高血压病患者禁用,重症肌无力、肾衰竭的患者慎用或禁用,其他同箭毒。

4.剂量和用法

静脉注射0.12～0.2 mg/kg 90秒后可作气管内插管,也可0.08～0.1 mg/kg静脉注射2～3分钟后气管内插管,间隔50分钟,可追加0.04～0.1 mg/kg。静脉麻醉中维持量为0.015 mg/kg,或用首次剂量的1/3～1/2。吸入麻醉时,用量为0.007 mg/kg静脉注射。

(三)哌库溴铵

1.药理作用

(1)哌库溴铵是长时效甾类非去极化肌松药,其强度为泮库溴铵的1～1.5倍。

(2)不释放组胺,无解迷走神经作用,对心血管无不良反应,抗胆碱酯酶药可逆转其作用。

(3)主要经肾排出,该药85%以原形经肾脏排泄,肾衰竭明显延长其消除半衰期。少量随胆汁排出。消除半衰期为100分钟。ED$_{95}$为0.05～0.06 mg/kg,起效时间5～6分钟,维持约90分钟;恢复指数30～40分钟,90%肌颤搐恢复时间80～90分钟。

2.适应证

用于麻醉中辅助肌松,尤适用于心肌缺血性疾病和长时间手术。

3.不良反应和禁忌证

本药主要由肾排泄,肾功能不全者作用时间延长。过量可致长时间呼吸停止。因此肾衰患者忌用。

4.剂量和用法

气管插管量 0.05～0.1 mg/kg,肌松维持静脉麻醉为 0.06 mg/kg,吸入麻醉为 0.04 mg/kg。追加量勿超过首次量的 1/2。

(四)维库溴铵

1.药理作用

(1)维库溴铵是单季铵类中等时效非去极化肌松药。强度为泮库溴铵的 1.5 倍;静脉注射后起效快,时效为泮库溴铵的 1/3～1/2。

(2)无解心脏迷走神经作用,不释放组胺,心血管功能相当稳定。由于该药没有自主神经作用,当应用兴奋迷走神经药、β 受体阻断药或钙通道阻滞剂时,可能易产生心动过缓或心搏停止。

(3)该药主要在肝脏代谢,50%～60%的代谢产物经胆汁排泄。经肾脏排泄较少,肾衰时可通过肝脏消除来代偿,故肾衰患者可以应用。重复使用蓄积作用极小,易为抗胆碱酯酶药所拮抗。静脉注射 ED_{95} 剂量 0.05 mg/kg,其恢复指数为 10～15 分钟,90%肌颤搐恢复时间为 30 分钟。增加剂量可缩短起效时间3倍和 5 倍 ED_{95} 量时,起效时间可分别缩短至 2.8 分钟和 1.1 分钟。

2.适应证

用于麻醉中辅助肌松。尤其适用于心血管手术。

3.不良反应和禁忌证

阻塞性黄疸及在肝硬化患者,作用时程可延长,应减量使用或慎用。过量可致长时间呼吸停止。对该药或溴离子过敏史者禁用。

4.剂量和用法

(1)用于气管内插管,常用剂量为 0.08～0.1 mg/kg,静脉注射 90～120 秒即可气管内插管,维持时间 20～30 分钟。

(2)用于麻醉维持,神经安定镇痛麻醉 0.02 mg/kg,吸入麻醉为 0.015 mg/kg,间隔 20～30 分钟或 1～2 μg/(kg·min)持续静脉滴注。

(五)罗库溴铵

1.药理作用

(1)罗库溴铵是较理想的甾类非去极化肌松药,是非去极化肌松药中起效最快的一种药物,起效较维库溴铵迅速。作用强度仅为维库溴铵的 1/7,阿曲库铵的 1/5。

(2)对心血管影响轻微,临床应用剂量血压和心率无变化,也无组胺释放。

(3)消除方式主要以原形水解或代谢产物经胆汁排出,肾脏其次,肝功能障碍时可能延长其时效,肾功能改变不影响其作用。ED_{95} 为 0.3 mg/kg,起效时间 3～4 分钟,维持 10～15 分钟,90％肌颤搐恢复时间 30 分钟。气管内插管剂量为 0.6 mg/kg,注药 90 秒可行气管内插管。剂量增至 1 mg/kg 时,注药 60 秒即可行气管内插管。临床肌松维持时间约 45 分钟。

2.适应证

用于麻醉中辅助肌松。适用于琥珀胆碱禁用时作气管插管。

3.不良反应和禁忌证

肝功能不全时时效延长,老人应减量,过量可致长时间呼吸停止。对该药过敏者。

4.剂量和用法

(1)气管插管用量:0.6～1.0 mg/kg 静脉注射,尤其适用于禁忌使用琥珀胆碱者 90 秒可插管。临床肌松维持 45 分钟。剂量1.0 mg/kg静脉注射 60 秒即可插管,肌松维持 75 分钟。

(2)维持量:0.15 mg/kg 静脉注射,维持 15～20 分钟,或 5～10 $\mu g/(kg \cdot min)$ 静脉滴注。

(六)阿曲库铵

1.药理作用

(1)阿曲库铵为合成双季铵酯型的苄异喹啉类中效肌松药,其优点在体内生理 pH 和体温下主要经霍夫曼消除自行降解,还可通过血浆中酯酶进行酶性分解。不易蓄积。肝肾功能不全及假性胆碱酯异常的患者亦可使用。

(2)对心血管影响小,全范围大。临床剂量时无解迷走神经的心血管效应,仅有轻度的相当于 1/3 筒箭毒碱引起的组胺作用。剂量增大至 0.8 mg/kg 时血中组胺浓度明显升高,可出现皮肤潮红及皮疹等反应,甚至于诱发支气管痉挛,低血压等不良反应,控制用量及给予 H_1 和 H_2 受体拮抗药可防治组胺释放反应。

(3)该药的 ED_{95} 为 0.2 mg/kg,起效时间 4～5 分钟,维持 15～30 分钟,恢复指数 10～15 分钟,90％肌颤搐恢复时间为 30 分钟。增加剂量可缩短起效时间和延长时效。反复用药或持续静脉滴注无蓄积作用。

(4)肌松作用易被抗胆碱酯酶药拮抗。

2.适应证

用于麻醉中辅助肌松。尤适用于其他肌松药有禁忌证者,如肝、肾功能不良者,重症肌无力患者,假性胆碱酯酶活性异常等患者,嗜铬细胞瘤手术,体外循环手术及短小手术如关节复位。

3.不良反应和禁忌证

(1)有轻度的组胺释放,可出现皮疹、潮红、少数患者出现低血压、支气管痉挛。但严重变态反应罕见。对该药过敏者及严重支气管哮喘禁用。

(2)不良反应在低温及酸中毒时作用增强,宜减量。

(3)剂量过大可对心血管有一定影响,可致长时间呼吸停止。过量阿曲库铵的一种降解产物 N-甲基四氢罂粟碱可透过血-脑屏障。高浓度的 N-甲基四氢罂粟碱有中枢兴奋作用。但在人类,即使是长时间滴注阿曲库铵,N-甲基四氢罂粟碱的浓度仍远远低于可致惊厥的水平。

(4)不宜与硫喷妥钠等碱性药物混合。

4.剂量和用法

(1)气管插管量为 0.4~0.5 mg/kg,时效维持 25~40 分钟,追加量在静脉麻醉为 0.1 mg/kg,吸入麻醉为 0.07 mg/kg。

(2)儿童与老年人的恢复与成人一样,不因持续用药而要降低药量或延长注药间隔时间。

(七)顺阿曲库铵

1.药理作用

(1)顺阿曲库铵是中时效肌松药,是阿曲库铵的同分异构体,效力是其 2~3 倍。

(2)在体内生理 pH 和体温下主要经霍夫曼消除,还可通过血浆中酯酶进行酶性分解,不易蓄积。肝肾功能不全及假性胆碱酯异常的患者亦可使用。

(3)用药后血浆组胺水平不随剂量升高而增加。临床剂量时无解迷走神经的心血管效应。

(4)该药安全范围大,以高达 8 倍于其 ED_{95} 的剂量(即0.4 mg/kg)快速注射后亦无血流动力学不良反应。该药的 ED_{95} 为 0.05 mg/kg。反复用药或持续静脉滴注无蓄积作用。

(5)肌松作用易被抗胆碱酯酶药拮抗。

(6)该药需冷藏。

2.适应证

用于麻醉中辅助肌松。尤适用于其他肌松药有禁忌证者,如肝、肾功能不良者,重症肌无力患者,假性胆碱酯酶活性异常等患者,嗜铬细胞瘤手术,体外循环手术及短小手术如关节复位。临床上目前逐步取代阿曲库铵。

3.不良反应和禁忌证

(1)低温及酸中毒时作用增强,宜减量。

(2)不宜与硫喷妥钠等碱性药物混合。

(3)过量可致长时间呼吸停止。

(4)对该药过敏者。

4.剂量和用法

(1)气管内插管:用量为 0.15～0.2 mg/kg。1.5～3 分钟起效,维持 40～75 分钟。增加剂量可缩短起效时间和延长时效。

(2)麻醉维持:神经安定镇痛麻醉时为 0.05 mg/kg,吸入麻醉时一般为 0.03～0.04 mg/kg 静脉注射间隔 30～45 分钟或 1～2 μg/(kg·min)静脉滴注。

(八)米库氯铵

1.药理作用

(1)米库氯铵是短时效非去极化肌松药,起效快,作用时间短,无蓄积作用,适用于静脉注射滴注。

(2)其消除半衰期约 2 分钟,在体内迅速被血浆胆碱酯酶分解,小量经肾和肝消除,消除半减期约 2 分钟。

(3)该药对循环影响轻微,与阿曲库铵相似。

(4)ED_{95}剂量为 0.08 mg/kg,3～6 分钟起效,临床肌松维持15～20 分钟,90%肌颤搐恢复时间为 25 分钟,恢复指数为 6～8 分钟。

2.适应证

适用于停药后需肌张力迅速恢复,而不希望用抗胆碱酯酶药拮抗的患者。小儿起效及时效较成人快,老年人起效稍慢,时效延长 20%～30%。用于需气管插管的短时间手术、喉罩麻醉、日间手术以及小儿手术等。

3.不良反应和禁忌证

(1)与阿曲库铵相似,2.5～3.0 倍 ED_{95}量因释放组胺可致一过性低血压及面部红斑。

(2)肝和肾功均不良者可影响分解米库氯铵的血浆胆碱酯酶,应避免使用该药。

(3)血浆胆碱酯酶活性低下者时效延长,使用抗胆碱酯酶药的患者禁用。

4.剂量和用法

气管插管量为 0.2 mg/kg 静脉注射,90 秒可作气管插管,维持 15～20 分钟。

持续静脉输注给药速度维持在 3～15 μg(kg·min)。不论输注时间多长,肌颤搐从 5% 恢复到 95% 的时间约为 15 分钟,无蓄积趋势。停药后肌力迅速恢复,而不需要用抗胆碱酯酶药拮抗。

二、肌松药的拮抗

非去极化肌松药可用抗胆碱酯酶药拮抗。去极化肌松药至今尚无满意而有效的拮抗药。抗胆碱酯酶药及更他氯铵均不能拮抗去极化肌松药作用,但当去采化肌松药引起的去极化阻滞,应该用人工通气保证足够有效的每分通气量,避免呼吸性酸中毒和维护循环系统功能稳定,待肌张力自然恢复。对非典型性假性胆碱酯酶患者,应用琥珀胆碱所引起的肌张力长期不能恢复,可输新鲜全血或血浆。

(一)抗胆碱酯酶药

1.药理作用

拮抗药物为抗胆碱酯酶药,主要包括新斯的明、溴吡斯的明和依酚氯铵。当用抗胆碱酯酶药后,乙酰胆碱酯酶活性受抑制,乙酰胆碱存在时间延长,有足够时间可反复参与肌松药竞争受体使终板电位总量增加,超过激发肌纤维动作电位的阈值,从而逆转非去极化肌松药的阻滞作用。但肌松药仍残留在神经肌肉接头内,其最终消失作用有赖于肌松药进入循环而被清除。依酚氯铵借阳电荷氮原子与乙酰胆碱分子中阴电荷结合,从而防止乙酰胆碱酯酶与乙酰胆碱作用而起到拮抗作用。起效时间依酚氯铵最快<5 分钟,新斯的明 7～10 分钟,溴吡斯的明最慢 10～15 分钟。

2.适应证

拮抗非去极化肌松药。

3.不良反应和禁忌证

(1)应用抗胆碱酯酶药拮抗残余肌松药作用时,可引起暂时性心律失常,如心动过缓、房性或结性心律、室性期前收缩、房室传导阻滞等,以及瞳孔缩小、支气管收缩和分泌增多以及胃肠蠕动增快等。应加强监测和及时处理。

(2)支气管哮喘、心脏传导阻滞、血压过低、窦性心动过缓、胃肠吻合术患者禁用。

4.剂量和用法

(1)新斯的明:0.04～0.07 mg/kg,一次最大量不应超过 5 mg。新斯的明起效时间 7 分钟,从起效至峰值效应时间为 7～10 分钟。溴吡斯的明剂量 0.15～

0.25 mg/kg(总量不超过 20 mg/次)。起效时间 12 分钟,高峰值效应时间 10～15 分钟。如果新斯的明、溴吡斯的明和依酚氯铵的药量分别超过了各自的最大剂量,而拮抗效果仍不明显时,不宜再继续给拮抗药,应认真分析影响抗胆碱酯酶药效果的因素。

(2)阿托品:阿托品的剂量 0.01～0.02 mg/kg。静脉注射后 2 分钟起效,至峰值效应时间不超过 5 分钟。等效剂量的新斯的明(0.04 mg/kg),溴吡斯的明(0.2 mg/kg)需用相同剂量的阿托品(0.015 mg/kg),由于阿托品峰值时间在 47～65 秒,而新斯的明显效时间为 6～10 分钟,两药同时注射可出现心率先快后慢现象。因此,宜先与新斯的明同时静脉注射 1/3 量的阿托品,4 分钟后再追加预计值的 2/3,可有效地拮抗新斯的明对窦房结的抑制作用。依酚氯铵的拮抗强度仅为新斯的明的 1/15,有直接刺激终板的作用,毒蕈碱样不良反应小,依酚氯铵最好和阿托品一起使用,两药起效的时间较快。可同时或先静脉注射阿托品 0.02 mg/kg 或格隆溴铵 0.01 mg/kg。

5.注意事项

(1)在决定应用拮抗药前,首先应明确拮抗药只适用于周围性呼吸抑制而不是中枢性呼吸抑制的患者,用于术毕尚有残余肌松作用的患者。术毕肌张力恢复不够,如苏醒患者面无表情、上睑下垂、下颌松弛、不能伸舌、抬头不能持续 5 秒、每分通气量不足、4 个成串刺激(TOF)的比值<0.7 等均可应用拮抗药。

(2)抗胆碱酯酶药所引起的毒蕈碱样不良反应,如心动过缓、瞳孔缩小、支气管收缩和分泌增多以及胃肠蠕动增快等。为消除该不良反应常需伍用抗胆碱药,如阿托品或格隆溴铵。新斯的明和溴吡斯的明的起效和时效在时间上与格隆溴铵相一致,所以拮抗上述两药的不良反应时,主张合用格隆溴铵来替代起效快和时效短的阿托品。

(3)用抗胆碱酯酶药拮抗残余肌松作用,用量取决于肌松深度。抗胆碱酯酶药作用有一极限药量,如果新斯的明、溴吡斯的明和依酚氯铵的药量分别达 0.07 mg/kg、0.28 mg/kg 和 1 mg/kg 时拮抗效果仍不明显,必须要考虑是否有其他影响抗胆碱酯酶药作用的因素存在或者体内残存肌松药过多。继续加大拮抗剂的药量不仅不能取得进一步拮抗效果,相反可能增加不良反应,因为神经肌肉接头部位的胆碱酯酶此时已经基本被完全抑制。当 TOF 出现四次反应时用拮抗药,用药 10 分钟内 TOF 比值即可达到 0.7。因此,应恰当掌握给拮抗药的时机,不能在神经肌肉阻滞作用较强时给药,否则易导致"再箭毒化"的不良后果。

(4)呼吸性酸中毒、代谢性酸中毒、低钾血症和高镁血症等酸碱和电解质失衡可影响抗胆碱酯酶药的作用。

(5)低温也影响其拮抗效果。低温致外周血管收缩影响肌松药在体内再分布和肌肉血流灌注。肌松药难以从神经肌肉接头部移出，抗胆碱酯酶药也难以进入神经肌肉接头，同样影响拮抗效果。

(6)老年人应用抗胆碱酯酶药应谨慎，尤其是对应用了心血管系统药物的患者，如洋地黄、β-受体阻滞药和三环类抗抑郁药的患者，抗胆碱酯酶药易引起心动过缓和心律失常。

(7)拮抗抗生素增强肌松药作用的机制较为复杂。新霉素、链霉素、妥布霉素、庆大霉素的作用可为钙和抗胆碱酯酶药拮抗；钙和新斯的明只能部分拮抗林可霉素和克林霉素的非去极化肌松作用。多黏菌素所致的肌松作用不能用钙和新斯的明拮抗，用4-氨基吡啶有一定拮抗效果。考虑到有抗生素增强肌松作用的因素存在时，最好维持人工通气，使其自然恢复肌张力。

(二)甾类肌松药特异性拮抗药—更他氯铵

1.药理作用

(1)是一种经修饰的γ-环糊精，无生物活性，结构上属于环糊精家族。环糊精是一组寡糖，具有亲脂内核心和亲水外端的圆柱体胶囊。其分子孔径以及它结构上与罗库溴铵的疏水甾体分子骨架的互补。包裹外来分子如罗库溴铵以1∶1形成宿主-外来分子螯合物，为无活性的紧密复合物。影响甾类肌松药再分布，加速甾类肌松药与烟碱样乙酰胆碱受体分离，具有肌松作用的游离肌松药分子浓度急剧下降，直接消除肌松药的作用，从而拮抗神经肌肉阻滞。复合物主要分布在中央室(血浆)和细胞外液中，并以原形在尿液中排出。

(2)更他氯铵能包裹甾类肌松药，避免发生肌松药与乙酰胆碱受体作用，故在理论上能将其血浆浓度降低至零，可以拮抗甾类肌松药的深度阻滞作用。

(3)不牵涉神经肌肉接头传导相关的酶和受体。不需要用M受体阻滞剂预处理，能够拮抗深度神经肌肉阻滞。

(4)更他氯铵有拮抗作用的选择性：它只可以有效地拮抗甾类肌松药，对非甾类肌松药和琥珀胆碱无拮抗作用。

(5)更他氯铵能高度选择性地迅速消除罗库溴铵肌松效应，静脉注射罗库溴铵 0.6 mg/kg 后 TOF 恢复到 T_2 出现时，给予更他氯铵 2 mg/kg，重复给予罗库溴铵维持深肌松，当 PTC 为 1～2 时给予更他氯铵≥4 mg/kg，3 分钟神经肌肉传导功能能够恢复；静脉注射罗库溴铵 1.2 mg/kg 后，即刻给予更他氯铵 16 mg/kg，能够立即扭转罗库溴铵的肌松作用。更他氯铵已经在我国进行临床注册验证,不久将会在国内临床麻醉中应用,但更他氯铵也有局限性,仅对罗库溴铵和维库溴铵有拮抗作用。罗库溴铵静脉注射后遇困难插管时应用更他氯铵后使肌松作用消失,为临床麻醉术中应用肌松药和术后肌松作用的消退提供安全保证。

2.不良反应和注意事项

(1)研究表明,动物试验及临床研究均未发现环糊精引起的血压、心率等心血管系统明显变化。也没有发现类似应用胆碱酯酶抑制药导致其他组织的 M、N 受体激动所引起呼吸系统和消化系统的不良反应。但有发生变态反应的报道。有待进一步临床观察。

(2)根据不同肌松药阻滞程度选定更他氯铵的给药剂量,当深度阻滞 PTC 为 1~2 时给予更他氯铵≥4 mg/kg。

(3)应用更他氯铵逆转罗库溴铵的作用后,应间隔 6 小时后才能再用更他氯铵有效。或改用苄异喹啉类药如顺阿曲库铵。

第三章 神经外科手术麻醉

第一节 神经外科手术麻醉特点

一、脑代谢、脑血流和颅内压

脑代谢包括糖代谢和能量代谢。脑代谢每分钟需要耗氧量占全身总耗氧量的 20%；正常情况下，脑组织主要依赖糖的有氧氧化供给能量，而脑中糖原含量很少，所以必须依赖血糖的供应。血糖下降 50% 即可导致昏迷，任何原因引起脑组织血流急剧减少或中断时，脑内可利用的氧将在 6～7 秒内消耗殆尽，流向脑的血流中断几分钟即可导致死亡。温度升高，脑代谢及脑耗氧量增加。温度降低，脑代谢及脑耗氧量降低，脑血流也随之降低。

脑血流（cerebral blood flow，CBF）量等于脑灌注压（cerebral perfusion pressure，CPP）除以脑血管阻力（cerebral vascular resistance，CVR），即 CBF 为 CPP/CVR。CPP 等于平均动脉压（mean arterial pressure，MAP）减去颅内压（intracranialpressure，ICP）或中心静脉压（central venous pressure，CVP），即 CPP＝MAP－ICP。正常脑组织每分钟 CBF 约为 750 mL，占心排血量的 15%。当 MAP 在 9.3～20.0 kPa（70～150 mmHg）时，脑血管随血压变化而舒缩，即脑血流的自动调节机制。PaO_2 在 6.7～53.3 kPa（50～400 mmHg）范围内波动时，脑血流不变；＜6.7 kPa（50 mmHg），脑血管扩张，脑血流增加；高于 53.3 kPa（400 mmHg），脑血管收缩；$PaCO_2$ 降低使脑血管收缩，并对抗低氧血症的脑血管扩张作用，但 $PaCO_2$＜3.3 kPa（25 mmHg）合并低氧血症时，可加重低氧血症对脑细胞的损害。$PaCO_2$ 在 3.3～7.3 kPa（25～55 mmHg）时，正常成人的脑血容量可以发生约 20 mL 的变化。

颅内压是指颅腔内容物对颅腔壁的压力。颅腔内物主要由脑组织、血液和脑脊液所组成。ICP 的变化受多种生理因素的影响。

二、麻醉对脑血流、脑代谢和颅内压的影响

麻醉过程中影响脑血流、脑代谢和颅内压的因素包括体位因素、通气方式、气道吸引、体温、液体管理和血压管理等。各种麻醉方法和麻醉技术对脑血管自身调节和对 CO_2 反应性的抑制程度均不相同,因此对脑血流和颅内压的影响亦不尽相同。

(一)吸入麻醉药

在<1 MAC 浓度下,对 CBF 影响很小,随着呼气末吸入性麻醉药浓度的增加,出现不同程度脑血管扩张。吸入 $60\%\sim70\%$ N_2O 可以产生脑血管扩张和 ICP 升高,使脑耗氧量增加。当与静脉麻醉药联合使用时,可以减弱或阻断这种与 N_2O 相关的 CBF 和 ICP 增高。N_2O 可引起或加重张力性气颅,造成气栓和 ICP 急剧增高。挥发性麻醉药随着吸入浓度的升高,通过直接扩张血管作用使 CBF 逐渐增加,直到发生全身性低血压导致 CPP 减低,甚致使脑血管自动调节功能减弱或消失。但挥发性麻醉药可能是脑血管仍保持对 CO_2 的反应性,使颅内顺应性下降的患者(颅内大面积挫伤、血肿等)增加脑缺血的危险。安氟烷可使脑耗氧量呈剂量依赖性降低。$4\%\sim5\%$ 的安氟烷可以引起脑电图等电位,而且易诱发癫痫发作,癫痫发作时可使脑代谢增加 400%。1.6 MAC 异氟烷使 CBF 增加一倍,高浓度异氟烷会使 ICP 增加。异氟烷可以降低脑代谢率,与其他挥发性麻醉药相比,扩血管作用较轻,因此是一种适用于神经外科麻醉的药物。1.5% 七氟烷对 CBF、ICP、CVR 及脑耗氧量无明显影响,此时脑血管对 CO_2 的反应性仍敏感。地氟烷对脑的影响与异氟烷类似。

(二)静脉麻醉药

大部分静脉麻醉药以剂量依赖方式引起 CBF 和脑耗氧量降低,并与中枢神经系统抑制相一致。巴比妥类由于抑制中枢神经的电活动而最大限度地降低脑耗氧量,至今仍是神经保护的主要药物之一。氯胺酮是静脉麻醉药物中唯一能够兴奋脑功能的药物,可使 CBF、脑耗氧量和 ICP 均增加。因为氯胺酮兴奋大脑边缘区和丘脑,有致幻和致抽搐作用,会引起相应的脑电图改变,脑深部电极可记录到癫痫脑电波,并引发癫痫发作。丙泊酚、依托咪酯和苯二氮䓬类药物对脑血流和脑代谢的影响与巴比妥类药物类似。丙泊酚对 CBF 的作用强于对脑代谢的作用,有显著性的抗惊厥作用,并且消除半衰期短,适用于神经外科麻醉。小剂量的依托咪酯即可诱发癫痫患者癫痫灶活性,因此有癫痫史患者应避免使用。苯二氮䓬类药物可以安全地用于颅内压升高的患者。

(三)麻醉性镇痛药

对脑血流和脑代谢影响轻微,但大剂量可以诱发癫痫活动。$PaCO_2$正常时,吗啡能使 CBF 减少,ICP 降低;但当 $PaCO_2$ 升高时,CBF 增加,ICP 升高,且吗啡易产生延迟的镇静作用,不适用于神经外科麻醉。哌替啶的代谢产物去甲哌替啶可诱发癫痫,神经外科患者应慎用。

(四)利多卡因

可以降低 CBF、脑耗氧量和 ICP。预防各种不良刺激引发的急性颅内压升高,也可用于预防气管内插管时的应激反应。应防止利多卡因重复给药产生的神经毒性引起的惊厥。

(五)肌肉松弛药

对脑血管和颅内压无直接的作用。神经外科麻醉选用肌松药时,要考虑患者的病理生理改变,肌松药的心血管作用以及组胺释放程度。非去极化肌松药对脑血管的影响是通过组胺释放。组胺可引起 MAP 降低,导致 CPP 降低,同时扩张脑血管、升高颅内压。筒箭毒碱释放组胺的作用最强,泮库溴铵、阿曲库铵、维库溴铵等组胺释放作用很小。去极化肌松药琥珀胆碱静脉注射后,颅内压通常会小幅度升高,持续数十秒,数分钟后开始回落。加深麻醉,或预先应用非去极化肌松药可以预防颅内压升高的不良反应。

第二节　常见神经外科手术麻醉管理

颅脑手术的麻醉管理包括使患者镇静、遗忘和制动,控制 ICP 和维持脑灌注压,以及创造适宜的手术条件,故颅脑手术麻醉要求:①诱导和维持平稳;②保持气道通畅;③降低颅内压;④维持水和电解质平衡;⑤尽快使患者清醒,拔除气管导管,以便神经系统的评估。

一、术前准备和麻醉前用药

(一)术前准备

1.呼吸系统

控制急、慢性呼吸道感染,观察颅底病变是否对呼吸造成影响,记录呼吸频率、幅度、形式,有无呼吸道梗阻表现。常规进行血气分析,了解有无低氧血症或高碳酸血症以及酸碱平衡失调。对术前已出现呼吸困难者,要分清病因,如由颅内高压引起,应降低颅内压,并调整头位保持呼吸道通畅,必要时尽快行气管内插管和人工辅助呼吸。如患者昏迷、脑损伤严重或伴有颅内出血,估计术后难以在短期内清醒,宜尽早行气管切开术。脑外伤误吸患者,在气管插管或切开后尽早清理呼吸道,进行呼吸道冲洗,抗感染治疗,以减少术后呼吸系统并发症。

2.循环系统

尽可能控制血压,治疗心律失常,改善心功能。观察有无长期应用脱水剂所造成的血容量不足,维持正常血容量。一般闭合性脑损伤、颅内肿瘤患者极少出现低血压休克,但颅脑外伤合并严重的其他损伤如肝、脾破裂,大骨折等常会出现低血容量性休克,应及时输液、输血。急诊患者术前尽可能纠正血容量。

3.水、电解质和酸碱平衡

颅内肿瘤,可能长期限制液体,进食差,应用脱水剂及类固醇激素而造成水、电解质紊乱,术前应常规行动脉血气分析及血电解质检查,并尽可能纠正。长期颅内压增高、频繁呕吐、不能进食者,在脱水治疗同时,补充电解质,配合输液、输血、血浆或清蛋白,特别注意纠正低钾血症,改善全身状况后再行手术。

4.内分泌系统

糖尿病可并发酮症酸中毒、高钾血症和低钠血症,并存症主要包括冠状动脉、脑血管和外周血管病变。也可产生心肌缺血、直立性低血压、胃肠蠕动减弱和膀胱张力下降等。术前应纠正酮症酸中毒或高渗性昏迷。手术应尽可能安排在早晨第一例手术,术前应维持血糖水平在 6.8~11 mmol/L 之间,糖尿病患者胃排空延迟,应预防误吸。垂体疾病常见有垂体腺瘤引起功能亢进,表现为肢端肥大症;垂体卒中等引起垂体功能减退;以及神经垂体分泌抗利尿激素不足引起的尿崩症。肢端肥大症患者由于口唇、舌、会厌、声带等软组织过度生长,引起气管插管困难和声门下气管狭窄。术前必须认真评估气道,面罩通气与气管插管常会遇到困难,需做好纤维支气管镜或逆行气管插管的准备。垂体功能低下者围术期必须给予糖皮质激素治疗。尿崩症患者应密切监测尿量、血容量,水、电解质尤其是血钠的变化,并尽可能予以纠正。

5.肝肾系统

术前尽力纠正包括凝血障碍、腹水、水和电解质失衡、肾衰竭、肝性脑病和营养不良等。肝肾功能障碍可导致麻醉药药动学和药效学的变化,故麻醉诱导和维持所需剂量应根据患者反应确定,同时由于低碳酸血症和正压通气都可减少肝血流,故全麻患者应注意通气量的调节。

(二)麻醉前用药

颅脑手术患者麻醉前用药应慎重,有颅内压升高的患者不必使用。颅内血管疾病、脑动脉瘤患者需要镇静,可于术前30分钟肌内注射苯巴比妥钠2 mg/kg,东莨菪碱0.3 mg。应避免使用麻醉性镇痛药。

二、麻醉选择

(一)气管插管全身麻醉

有效的面罩通气是麻醉诱导安全的保证,避免高血压、低血压、低氧、高碳酸血症和呛咳。静脉诱导药常以咪达唑仑(0.05 mg/kg)和异丙酚(1～2 mg/kg)或依托咪酯(0.2～0.3 mg/kg);麻醉性镇痛药常用芬太尼(5～10 μg/kg)。肌松药常用2～3倍ED_{95}罗库溴铵气管插管。插管前静脉注射利多卡因(1～1.5 mg/kg)可减轻气管插管引起的心血管反应和ICP升高。神经外科手术时难以接近气道,应严加气道管理,体位安置后检查呼吸音是否对称,气道压力和阻力是否正常,以及通气量是否适宜。呼吸回路所有的接头处应保证紧密连接。在颅骨和硬膜切开后麻醉应适当减少麻醉药剂量。长效麻醉性镇痛药和镇静药在手术结束前1小时应避免使用,以利手术结束后神经系统检查和防止术后长时间反应迟钝和通气不足,可用吸入麻醉药异氟烷、七氟烷或地氟烷,也可用短效静脉麻醉药维持麻醉,以减少术中知晓及控制高血压。术中间断给予肌松药以防止患者躁动。肌松药作用应维持到头部包扎完毕,术毕应使患者尽快苏醒,避免呛咳、挣扎。血压升高者除加深麻醉外,也可用抗高血压药治疗。

(二)局部麻醉

局部麻醉主要用于硬膜下血肿、头皮肿块等不进颅腔的手术及内镜或立体定向手术。目前最常采用利多卡因,常用浓度为0.5～1％加1：(20～40)万肾上腺素,最大剂量不超过500 mg。年老体弱者局麻药用量应减少,以免发生局麻药毒性反应。罗哌卡因由于其毒性低、时效长,应用逐渐增多,常用浓度0.25％～0.5％,最大剂量不超过200 mg。

三、术中管理

(一)呼吸、循环管理

1.呼吸

测定呼吸频率、潮气量、气道压以及吸入气和呼出气的O_2、CO_2和麻醉气体的浓度,并常规监测脉搏 SpO_2,较长时间手术宜定时行动脉血气分析,以便调整通气、氧合、酸碱平衡的情况,尤其是控制性降压和低温麻醉及出血较多的患者。

2.循环

对手术创伤大、出血多、时间长和拟行控制性降压和脑血管手术患者,应用桡动脉穿刺直接动脉测压,深静脉穿刺置管监测 CVP,术中不定时统计输入的晶体量、胶体量以及出血量、尿量等。

3.肾功能

术前常规留置导尿,定时观察尿量。可作为脏器灌注的重要指标,并可间接判断循环容量。

(二)维持麻醉平稳

采用静吸复合麻醉,镇静、镇痛与肌松药的联合应用,保证术中麻醉平稳和易于调节、管理。静脉麻醉药均可降低颅内压,但颅内压很高或脑血管对 CO_2 失去反应和低碳酸血症时过度通气降颅压效果不明显。1.5 MAC 七氟烷比 1.5 MAC 异氟烷吸入麻醉药期间,动态脑自动调节功能保护较好,但>2.0 MAC 七氟烷可导致脑血管自主调节功能失调;地氟烷在 1.5～2.0 MAC 时,会引起颅内压轻度升高。一般认为吸入麻醉药浓度<1 MAC 时,可安全地应用于颅脑手术。

(三)输血、补液

颅脑外科手术中补液总体原则是维持正常的血容量,并形成一个恰当的血浆高渗状态。晶胶体比例为(1～2):1,晶体以醋酸林格液为最佳,胶体可选用羟乙基淀粉(万汶)和明胶制剂(佳乐施),并根据出血量和血细胞比容决定是否输血。估计出血较多的患者(>600 mL),应考虑进行血液稀释、自身输血和血液回收。

四、常见神经外科手术病变部位及特点

神经外科手术病变部位及特点:①幕上脑膜瘤一般供血丰富,术中出血较大,应准备充足的血源。②动脉瘤及动静脉畸形患者,为防止围术期脑血管破裂和减少术中出血,应进行控制性降压。③双额部肿瘤患者烦躁,应注意固定。④下丘脑病变、垂体手术或脑外伤导致神经源性尿崩症(diabetes inspidus,DI),可发生严重的高钠血症(昏迷、抽搐)和低血容量。⑤脑干手术患者术中术后可能因病变或手术操作,导致呼吸骤停和心律失常,应加强监测。⑥高血压脑出血常发生在基底核、内囊,术后常出现应激性消化道出血、水电解质紊乱,应积极预防和治疗。⑦老年患者脑肿瘤以转移癌多见,应考虑其他部位的肿瘤如肺癌。

五、术后复苏

手术麻醉结束后气管拔管原则是患者清醒,呼吸、循环平衡,方可考虑拔除气管导管。术后需要保留气管导管的情况见于脑干实质及邻近区域手术后有呼吸功能障碍者,后组脑神经损伤出现吞咽困难或呛咳反射明显减弱者,颈段和上胸段脊髓手术后呼吸肌麻痹或咳嗽无力者,严重颅脑外伤伴有脑脊液鼻漏或口鼻出血者,经蝶窦垂体手术或经口斜坡手术后压迫止血或渗血较多、没有完全清醒者,其他原因引起的呼吸功能障碍、术后需要机械通气者。

麻醉手术期间常规生命体征监测包括心电图、脉搏氧饱和度、动脉血压及呼气末 $PaCO_2$。脑电双频指数 BIS 用于全麻深度监测,与镇静深度有较好的相关性,可应用维持稳定的镇静深度。

第三节　特殊神经外科手术麻醉管理

一、颅内动脉瘤

颅内动脉瘤系指脑动脉壁的异常膨出部分,病因多为先天性畸形,其次是感染和动脉硬化。是引起自发性蛛网膜下腔出血(subarachnoid hemorrhage, SAH)的最常见原因。大多数患者(30%～50%)在 SAH 后容易发生低血容量,且程度与临床分级和颅内高压程度相关;另外,SAH 患者可能存在中枢性盐丢失综合征,术前应尽可能纠正,治疗包括输注等渗或高渗盐水以改善脑灌注。

患者手术治疗前,对一般情况较好的患者可在严密监测下静脉给予小剂量镇痛药(芬太尼 25～50 μg)或苯二氮䓬类药物(咪达唑仑 1～2 mg)。一般情况较差的患者不进行术前给药。麻醉诱导期的关键问题是预防动脉瘤破裂,诱导过程要保持平稳,抑制气管插管时的呛咳反射及其引起的高血压,保证足够的脑灌注压,降低动脉瘤跨壁压的变化。除了氯胺酮和氯琥珀胆碱不宜使用外(因为有可能引起短暂突然升高的颅内压),其他常用静脉麻醉药都可以应用。麻醉维持一般常联合应用丙泊酚、麻醉性镇痛药、非去极化肌松药和(或)<1 MAC 的吸入麻醉药。维持一定的麻醉深度,调控血压,降低脑组织张力。手术期间,在显微镜下进行动脉瘤操作期间,用硝普钠、艾司洛尔、尼卡地平、异氟烷进行控制

性降压,可降低动脉瘤壁张力,有利于手术操作,降低动脉瘤破裂的机会,术中应维持麻醉平稳。

麻醉苏醒期应特别注意避免呛咳、屏气、二氧化碳升高和高血压。一般情况较好的患者手术结束后可在复苏室拔除气管导管。在拔管时要特别预防血压升高,较常用的方法为气管拔管前静脉注射利多卡因 $1\sim2$ mg/kg 和(或)艾司洛尔 $0.5\sim1$ mg/kg 及尼卡地平 0.5 mg。颅内动脉瘤手术后脑血管痉挛的发生率很高,术毕不要急于催醒,避免刺激引起的呛咳、高血压及高碳酸血症等不良反应,尽量维持苏醒过程平稳,减少术后并发症。

二、动静脉畸形

颅内动静脉畸形(arteriovenous malformation,AVM)是一种先天性非肿瘤性的血管异常。其发病部位在幕上远比幕下为多。AVM 的最大危险性是出血、癫痫和神经功能缺损。

AVM 麻醉多选用全麻。由于 AVM 切除术中可能出血较多,尤其是供血丰富的巨大 AVM,所以在手术开始前要放置好各种监测管道和仪器。开放两条外周静脉,保证输液通畅;放置中心静脉导管,监测 CVP;动脉置管监测血压;留置尿管监测尿量;必要时放置漂浮导管监测 PCWP 和心排血量;也可采用无创法测定心排血量;监测鼻咽温度和凝血功能。

麻醉诱导和维持与颅内动脉瘤相似。手术过程中麻醉管理要点包括:①AVM 切除或栓塞前要保持血流动力学平稳,防止破裂出血;②AVM 切除中要严密监测出血量,给予控制性降压,减少出血,及时补充血容量,纠正水、电解质和凝血功能的紊乱;③AVM 切除或栓塞后,周围脑组织供血恢复,会出现充血、水肿,甚至出血,称为正常灌注压突破综合征(normal perfusion pressure breakthrough syndrome,NPPBS)。直径>4 cm 的 AVM 的发生率为 $19\%\sim37\%$。NPPBS 的治疗包括适当降低血压、降低颅内压、术中和术后给予巴比妥类药物和亚低温等。

三、颅后窝手术

颅后窝手术的术野暴露困难、手术精细复杂、患者体位特殊及易发生呼吸循环功能紊乱等,因此,对麻醉要求较高。麻醉的原则:①维持血流动力学平稳;②避免颅内压增高;③维持脑灌注和脑氧合;④确保术野静止不动;⑤易于外科手术显露肿瘤;⑥易于神经电生理监测脑功能和神经功能;⑦及时补充血容量,积极预防和治疗凝血功能障碍;⑧麻醉苏醒平稳、安全、快速,便于术后早期神经功能评估;⑨术后加强通气道管理。

麻醉诱导应力求迅速平稳,既要对心血管功能抑制较轻,又应避免呛咳、屏气等升高颅压的因素。常用药物为丙泊酚、芬太尼(或舒芬太尼)和罗库溴铵。气管插管时应避免暴力托枕部及头过度后仰,否则有延髓过度受压的危险。诱导后手术前可应用长效局麻药(如 0.5% 罗哌卡因)进行头皮神经阻滞和(或)切口浸润,可减少上头架、术中、术后阿片类药物用量,有助于维持循环稳定。

颅后窝手术常用的体位包括侧卧位和俯卧位。无论选择哪种体位均应保证颅内静脉回流、避免神经和组织压伤、对呼吸影响小。俯卧位时应特别注意有效通气量的监测。手术时为了更好的暴露术野,通常会拉伸或扭曲颈部,这样会使气管内导管进入主支气管或者使气管内导管在咽后部打折,因此术中必须注意对气道的管理,一定要在体位固定好后再次确认导管位置及是否通畅,术中应加强气道压力和呼末 CO_2 监测。

手术中麻醉维持的原则是通过降低脑氧代谢($CMRO_2$)、脑血流(CBF)来降低脑部张力,维持最佳的颅内环境。低浓度(0.5～0.8 MAC)吸入麻醉药与小剂量静脉镇静催眠药及镇痛药复合,可以取长补短,常用于颅后窝手术的麻醉。手术操作对脑干和脑神经的刺激极易引起循环和呼吸的突然变化。如果停止牵拉即可复原,一般不需要使用抗心律失常药。必要时可应用格隆溴铵、阿托品和麻黄碱对症处理。术中严重的高血压通常见于手术刺激脑神经时。手术过程中可采用控制性降压以减少术野出血。

四、经鼻蝶垂体瘤切除术

大部分在显微镜下进行,术野要求清晰,麻醉应维持一定深度,防止术中呛咳引起出血。宜选择短效、速效的麻醉药物,便于术毕患者咳嗽吞咽反射及早恢复,彻底清醒。术后患者鼻孔被纱条填塞,需经口呼吸。术毕发生脑脊液鼻漏可能一是术中损伤了鞍膈,二是拔管前患者剧烈咳嗽致手术区填塞物脱落。因此,术毕应在深麻醉下清理气道,拔管时尽量减少吸引,避免剧烈呛咳或用力。

五、脑膜瘤切除术

脑膜瘤切除术时常常出血比较多,尤其是涉及大的血管时,术前的评估和准备尤为重要。术中应行直接动脉测压,并建立足够的血管通路,监测 CVP、ECG、HR、$P_{ET}CO_2$ 和尿量。术前适当的血液稀释结合术中控制性降压,维持 MAP 在 7.3～8.0 kPa(55～60 mmHg),原有高血压者,控制在术前血压的 70% 为宜。开颅前快速静脉滴注 20% 甘露醇 0.5～1 g/kg,使 ICP 降低。麻醉维持的目标是维持血流动力学稳定,维持脑灌注压,避免升高 ICP;通过降低 $CMRO_2$、CBF 来降低脑部张力;配合神经功能监测,避免麻醉过深影响监测敏感度。麻醉苏醒期应尽量维持颅内或颅外稳态,避免诱发脑出血和影响 ICP,CBF 的因素,如咳嗽、呼吸对抗、高血压等。

六、颈动脉内膜剥脱术

颈动脉内膜剥脱术(carotid endarterectomy CEA)不仅因存在脑缺血的危险性,且大多为高龄常伴有高血压、冠心病、糖尿病和肾功能不全等疾病,因此术前仔细评估患者情况和术中正确处理十分重要。由于患者术前常服用多种药物如抗血小板、抗高血压、脑血管扩张药,因此术前要了解患者用药类型、品种、剂量以及与麻醉之间可能发生的药物相互作用,原则上各种治疗用药均应持续至术日晨,不要随便停药,可按情况适当减量,以保持病情稳定。

一般在颈动脉狭窄≥70%并有明显症状时进行手术。可在颈丛神经阻滞下完成,浅丛和深丛均需阻滞,切口表面再用局部浸润麻醉,以保证切皮无痛。术中适当给少量镇静、镇痛药。颈丛神经阻滞的优点是患者清醒,是最好的神经功能评定指标。但由于头后仰及体位等不适,需要患者合作,有时镇痛不全,患者烦躁不安,颈短、肥胖呼吸道不易保持通畅,可采用全身麻醉复合颈丛神经阻滞,减少全麻药用量,循环稳定,术毕清醒早,有利于神经功能评定。

全身麻醉是颈动脉内膜剥脱术常用的麻醉方法。目前多采用小剂量咪达唑仑、芬太尼、丙泊酚和罗库溴铵诱导,可降低脑代谢、脑组织的氧耗,同时可降低脑血流和颅内压,对脑缺血可能有保护作用。为缓和气管插管时的应激反应可加用艾司洛尔 0.5 mg/kg,可改善因气管插管应激反应引起的血压升高、心率增快以及心肌收缩性的改变。麻醉维持目前大多认为可采用静吸复合麻醉,吸入麻醉药可选用异氟烷或七氟烷,浓度<1 MAC,结合小剂量丙泊酚、麻醉性镇痛药和中短效肌松药以保证血流动力学稳定。由于血管硬化及手术刺激颈动脉压力感受器,术中应严密监测,避免缺氧和二氧化碳潴留,维持血压接近术前水平。

当颈动脉阻断时,血液供应到同侧大脑皮层主要取决于通过 Willis 环的侧支血流,若侧支循环血流不足就会引起脑缺血和神经功能障碍。为预防缺血,有主张常规在颈动脉内膜剥脱区远近端暂时性放置分流导管。但至今对患者是否使用分流保护措施意见尚不一致。选择性地按需采用分流术,主要依据监测脑电图、诱发电位和颈动脉阻断后远心端动脉压力而做决定。

七、颅脑和颈椎外伤手术

术前应仔细评估患者的神志、肢体感觉及活动度、瞳孔对光反射及头颅 CT 和 MRI 检查结果、是否存在气道困难、是否已有误吸；昏迷患者需评估 Glasgow 昏迷评分，当评分≤7 分时提示损伤严重或预后不良。

麻醉处理应以恢复并维持循环和呼吸稳定、降低和控制颅内高压和维持脑氧供需平衡为目标。全麻主张采用对呼吸、循环影响较小的静吸复合全麻，保证充分供氧。麻醉深度以浅到中度为宜。高血压是颅脑外伤患者因 ICP 增高，机体为维持脑灌注压而产生的代偿反应，术中一旦打开颅骨瓣减压，可使血压骤降。

(一)颅脑外伤患者麻醉

(1)对于保持自主呼吸的脑外伤患者，术前一般不给镇静药，仅用阿托品或东莨菪碱等。对躁动难以控制的患者可适当给予镇静药，但应警惕呼吸抑制。

(2)严重脑外伤常合并颈椎损伤，可影响呼吸功能，必须保证在颈椎曲线原位不变的条件下进行紧急气管内插管。

(3)对所有颅脑外伤患者均应视为"饱胃"，麻醉前应插胃管，并尽可能清除胃内容物，诱导插管期应防止误吸。插管后清除气道内分泌物。对于病情危重、反应极差或呼吸微弱甚至停止的患者，可直接或表面麻醉后行气管内插管。

(4)麻醉中应维持液体平衡，及时纠正电解质和酸碱紊乱。

(5)患者术前意识存在，呼吸正常，术毕患者清醒者可考虑拔除气管导管。对于术毕尚未清醒、意识抑制较深和颅内创伤严重的患者，宜保留气管插管或作气管切开，便于术后呼吸管理。

(二)颈脊髓手术麻醉

(1)急性颈髓损伤手术麻醉，首先要注意颈部固定与保护，防止骨折移位后加重脊髓损伤。诱导后需选用合适的插管方式，保证颈部相对固定，可考虑纤支镜插管，或逆行插管；如插管条件欠佳，可行气管切开。

(2)急性脊髓损伤禁用琥珀胆碱，常用静吸复合麻醉，有利血流动力学稳定和术毕尽快苏醒。

(3)术中应补充容量，维持血流动力学稳定，必要时可用升压药维持平均动脉压在 10.7～13.3 kPa(80～100 mmHg)，避免高血糖症，以保证脊髓血液的充分供应、避免加重神经组织缺血性损伤。

(4)在高位颈髓尤其是 C_4 节段以上脊髓损伤患者，术后往往需采用机械通气支持呼吸。

八、脑功能区手术

需要术中唤醒，最常使用的方法是清醒镇静麻醉和全凭静脉麻醉（total intravenous anesthesia，TIVA）。

清醒镇静麻醉在切口局部浸润麻醉和（或）头部神经阻滞的基础上应用镇静和（或）镇痛药物，不仅减轻患者的恐惧、焦虑及术中疼痛，还能消除对伤害性刺激的记忆，从而提高患者的舒适度和接受程度，并且患者术中可遵医嘱作出反应，配合手术。常用的镇静和（或）镇痛药物有氟哌利多、咪达唑仑、丙泊酚、芬太尼、右旋美托嘧啶。静脉靶控输注（target controlled infusion，TCI）是目前镇静镇痛的主要方法之一。丙泊酚用于唤醒手术的清醒镇静麻醉时血浆靶浓度为 $1\sim2~\mu g/mL$。

对于不能耐受清醒镇静唤醒麻醉的患者可采用全凭静脉麻醉。以丙泊酚和瑞芬太尼 TCI 输注的全凭静脉麻醉是目前唤醒麻醉的主要方法之一。

第四章 心胸外科手术麻醉

第一节 麻醉前评估与准备

一、麻醉前评估

麻醉前评估是一项不断发展的科学,也是一门艺术。麻醉医师工作模式在转变,麻醉门诊的推广使得进行麻醉前评估的医师并不是实际实施麻醉的医师,因此评估通常分为两种:麻醉门诊评估和实施麻醉的麻醉医师评估。其主要目的在于充分熟悉患者的现病史及既往史等重要的病情信息,评估围术期风险,做好充分的麻醉前准备。重点在于呼吸功能的评估、伴随病情的评估和其他事项的评估。

(一)呼吸功能的评估

最好的肺功能评估来自患者既往生活质量的全面而详细的了解。术前肺功能检查主要是肺的呼吸力学、肺实质功能和心肺储备功能三个方面。可鉴别阻塞性或限制性通气障碍(表 4-1),还可对手术后并发呼吸功能不全的风险性进行预测。血气分析可了解患者术前有无低氧血症、高碳酸血症存在,以及其严重程度。

表 4-1 阻塞性或限制性通气障碍的肺功能指标改变

肺功能指标	阻塞性通气功能障碍	限制性通气功能障碍
肺活量(TLC)	无改变或增加	降低
功能性残气量(FRC)	增加	降低
残气量(RV)	增加	降低
肺活量(VC)	无改变或减少	降低

续表

肺功能指标	阻塞性通气功能障碍	限制性通气功能障碍
第1秒时间肺活量(FEV$_1$)	降低	无改变或降低
第1秒时间肺活量/用力肺活量(FEV$_1$/FVC)	降低	无改变或增加
肺CO弥散功能	无改变或降低	降低

1.呼吸动力学评估

评估呼吸动力学最常用和最有价值的单项指标是第一秒用力呼气容积占预计值百分比(FEV$_1$%预计值),尤其是术后预计 FEV$_1$%(ppoFEV$_1$%)。计算公式如下。

ppoFEV$_1$%=术前 FEV$_1$%×(1-切除的功能性肺组织所占的百分数)

即:ppoFEV$_1$%=术前 FEV$_1$%×(1-s×0.0526),公式中 s 为肺段数。

根据 ppoFEV$_1$%值可将患者分为低危(>40%ppoFEV$_1$%)、中危(30%~40%ppoFEV$_1$%)及高危(<30%ppoFEV$_1$%)3 类。低危患者肺切除后呼吸并发症的危险较小,高危患者易发生术后呼吸功能不全。

(1)对手术耐受性的估计:全面的肺功能检查,对评估患者能否耐受手术,以及手术后的生活质量有重要意义。目前临床认为有实用指导意义的指标为肺活量和最大通气量。

(2)肺叶、全肺切除对肺功能要求:肺癌成为目前胸部外科的主要治疗对象。由于近年来对术后呼吸管理、呼吸衰竭的治疗进一步提高,对肺功能指标的禁忌限值有一定放宽。

2.肺实质功能评估

与呼吸过程中将氧气运送至末梢同等重要的是肺内血管床与肺泡之间 O_2 和 CO_2 的交换能力,与动脉血气分析结果是常用的评估指标,PaO$_2$>8.0 kPa(60 mmHg),PaCO$_2$<6.0 kPa(45 mmHg)是界定能否耐受肺叶切除的传统指标,但临床上低于此条件进行肺癌或肺减容术均有成功报道,但这并不是否定了该指标作为提示患者风险增加的预警指标的作用。最能反映肺实质功能的是一氧化碳弥散量(DLCO),该指标与肺泡-毛细血管界面总的功能性表面积密切相关,术后预计 DLCO(ppoDLCO)<预计值 40%,与呼吸和心脏并发症发生率增加相关。

3.心肺储备功能的评估

心肺储备功能的评估是肺功能评估的最重要方面,主要评估心肺的相互作用。运动试验是评估心肺功能的金标准,最大氧耗量是判断开胸手术预后最好的预测指标。但该试验测试昂贵,不利于推广。传统的爬楼梯试验和6分钟步行距离测试仍然是比较好的测试手段。如患者不能爬2段楼梯,或6分钟步行距离测试的距离<610 m都能提示心肺功能储备不足,手术风险大。

4.评价肺功能的其他方法

(1)肺通气灌注扫描:对于病变部位可能存在严重的通气血流比例失常患者,为修正和调整术前对术后残留呼吸功能的评估,可采用分侧肺功能放射性核素扫描和通气-灌注(V/Q)扫描来确定肺和各肺段的通气血流状况。

(2)联合测试:单独的任何一项检查均不能可靠地用于术前肺功能的评估。对术前患者呼吸力学、肺实质功能和心肺储备功能3个方面可完整地进行评估,更有利于制定围术期呼吸管理计划。

(二)一般情况及合并病情的评估

1.年龄

肺切除术等胸科手术无绝对的年龄限制。但伴随年龄的增长,呼吸系统并发症和心脏并发症发生率明显增加。但80～92岁手术病死率为3%,呼吸及心血管并发症各占40%。相对于年轻人,65～75岁全肺切除手术患者病死率升高1倍,>75岁则升高2倍。所以老年患者胸腔手术的危险性高,术前应全面评估,特别是呼吸和心血管功能,对术后转归影响很大。老年患者需进行最低限度的心脏检查,如心脏超声。

2.吸烟

吸烟者多有慢性支气管炎、支气管扩张和肺气肿,血中碳氧血红蛋白增加达2%～7%,致使携氧能力降低;吸烟增加气道应激,减弱黏液输送,并增加分泌物,降低FVC和最大呼气中期流速,从而使术后肺并发症增加。术前戒烟和术后戒烟同等重要,术前戒烟>4周即可降低术后肺部并发症发生率,建议术前戒烟,而且戒烟时间越长术后肺部并发症发生率越低。

3.肾功能不全

肺切除术后可发生肾功能不全,可增加围术期病死率,其危险因素包括:既往存在肾损害、利尿剂治疗史、全肺切除术、术后感染以及输血等。此外肺切除术麻醉管理中要重视液体管理和围术期肾功能的监测,特别是对于既往有肾功能不全病史的患者。

4.心脏疾病

(1)老年患者常合并冠心病,术前进行登楼试验是传统评估心肺功能的有效方法,最大氧消耗量(VO_2max)是反映心肺储备功能最有价值的指标,也是评估心肺功能和预测肺切除术后结局的"金标准",依据测定的 VO_2max 值可将患者分为低、中和高危 3 类。低危>20 mL/(kg·min),中危 15～20 mL/(kg·min),高危<15 mL/(kg·min)。$ppoVO_2max$<10 mL/(kg·min)是肺切除的绝对禁忌证。

(2)术前运动试验亦很重要,若患者不能在速度为 3 km/h、倾斜 10°的踏板上走完 2 分钟,则不能行全肺切除。

(3)在临床麻醉中,酸中毒、脓毒血症、低氧血症、正压通气等都可使肺血管阻力增加,并可引起右心衰竭,麻醉处理中要予以重视。

5.肺肿瘤患者注意事项

需要特别注意该类患者的"4M"症,即肿块引起的效应(阻塞性肺炎、肺脓肿、上腔静脉压迫综合征、支气管扭曲、肺尖肿瘤综合征、周围神经麻痹、胸壁或纵隔扩张),代谢效应(肌无力综合征、高钙血症、低钠血症、库欣综合征),肿瘤转移(脑、骨、肝、肾上腺),药物使用(肺损伤化疗药物、心肌毒性药物、肾毒性药物)。

(三)支气管内插管困难

胸科手术麻醉医师要对上呼吸道和下呼吸道同时进行术前评估,更重要的是需评价气管内插管难易度,患者有无放疗史和有无呼吸道或肺部手术史等均为评估支气管内插管难易程度的预测因素。麻醉医师需掌握亲自阅读胸片和胸部 CT 片的能力,这样可以更好地对支气管插管难易程度作出预测。

二、麻醉前准备

(一)改善呼吸功能

1.术前呼吸锻炼

术前呼吸锻炼对老年患者、术后并发症高危患者防止术后肺不张有重要意义。使用呼吸功能锻炼器,可以锻炼呼吸肌,有效提高呼吸肌强度,加强通气功能,并可锻炼腹式呼吸。

2.控制呼吸道感染和促进支气管引流

支气管与外界相通,严重的感染大多为混合性,因此主张根据痰的细菌培养和药敏试验,使用广谱抗生素,或两种敏感的抗生素联合应用。对是否在术前行预防性应用抗生素观点不一。慢性肺脓肿和支气管扩张患者除了用抗生素抗感染外,还应进行体位引流,待每天痰量减少至 50 mL,手术较为安全。

3.缓解支气管痉挛

哮喘急性发作，要立即治疗，手术应延期，直至有效控制。COPD患者由于分泌物潴留、黏膜水肿、气管平滑肌收缩、小气道阻塞，常有支气管痉挛。使用选择性 β_2 肾上腺素能药，如沙丁胺醇等。过去6个月内口服激素的患者，激素需用至手术当天，术前应增加剂量，术前和术中静脉输注氢化可的松100 mg，可减轻黏膜水肿，并防止支气管收缩物质的释放，术后减量。必要时应用氨茶碱。

4.停止吸烟

戒烟后可使痰量明显减少，改善纤毛运动功能，咳嗽减轻，术后呼吸道并发症明显减少。戒烟48小时已可明显降低体内碳氧血红蛋白浓度，有利患者术中、术后心肌氧供。术前戒烟＞4周即可降低术后肺部并发症发生率，建议术前戒烟，而且戒烟时间越长术后肺部并发症发生率越低。

(二)改善心脏功能

合并有高血压、冠心病、糖尿病、心律失常、传导阻滞等并发症者，均应针对病因，请内科会诊，协助治疗，积极创造条件手术。

(三)术前用药

术前用药最重要的作用是避免随意停用或更改目前治疗药物，如抗高血压药，β-受体阻滞剂等。镇静药或镇痛药物不建议常规使用。

(四)其他

改善全身营养状况，对长期营养不良，蛋白消耗而造成严重贫血或水、电解质失衡，要积极纠正，必要时术前可给予胃肠外营养支持治疗。

第二节 开胸对机体的生理影响

一、对呼吸的影响

(一)开胸侧肺萎陷

一侧开胸后，胸腔负压消失即造成肺泡萎陷，使肺通气面积急剧减少，仅为正常的50%左右，同时肺循环血管阻力增加。

(二)纵隔移位和摆动

开胸侧胸腔为正压,而健侧胸腔仍为负压。吸气期健侧负压增加,纵隔移向健侧,呼气期健侧胸腔正压,纵隔向开胸侧移位,纵隔随呼吸运动而来回摆动,使上、下腔静脉间歇扭曲受阻,静脉回流和心排血量减少。纵隔摆动对纵隔部位神经的刺激可引起血流动力学改变。

(三)反常呼吸

纵隔摆动产生肺内气体流动,开胸侧肺内压与大气压相等,吸气时,健肺膨胀使肺内压低于大气压,因此,开胸侧肺内一部分气体进入健肺;呼气时健侧肺回缩使肺内压高于大气压,一部分呼出气体又进入开胸侧肺内,这样开胸侧肺与正常呼吸时进行相反的回缩和膨胀动作,称"反常呼吸"。结果有一部分气体往返于二肺之间称为摆动气。由于摆动气不参加气体交换,可造成缺氧和二氧化碳潴留。

(四)肺泡通气与血流(V/Q)比率异常

开胸侧肺泡萎陷,使通气量和气体弥散面积减少,但肺循环血流灌注并未相应改变,因此,V/Q<0.8,造成静脉血掺杂量增多。

(五)侧卧位对呼吸的影响

侧卧位时一侧开胸由于重力影响,使下肺的肺血流比上肺多;而腹内脏器推膈肌向胸部上移 4 cm,功能残气减少 0.8 L;此外,纵隔压迫下肺影响下肺通气。理论上,上肺通气良好,血流不足,下肺血流过多,通气不足。但胸腔手术时由于手术操作及压迫,常使上肺通气不足,因此,麻醉时应确保下肺的有效通气。

二、对心功能的影响

开胸侧负压消失,纵隔移位和摆动使腔静脉扭折,静脉回心血量减少。开胸后心排血量减少,血压下降,影响心肌血供。呼吸紊乱造成缺氧和二氧化碳潴留,心率增快,心肌应激性增高和心律失常。此外,手术操作时压迫或牵拉可直接或间接地刺激心脏易引起心律失常甚至发生心搏骤停。

三、体液丧失和神经反射

开胸后胸膜腔内脏器广泛暴露于空气中,使体热和体液大量丧失。胸腔内有丰富的神经感受器,切开胸膜可引起一过性血压下降,称"胸膜肺休克"。手术牵拉肺门、心包、食管时可引起心动过缓、心律失常。缺氧和二氧化碳蓄积情况下,神经反射更易发生。

第三节　先天性心脏病手术麻醉

一、先天性心脏病的病理生理特点

先天性心脏病病变类型多,每一种疾病往往有不同程度的分流或者肺血管的病变。根据解剖上的变异和肺血管病变的特点,大多数病变可归纳为以下四类病变中的一种:①导致肺血增多的疾病;②导致肺血减少的疾病;③导致血流梗阻的疾病;④肺-体循环未交换的病变如大动脉转位等。前两类病变的疾病都存在异常分流,既包括单纯性分流,也包括复杂性分流。分流的方向取决于分流通路的大小和两侧的相对阻力,同时决定了患者的临床表现。而第三类疾病则通常因为瓣膜或者大血管解剖的变异等不产生分流。第四类由于肺循环和体循环静脉回流的血液混合,可出现体循环的低氧血症;根据肺血流病变是否存在梗阻,肺血流的病变有增多和减少之分。不同先天性心脏病变的血流特征如下。

(1)肺血流增多的病变:①房间隔缺损;②室间隔缺损;③动脉导管未闭;④心内膜垫缺损;⑤冠状动脉起源异常;⑥大动脉转位;⑦肺静脉异位引流;⑧永存动脉干;⑨单心室。

(2)肺血流减少的病变:①法洛四联症;②肺动脉瓣闭锁;③三尖瓣闭锁;④Ebstein畸形;⑤永存动脉干;⑥大动脉转位;⑦单心室。

(3)梗阻性病变:①主动脉四狭窄;②肺动脉瓣狭窄;③主动脉缩窄;④非对称性室间隔肥大。

二、麻醉前评估和准备

(一)麻醉前评估

(1)明确先天性心脏病的病理生理及其对机体的影响。

(2)了解超声多普勒和心导管检查的有关资料。

(3)实验室资料:发绀型患儿可出现红细胞增多,凝血功能影响,血小板减少或血小板功能障碍。新生儿有出血倾向,维生素 K_1 或新鲜冰冻血浆有助于纠正凝血功能。

(二)麻醉前准备

(1)控制心衰、缓解缺氧,调整全身状况到最佳状态。β-受体阻滞剂和抗心律失常药应持续至麻醉开始,甚至术中也应继续使用。

(2)准备必要的麻醉设备,小儿可采用环路系统麻醉装置。

(3)准备必要的血管活性药物,对重症者应提前备用,并熟悉剂量和用法。

(三)麻醉前用药

(1)<6 kg 可不用术前药。

(2)>6 kg 术前 30 分钟口服咪达唑仑糖浆 0.5 mg/kg(最大剂量 15 mg);或采用右美托咪定 1 μg/kg 总量滴鼻。

(四)麻醉监测

1.心电图

心电图监测同时观察肢导联和胸导联,有利于对心肌缺血的监测。经食管心电图与标准肢导联相比,P 波更明显,有利于监测心律及传导系统功能情况,但由于 ST 段改变不明显,故在监测心肌缺血方面意义较小。

2.血压

无创动脉压测定宜采用宽度适宜的袖带;直接动脉压测定经皮桡动脉穿刺置管。①穿刺方法及连接:常规选择左侧桡动脉,22 G 或 24 G 留置针,用硬质管连接至换能器。②留管时间:留管时间与血栓发生率有关。只要病情稳定,应及早拔除留置的套管。③肝素液:建议采用的浓度为 0.002%。

3.CVP 监测

(1)颈内静脉穿刺置管(中路高位):患儿体位头低 15°~20°;针干与皮肤交角 20°~30°;穿刺方向指向同侧腹股沟中点或略外侧;穿刺深度一般不超过 4 cm,穿刺成功后依据患儿年龄选择置入 4~7 F 双腔中心静脉导管,深度约为身长的 1/10 或 1 cm。

(2)颈外静脉穿刺置管术:颈外静脉置管后测得的压力与右房压密切相关($r=0.926$)。颈外静脉压比 CVP 平均高 0.3~0.5 kPa(2~4 mmHg)。

(3)推荐行超声引导下中心静脉穿刺,若无必要避免行股静脉穿刺,因其导管相关性感染、血栓发生率较高;若颈内静脉穿刺困难,也可行超声引导下锁骨下静脉穿刺置管。

4.SpO$_2$

在分析 SpO$_2$ 的临床意义时,应考虑到不同 pH 状态下它与血氧分压之间的关系。必须指出,低温及低血压状态下脉率-血氧饱和度仪是否有满意的血管容积波及其显示的脉率与心电图显示的心率是否基本一致是解释 SpO$_2$ 是否可靠的前提。

5.呼气末 CO_2

维持正常水平的呼气末 CO_2 对稳定血流动力学和麻醉平稳极为重要。对于肺缺血型的先天性心脏病,呼气末 CO_2 值要明显低于 $PaCO_2$,我们的体会是依病情程度不同,该差数大致介于 $1.3\sim2.7$ kPa($10\sim20$ mmHg),临床监测时应予以注意。

6.尿量

尿量达 1 mL/(kg·h),反映肾功能良好以及液体平衡适当。

7.温度

(1)非体外循环手术,维持手术室环境温度在 $27\sim30$ ℃(早产儿)或 24 ℃(婴幼儿)。

(2)体外循环手术采用一般低温者,室温维持于 $23\sim25$ ℃,对深低温者,室温应保持 $16\sim18$ ℃。变温毯水温在降温期间应控制在 4 ℃,升温期间控制在 $38\sim42$ ℃。

(3)所有输注的液体和血制品均应加温,甚至吸入气也应加温湿化。

(4)麻醉期间应连续监测患儿直肠温度、食管温度以及鼓膜温度。直肠-鼓膜温差要求小于 6 ℃,温差增大往往提示冠脉灌注不足或头部、下肢静脉血回流减少。

8.TEE

可对手术过程提供最充分且直接的评估,必要时可指导手术过程的修改,目前已经能用于 $2.8\sim3.5$ kg 的患儿。经颅多普勒能测定脑血流速度,发现脑内微栓。近红外光谱可实时监测脑组织氧合作用。

三、小儿先天性心脏病的麻醉处理

(一)麻醉处理原则及用药

1.麻醉诱导和维持

常用静脉快速诱导气管插管。对右向左分流的患儿,应防止静脉管道中出现气泡,否则这些气泡将更迅速地进入体循环,可能产生严重并发症。阿片类药物复合静脉麻醉药及非去极化肌松药分次缓注可顺利完成气管插管。

麻醉维持采用适当浓度的吸入全麻药复合阿片类药物、镇静药和肌松药,在良好的呼吸、循环管理条件下使患儿平稳地度过麻醉和手术。

2.麻醉药的选择

(1)吸入麻醉药。①异氟烷:异氟烷的血/气分配系数低,对循环抑制作用弱,抑制程度次序是异氟烷<恩氟烷<氟烷,适用于心血管手术。异氟烷所致的血压降低主要是由 SVR 降低引起,而对心肌抑制较轻。不会诱发心律失常。对肺循环的影响小。②七氟烷:七氟烷具有血/气分配系数低(0.63)的特点,诱导和苏醒迅速。对呼吸道刺激性小,又有特殊的芳香味,特别适用于小儿麻醉。心肌无显著抑制,抑制交感神经,表现为心率减慢。对冠状动脉有扩张作用,可降低冠状血管阻力,增加心肌血流。③地氟烷:血气分配系数为 0.42,对气道有刺激性,临床上较少单独用于诱导苏醒更快。对循环系统的影响与异氟烷相似,其对心肌抑制、血管扩张及血压下降作用比异氟烷小。不增加心肌对儿茶酚胺的敏感性,但深麻醉下可出现心律失常。地氟烷维持麻醉时应注意浓度调节幅度不可过大,否则血压常有剧烈波动。适用于需要术后早期拔管的先天性心脏病患儿。④N_2O:N_2O 用于先天性心脏病患者存在争议。N_2O 有负性肌力作用,应用于先心患儿可引起明显的心肌抑制,故不宜用于心功能差的患儿。体外循环转流结束后初阶段,在使用 N_2O 时应特别注意它对循环功能的抑制作用,必要时暂停吸入。不主张用于先天性心脏病麻醉。

(2)静脉麻醉药。①咪达唑仑:可增强其他麻醉药的镇痛作用,是心血管手术麻醉中重要的辅助用药。常用于麻醉诱导(0.1~0.2 mg/kg),与阿片类药物合用时应注意 SVR 下降可能导致血压下降。②依托咪酯:对心血管系统无明显抑制作用,能维持血流动力学稳定,对 SVR 无影响,适用于心脏手术的麻醉诱导,常用剂量为 0.2~0.3 mg/kg 缓慢注射。镇痛和肌松作用差,预先静脉注射芬太尼 0.1 μg/kg,可减轻或消除诱导期可能出现的肌肉抽搐、强直和局部疼痛。可抑制肾上腺皮质功能,干扰正常应激反应,故不宜长期使用。③氯胺酮:镇痛作用良好,可兴奋血管收缩中枢,使血压升高、心率加快、心排血量增加,心肌氧耗增加。增加 SVR,减少右向左分流,从而使发绀患儿的动脉 SpO_2 有所改善。起效快,麻醉诱导剂量为 2 mg/kg。冠状动脉畸形、严重主动脉狭窄、左心发育不良伴主动脉闭锁以及升主动脉发育不全等患儿,由于冠状动脉供血相对不足,有引起室颤的危险。④丙泊酚:对循环的抑制作用主要表现为血管扩张所致的血压下降以及心动过缓和结性心律发生率增加,故只能用于心功能良好的患儿。通常,心脏手术麻醉诱导量为 1~2 mg/kg 缓慢静脉注射,术中静脉持续输注剂量为 4~8 mg/(kg·h)。

(3)镇痛药:大剂量芬太尼(25~75 μg/kg)应用于新生儿及婴儿先天性心脏病麻醉,可抑制内分泌及应激反应,术中血流动力学稳定。新生儿用较小剂量的芬太尼(10 μg/kg)也能获得有效的麻醉,但长时间手术仍需用较大剂量。如果与维库溴铵合用,应注意可能发生的心动过缓。体外循环开始前应追加剂量。舒芬太尼有类似芬太尼的药理作用,常用的诱导剂量为 $2\sim4$ $\mu g/kg$,维持量为 $0.2\sim0.5$ $\mu g/(kg \cdot min)$。阿芬太尼作用时间短,在单次静脉注射20 $\mu g/kg$后,按 1 $\mu g/(kg \cdot min)$静滴维持,血流动力学稳定,减少机体应激反应。瑞芬太尼为超短效阿片类药,镇痛效价与芬太尼相似,药物可控性好,剂量范围较大,常用剂量为 1 $\mu g/(kg \cdot min)$,缺点在于手术结束停止输注后镇痛效应很快消失,因此必须在手术后改用镇痛剂量输注或在缝皮前 30 分钟左右给予镇痛剂量的长效阿片类药物。

(4)肌松药:维库溴铵心血管作用稳定,与芬太尼或丙泊酚合用可发生明显的心动过缓。麻醉诱导剂量通常分别为 0.5 mg/kg 和 0.1 mg/kg,术中静脉持续输注剂量分别为 0.4 mg/(kg \cdot h)和80 $\mu g/(kg \cdot h)$。罗库溴铵的起效时间接近琥珀胆碱,对循环影响小,无明显的组胺释放,因此适用于心脏手术的麻醉诱导和维持。小儿单次静脉注射 $0.6\sim0.9$ mg/kg 后 $1\sim1.5$ 分钟起效,静脉持续输注用量为 $6\sim8$ $\mu g/((kg \cdot min)$。

(二)几种先天性心脏病手术的麻醉管理

1.房间隔缺损

(1)房间隔缺损患儿进行手术时,主动脉插管与上下腔静脉插管时容易出现血压低及心律失常,应注意及时补充血容量,或经体外循环主动脉插管动脉输血维持血压,必要时应告知外科医师暂停手术操作。

(2)停机后注意较大的房间隔缺损患者一般存在左室偏小以及肺动脉高压的问题。其预防措施是在停机前给予正性肌力药物与血管扩张药充分强心扩血管。

(3)合并肺动脉高压的患儿可以使用硝酸酯类、前列腺素 E_1、NO 或前列环素吸入治疗。

(4)原发孔型房间隔缺损的患儿常合并二尖瓣裂,必要时缝合恢复其完整性;同时应注意走行于下方的房室传导系统,避免出现房室传导阻滞。

(5)房间隔缺损的患儿,左向右分流使的右心容量较高,外科手术解除分流因素后,右心房容量会急剧下降,倘若以 CVP 目标值的标准补充血容量,会出现容量超负荷的可能,因此应直视心脏充盈情况判断容量负荷较佳。

2.室间隔缺损

(1)室间隔缺损的患儿大多数在体外循环下行完成修补手术,气管插管后应注意避免过度通气,低碳酸血症和高氧分压会扩张肺血管,降低肺血管的阻力,加重室间隔缺损的分流量,引起血流动力学的不稳定。

(2)对于室间隔缺损的患者来说,心室间血流自由交通,左心室与右心室均得到了充分的锻炼,如果术中心肌保护效果好,停机后可以使用血管扩张药降低心脏的后负荷以及降低肺动脉压力。

(3)一般不需要使用正性肌力药物支持心功能,或仅使用小剂量多巴胺支持,必要时磷酸二酯酶抑制剂。由于其独特的扩张肺血管作用,对于出现右心功能不全的患儿更有益。

3.动脉导管未闭

较粗大或窗型动脉导管未闭患儿需要在体外循环下手术,动脉导管较细、导管较长的患儿一般不需要体外循环,在控制性降压的情况下经左第四肋间后外侧切口直接缝扎动脉导管即可。术中在吸入强效吸入麻醉药物基础上使用硝普钠控制性降压,钳夹动脉导管时需要将收缩压降至 9.3~10.7 kPa(70~80 mmHg)。

4.主动脉弓缩窄

(1)主动脉弓缩窄手术可以不使用体外循环,在控制性降压下高位阻断近心端主动脉弓、左锁骨下动脉以及远端胸主动脉。

(2)用体外循环时,小儿一般采用深低温停循环,成人一般采用深低温上下身分别插管灌注的方法,以保证术中重要脏器的血流灌注。

(3)右侧桡动脉置管监测血压,主动脉阻断会引起上半身血压升高,此时降压应格外小心,避免因脊髓灌注不足出现术后截瘫;主动脉开放后应积极控制患者的血压,小心血压反常性升高,足够的镇痛剂有助于血压的控制。

5.法洛四联症

(1)法洛四联症患儿肺动脉漏斗部狭窄程度决定了其生理变化,总的表现是肺血流量减少,体循环血流量增多。

(2)当体循环阻力降低或漏斗部痉挛时,体、肺循环阻力失衡,右向左分流增加诱发缺氧发作,可使用去氧肾上腺素升高外周阻力,减少分流,增加回心血量,减轻漏斗部的痉挛,从而减轻缺氧症状。

(3)术前评估应根据发绀的程度综合评估,通常法洛四联症的患儿长期慢性缺氧,出现红细胞计数增多,血液黏滞度增加,术前应补充足够的水分。

(4)麻醉期间必须保持气道通畅,避免因气道梗阻诱发缺氧事件的发生;在深麻醉的同时要维持较高的外周阻力和较低的肺血管阻力,既能减少右向左分流又能增加肺血流量,改善氧合。

(5)法洛四联症患儿应注意麻醉后外周血管阻力降低或右室流出道痉挛导

致右向左分流增加与 SpO_2 降低,以及停机后由于左心发育不良与肺血突然增加导致急性左心衰与肺水肿,或术前肺血管发育不全、术中右心保护不良、右室切口过大影响右心室收缩功能,导致停机后急性右心衰竭或全心衰竭。

6.大动脉转位

(1)完全性大动脉转位患儿体循环和肺循环相互独立,呈并列关系,SpO_2 的维持依赖于心房、心室以及肺动脉与主动脉水平产生的体、肺循环血混合程度。因此转机前麻醉维持应保证足够的体、肺循环血混合及维持适当的肺血流。

(2)大动脉转位的患儿术前已开始持续输注前列腺素 E,输注不能中断,同时要避免使用对心肌功能有抑制作用的药物。心肺转流时期增加的肺血管阻力可增加右心负荷,注意右心功能不全的出现。

第四节　冠心病手术麻醉

一、缺血性心脏病的病理生理

当心肌能量需求增加,冠脉血流的调节不能满足心肌代谢的需求,出现氧供和氧需失衡时,便会出现心肌缺血。缺血性心脏病即冠心病属于心肌缺血的一种,从病理生理的角度分析,缺血性心脏病是由于冠状动脉粥样硬化导致冠状动脉狭窄或者闭塞,冠脉的血流量不能满足心肌代谢的需求,导致心肌缺血缺氧,急剧的、暂时的缺血缺氧引起心绞痛,严重的、持续的心肌缺血可引起心肌坏死即心肌梗死。

麻醉医师熟悉冠状循环解剖,有助于了解麻醉手术期间心肌缺血和梗死的范围及程度,以及病变的部位和手术步骤。冠状循环包括冠状动脉供血和冠状静脉回流。冠状动脉起始于主动脉根部的左、右主动脉窦,沿房室沟分左、右行走,分别提供左、右心的灌注。左冠状动脉主干在前室间沟处分为两支。沿前室间沟向下者称左前降支;沿左房室沟到达左心室后壁者称左回旋支,左前降支提供左心室前壁、室间隔前 2/3、心尖以及部分右心室前壁和希氏束的血供。右回旋支为左心室外侧壁、前壁、后壁(下壁)的一部分和左心房供血。右冠状动脉沿右心房室沟前行,发出右心房支,约 59% 窦房结动脉来自右冠状动脉;右冠状动脉在后十字交叉附近分支,向下沿后室间沟行走的一支为后降支,提供左心室膈面血供。

满足心肌氧供需平衡是整个麻醉管理的目标。而心肌氧供的决定因素包括：动脉血氧含量和冠脉血流。动脉血氧含量＝血红蛋白×1.34×氧饱和度％＋0.003×氧分压。凡影响血红蛋白含量、动脉 SpO_2 和氧分压的因素，都可以影响动脉血氧含量。决定心肌耗氧的因素如下。①心率：实际上心率加快时，心肌氧耗超过心率增快的倍数。②心肌收缩性：反映了心脏的泵功能，心肌收缩增强，氧耗也增加。但至今尚无方法定时测定心肌收缩性，以计算心肌氧耗。③室壁张力：与收缩时心腔内压（后负荷）、心腔大小（前负荷）乘积成正比，而与室壁厚度成反比。

二、麻醉前的评估与准备

(一)患者的一般情况

1.年龄和性别

年龄是该类手术的显著危险因素，随着年龄的增加，心血管手术患者的并发症和病死率会增加；综合分析不同年龄段患者发现，女性患者手术并发症和病死率是男性患者的两倍多。

2.运动耐量

运动耐量可以反映患者整体的功能状态，是一种简单而且敏感的评价心血管风险的指标。

3.并存疾病和外科手术的相关问题

患者如果合并严重其他系统疾病如合并重度阻塞性、限制性或者混合型呼吸功能障碍等，手术并发症发生的风险就会增加；外科手术本身的复杂程度或者再次手术等也是影响围术期并发症和预后的重要的危险因素。

(二)术前心功能评估

冠心病外科治疗的患者术前应全面地进行心脏功能的评估。除了是否有心绞痛或心肌梗死的病史，以及是否存在左心或右心功能衰竭的症状和体征之外，还应通过实验室和辅助检查全面的判断心血管功能。

1.心电图和运动试验

采用动态心电描记和记录装置，以及连续测定 ST 段变化趋势，可提高术前患者心肌缺血的检出率。通过 ECG 还可发现心肌梗死的部位，估价严重程度；估计左、右心室肥厚和左、右心房扩大；检测心律失常等。但正常心电图不能排除冠心病的存在。术前进行运动试验，有助于胸痛的诊断，评估冠心病严重程度，以及估计治疗心绞痛的疗效等。对于不能进行运动试验的患者，可做多巴酚丁胺负荷试验。

2.X 线检查

普通 X 线胸片后前位和侧位片,两侧肺门充血,提示收缩功能不全。冠心病患者的心胸比例>50%,心阴影增大,提示心功能差,射血分数下降。而心胸比例<50%,表明射血分数可正常或下降。

3.超声心动图检查

围术期经胸超声心动图检查不仅有助于定量和评估患者瓣膜病变情况、肺动脉高压的严重程度以及了解节段性室壁的运动情况,也能够评估心室的整体功能和评估心脏的射血分数;此外,还能发现心脏解剖结构的异常,如房室间隔缺损、室壁瘤、SAM 征及有无附壁血栓等。术中应用经食管超声心动图实时动态了解心脏围术期的情况。

4.心导管检查和心血管造影

心导管检查目前仍然是心脏手术诊断心脏病变情况和确定冠状动脉病变的金标准。心导管检查可以评估冠状动脉血管有无解剖异常及血管狭窄的严重程度,评价左室壁的整体和局部功能如左心室舒张末压、左心室射血分数、二尖瓣反流、舒张容积指数及节段性室壁的运动情况等,和对急慢性瓣膜病变严重程度的评估。心血管造影有助于详细地了解冠状动脉血管及其分支血管的病变情况。

5.其他的辅助检查

如放射性核素显像技术有助于评价心肌灌注和存活区域,但不能提供心脏病变的解剖情况;平板运动试验常作为原因不明的胸部疼痛的初步检查,也可用于测定功能耐量以及评价术前缺血和心律失常对预后的影响。

(三)术前用药

术前访视患者除按全麻常规要求外,针对心脏手术患者的特点,冠心病患者术前需进行良好的医患沟通,根据患者的心肺功能耐受情况给予较大剂量的术前药物以充分镇静,可以避免严重不良事件发生。但对使用术前用药的患者应密切观察,注意患者呼吸和循环的稳定。

(1)术前不需要停止服用 β-受体阻断药。β-受体阻断药可减轻血流动力学对手术的反应,降低与心率增快有关的心肌缺血发病率。术前突然停止用药可发生心肌缺血、高血压,以及因 β-受体密度增加而继发心动过速。但服用长效的β-受体阻断药患者出血和低血容量时,反射性心率增快常不明显,不能作为判断的指标。

(2)术前服用钙通道拮抗剂者不必停药。但许多抗高血压药物均可降低房室传导,引起心动过缓和心肌抑制,尤其是合并 β-受体阻断药时,可能发生严重的心脏阻滞,应予以高度警惕。

(3)服用血管紧张素转换酶抑制剂(ACEI)患者术中容易发生严重低血压,服用利尿剂患者容易发生电解质紊乱以及各种心律失常。脑血管病患者术中、术后需要维持较高的脑灌注压。

(4)洋地黄类药物应在术前 24 小时停药。如心衰合并快室率房颤,则洋地黄可持续给药直至手术日晨。但体外循环后洋地黄中毒的问题必需加以重视,及时纠正低钾血症,避免血钙增高和酸碱失衡。

(5)抗心律失常药物一般应持续用药至手术日晨。

(6)抗凝药物如华法林应在术前 3～5 天停药,改为小剂量肝素静脉点滴或低分子肝素皮下注射,普通肝素术前 6 小时停药,低分子肝素术前 12 小时停药。或监测国际标准化比值(international normalized ratio,INR),保持在 1.5 左右。急诊手术或 INR＞1.8 时,可用凝血酶原复合物或新鲜冰冻血浆逆转其抗凝作用。

(7)抗血小板药如阿司匹林、氯吡格雷术前 5 天停药。急诊手术可输注血小板改善凝血功能。

三、冠脉搭桥术麻醉和围术期管理

冠脉搭桥术有不停跳冠脉搭桥和体外循环下冠脉搭桥手术。其麻醉处理原则为维持血流动力学稳定,维持心肌氧供需平衡,维持或增加心肌血液供应,减少心肌氧耗,维持血容量、水、电解质与酸碱平衡,保护心、脑、肺、肾等重要脏器功能。

(一)体外循环下冠脉搭桥手术麻醉管理

1.麻醉监测

入手术室后,即以 ECG 监测,术中通常仅有 Ⅱ 和 V$_5$ 导联。连接指端氧饱和度,应面罩或鼻导管吸氧。常规作桡动脉穿刺置管,直接动脉测压,同时抽动脉血进行血气分析。经颈内静脉或锁骨下静脉,置管测 CVP,并经静脉输液、给药。对于左心室收缩功能减退,大面积室壁收缩低下,局部室壁无收缩或反常运动,存在室壁瘤,或新出现的心肌梗死或重度 3 支冠状动脉疾病,以及大面积心肌病变,肺动脉高压的患者建议放置漂浮导管监测 PAP 力。在放置 PAC 过程中应严密监测 ECG、MAP 等,及时处理心律失常、心肌缺血、血压波动等。

2.麻醉诱导

患者左心室收缩功能差诱导方法主要以静脉为主,避免吸入强效全麻药。

依托咪酯诱导量(0.3 mg/kg)不影响心率和心排血量,适用于心功能差的患者,但气管插管时不能防止心率和血压升高。其他静脉全麻药如异丙酚、咪达唑仑等,均有不同程度地抑制心肌收缩力,降低 SVR 和 MAP,以及 HR 增快,故心功能差的患者不宜选用。但异丙酚若采用靶控输注(TCI)方法诱导,血流动力学稳定性好,常用剂量为 $2\sim2.5$ μg/mL。对于高龄、体弱和心功能低下者血浆 TCI 较安全,反之,选用效应室 TCI 更为合理。右美托咪定是高选择性 α_2 肾上腺素能受体激动剂,具有强效镇静作用,及抗焦虑和镇痛作用,有利于术中控制心率和血压,对缺血性心脏病手术更为合适。诱导前使用可降低气管插管时的血流动力学波动,对于严重心动过缓、二度以上房室传导阻滞、低血压和容量不足者慎用右美托咪定。舒芬太尼在心脏手术麻醉中的应用日益广泛,其具有镇痛作用强,时效长,血浆浓度稳定,无蓄积等优点。常用量为 $1\sim4$ μg/kg缓慢静脉注射。肌松剂罗库溴铵在临床麻醉中已广泛使用,尤其适合于心功能差的患者做气管插管术;若患者左室收缩功能尚佳的患者常伴有高血压,常用的静脉麻醉药是咪达唑仑和异丙酚,辅用右美托咪定。同样可以选用异丙酚效应室 TCI、右美托咪定持续注射联合的方式。舒芬太尼的用量可根据患者的具体情况选择。诱导初期尚可静滴硝酸甘油(用微泵控制滴速),以预防血压升高,又避免深麻醉抑制循环作用;左冠状动脉主干疾病及危重患者需要依赖较高的交感张力维持血流动力学稳定。因此,诱导时应避免突然降低交感张力。诱导静脉麻醉的用药剂量更应按患者对药物的心血管反应加以调整,患者的个体差异很大,切忌使用快速诱导法,或按药物常规剂量给药。必要时,可用小剂量多巴胺或去甲肾上腺素持续泵注,或术前放置主动脉内球囊,改善冠脉灌注压。

3.麻醉维持

麻醉维持方法通常采用静吸复合麻醉。现在常用的吸入麻醉剂如七氟烷、地氟烷、异氟烷等,都有不同程度的心肌保护作用,而七氟烷因不增加交感兴奋性,更适合于冠状动脉搭桥术。有临床和试验研究证实术中七氟烷持续吸入保护心肌的作用更佳。右美托咪定的药物作用特点,使其可以在麻醉维持期持续静脉注射,从而减少静脉麻醉药用量,有助于体外转流中维持血流动力学稳定。应熟悉冠状动脉搭桥术手术程序,通常在切皮、锯胸骨、分离主动脉根部、游离上下腔静脉、置胸导管和缝合胸骨等操作时刺激较大。心功能差、左冠状动脉疾病及其相当的冠心病患者,应避免吸入高浓度全麻药。在强刺激操作前,可先静脉注射舒芬太尼 $0.25\sim0.5$ μg/kg。体外循环转流前和转流中,也应适当追加肌松药、静脉全麻药等,以维持转流中足够的麻醉深度,避免发生术中知晓。若有麻醉深度监测则更佳。体外转流后到手术结束前,仍应维持合适的麻醉深度,继续使用异丙酚、小剂量吸入全麻药,按需追加舒芬太尼以及非去极化肌松药,防止浅麻醉引起体动、心率增快和血压升高。

4.体外循环后处理

转流后继续维持循环稳定,预防心动过速、高血压等,以避免各种原因诱发心肌缺血。通常采取以下措施:①保持患者完善的镇痛和镇静。②充分给氧,维持良好通气。③加强各项监测。④维持循环平稳。⑤预防感染,防止术后高热。⑥预防和治疗术后并发症。

(二)不停跳冠脉搭桥术麻醉管理

1.麻醉诱导

原则与体外循环下冠脉搭桥手术相同。

2.麻醉监测

进行不停跳冠脉搭桥术时,暂时钳闭冠状动脉分支难免造成心肌局部缺血。在冠状动脉分支重度狭窄患者,由于心肌局部侧支循环较丰富,足以代偿以免发生心肌缺血;当冠状动脉分支狭窄程度不严重时,因局部侧支循环不够丰富而不能代偿时,可诱发心肌缺血,常表现心律失常、低血压或急性循环虚脱,因此,加强监测十分重要。除常规心电图外,有条件的可选择漂浮导管和 TEE。

缺血性预处理指吻合血管前以机械或药物造成短时间的冠状动脉缺血的状态,如钳闭冠状动脉、吸入全麻药或阿片类药物等,预处理可减少缺血再灌注损伤。目前药物预处理的临床研究正在深入的进行,已有越来越多的证据表明吸入全麻药对心肌具有明显的保护作用,可以减少再灌注后心肌的损伤。

为预防血管吻合口血块凝集,即使在非体外情况下也应部分或全部肝素化,可按肝素 1 mg/kg 静脉注射给药,激活全血凝固时间应大于 300 秒,根据术中结果追加剂量。

在探查病变血管、放置固定器时,心脏的位置发生扭转,心腔变形,以左回旋支或钝缘支为最甚,其次是后降支和后侧支,常需要给予血管后活性药和扩容,部分严重心脏抑制的患者需要正性肌力药支持,包括多巴胺、肾上腺素等。血管活性药物包括去氧肾上腺素和去甲肾上腺素。

对伴有心室舒张功能障碍,左心衰和肺动脉高压的患者,应注意保护心肌的收缩力,米力农具有正性肌力作用的同时可以改善心肌的顺应性,并可舒张肺动脉和体循环阻力血管,降低左右心的后负荷,对上述患者极为有利。

严重心脏抑制时可加用肾上腺素,安装临时起搏器。

非体外循环冠状动脉搭桥术中对心肌的刺激无法避免,保持稳定的内环境和正常的电解质,可以降低心肌的应激性,减少心律失常的发生。低碳酸血症可使冠状动脉发生痉挛,血钾降低,可导致心肌缺血和心律失常。应维持 $PaCO_2$ 5.1~6.0 kPa(38~45 mmHg),血钾 0.5~0.7 kPa(4~5 mmol/L)。

非体外循环冠状动脉搭桥术的患者保温非常重要,过低的体温可能导致冠脉或移植血管痉挛,并影响凝血功能。围术期患者体温应保持在 36 ℃以上。

在非体外情况下行 CABG 手术,有可能因估计不足而发生意外如乳内动脉显露不够满意;冠状动脉分支病变估计不足;术中出现血流动力学严重不平稳等。为保证手术安全顺利地进行,需改行体外循环下 CABG 手术,故应备好体外循环。

第五节　常见胸科手术麻醉

一、食管手术麻醉

食管手术以食管癌最为多见,其他有良性食管狭窄、贲门失弛缓症、食管裂孔疝等。

(一)麻醉要点

1.术前评估

该类患者往往营养状态差,伴有消瘦、贫血、低蛋白血症、脱水和电解质紊乱,术前应积极纠正。

2.麻醉实施

(1)麻醉方法:常规采用气管内全身麻醉,联合应用硬膜外阻滞或椎旁神经阻滞有利于术中循环的稳定,有利于术后快速康复。

(2)麻醉过程:麻醉诱导时要注意预防误吸。为方便手术操作及避免手术操作对手术侧肺的机械损伤,常采用双腔支气管导管或支气管阻塞导管行单肺通气,按单肺通气常规加强呼吸管理,手术游离食管分离病变时可能损伤对侧胸膜,发生张力性气胸,造成呼吸循环严重扰乱,术中应严密观察,必要时可张肺后缝合胸膜裂口。

(3)麻醉管理:加强围术期液体监测和治疗,避免发生输液不足或负荷过多,同时也需密切注意内环境稳定和体温稳定。术中常规监测血气。

(二)麻醉配合

食管手术过程中应配合手术医生调整胃管位置,吸出胃内气体及液体,要防止切断食管时将胃管切断。关胸、张肺后接密封引流并作持续胸腔负压引流。

二、肺切除术手术麻醉

目前肺切除术多在电视辅助胸腔镜下完成,其优势在于住院时间缩短、出血少、疼痛减轻、肺功能影响小、炎症反应轻。

(一)麻醉前评估

1.一般情况

根据病变位置、性质及患者的全身和肺功能情况,最为多见的是肺段切除、肺叶切除和淋巴结清扫,其次为全肺切除、袖型切除并淋巴结清扫。

2.肺功能评估

肺癌的罹患人群以老年人为主,术前做肺功能评估:如用力肺活量(FVC)或第一秒时间肺活量(FEV_1)<预计值的 50%,或最大呼气流速<60%时,术前血气分析异常者肺切除术有较大危险性。

(二)麻醉实施

1.麻醉准备

常规建立动脉通路,以便监测血压和血气分析;建议常规放置深静脉通路,以便必要时快速输液。

2.麻醉管理

(1)低氧血症:低氧血症明显时,可积极与手术医生沟通,必要时临时阻断准备切除的肺叶血管。

(2)肺复张:肺叶切除完成,支气管残端需要进行漏气测试,一般将压力控制在 3.0 kPa(30 cmH_2O)以下即可。

麻醉合作外科医生在夹闭手术的支气管后要测试夹闭位置的正确与否,此时需要麻醉医生再次检测气管导管或封堵器的远端有无被加闭,常规吸痰,然后手控膨肺,此时仅需轻微压力即可,避免膨胀过猛不利于后续的手术操作。

三、特殊类型手术麻醉

(一)胸壁手术

包括胸壁畸形(漏斗胸、鸡胸等)、感染、结核、肿瘤、创伤和肋骨等手术,乳房手术也属胸壁手术范围。胸壁手术部位虽在胸腔外,但常由于病变或手术而进入胸腔,可发生气胸而造成呼吸循环紊乱,麻醉时应考虑发生气胸的可能性。

1.胸壁肿瘤手术麻醉

胸壁肿瘤小手术可在局麻下进行手术切除,较大手术如肋软骨瘤切除可在硬膜外阻滞或气管内插管全麻下进行。

2.乳房肿瘤手术麻醉

应依据患者手术类型、体质、体型、对麻醉舒适度的要求等因素综合考虑,可选择局麻、硬膜外阻滞、椎旁神经阻滞和全身麻醉。

(二)支气管胸膜瘘手术

支气管胸膜瘘是指支气管与胸膜腔之间发生异常交通,常见原因:①肺脓肿、肺大疱等肺实质破裂入胸膜腔;②支气管肺癌侵蚀支气管;③肺切除术后支气管残端裂开。

1.麻醉方法

全身麻醉,且要有良好的肺隔离来保护健侧肺。

2.瘘口评估

围术期正压通气时,气体可经由瘘口泄漏,一方面导致张力性气胸,另一方面导致健侧肺通气不足。

(1)通过引流管观察引流瓶中的气泡是间歇性的还是持续性的。若为间断的气泡,往往提示瘘口小。反之,提示瘘口较大。

(2)吸入和呼出潮气量的差值进行测定。

3.肺隔离

最安全的方法是清醒状态自主呼吸下插入双腔支气管导管直至肺隔离成功,良好的表面麻醉和患者的配合非常重要。其次是诱导和插管过程中一直保留自主呼吸,直至健侧肺被安全隔离。纤支镜定位前充分吸引脓液,通气设定应限制气道压力,减少漏气,必要时选用高频通气。

(三)肺大疱手术

肺大疱系由肺组织结构不良,肺泡结构组织缺失,造成肺实质内出现充气薄壁区域。肺大疱手术麻醉要点。

(1)与支气管胸膜瘘麻醉接近,不推荐常规术前应用胸腔引流。

(2)健侧肺被安全隔离前最佳选择是保留自主呼吸,若不能,需使用小潮气量、低气道压正压通气[气道压力不宜超过 2.0 kPa(20 cmH_2O)],直至肺隔离成功。

（3）麻醉诱导期间一旦循环异常波动,警惕发生张力性气胸的可能。

（4）既往多次手术患者,胸腔往往粘连严重,剥离时出血较多,注意监测容量变化,必要时输血治疗。

（四）肺减容手术

20 世纪 50 年代首次提出这一手术概念,20 世纪 90 年代获得广泛认同。接受肺减容术的患者往往肺功能重度减退,活动能力明显受限,内科保守治疗无效,可作为肺移植的过渡阶段或作为肺移植的替代治疗方法。肺减容手术麻醉要点如下。

1.麻醉方法

麻醉方法以全身麻醉为主,联合使用硬膜外阻滞或椎旁神经阻滞麻醉,减少静脉用药量,早期清醒拔管。可选用吸入麻醉药物改善气道反应性。

2.麻醉管理

该类患者内源性 PEEP 较高,单肺通气时通气参数的设定应避免肺组织过度膨胀,最佳通气模式以通气侧肺潮气量 6 mL/kg 左右为佳。可选用容许性高碳酸血症通气治疗,通过机械通气给氧,能够在存在高二氧化碳分压的情况下校正低氧血症,而不会发生呼吸衰竭。

3.麻醉监测

术中应监测 BP、HR、ECG、SpO_2、$P_{ET}CO_2$、IBP、CVP 等,对心肺功能差者可插入 Swan-Ganz 导管持续监测肺动脉压、右心房压和心排血量。术中可多次进行血气分析,以早期发现低氧血症并采取措施。

（五）气管支气管手术

气管切除及重建术常见病因为气管肿瘤、气管外伤(尤其是既往气管插管后气道狭窄)及先天畸形等多种原因导致的气道阻塞。该类手术患者往往存在通气功能障碍、低氧血症,甚至合并心功能不全,因此麻醉风险高,具有较高的挑战性。

1.麻醉前评估

完善的术前评估非常重要,X 线、CT、支气管镜检查、气道重建三维影像等是非常必要的检查,气管病变的位置、范围、性质是决定麻醉方案的重要依据。

2.麻醉实施

（1）麻醉准备:常需一个麻醉团队完成,全面负责术前的评估、方案的制订、麻醉的具体实施。积极与手术医生沟通,共同参与术前的讨论。麻醉诱导期间外科医生应随时做好气管切开的准备。

（2）麻醉要点：①不论采用任何麻醉方法，维持气道安全是最核心的内容，关键在于尽快重建通畅的气道。②术前镇静药物的选择以不抑制患者自主呼吸和保留气道反射为原则。③气道狭窄部位的不同决定了麻醉方案的不同。

若狭窄位置较高且估计气管导管无法通过，最安全的方法是在局麻下颈部气管切开。如气道阻塞进一步加剧又不能迅速解除时，应立即开胸切开狭窄远端气管或支气管，并经手术野插入无菌气管导管，连接无菌呼吸回路行机械通气。

若狭窄部位较低接近隆突，可考虑将气管导管定位于狭窄上方，最好在保留自主呼吸下开胸。

经插入的细气管导管行高频喷射通气也可维持氧合直至手术医生在台上切开气道，但需要注意的是若狭窄严重喷射通气可造成气压伤，且气体排出不畅，更危险的是血液、气道分泌物无法有效排出，造成进一步的通气困难。

最困难的情况是病变累及范围大，如上方法均无效时应准备体外循环下手术。

（3）气管导管型号选择：根据术前评估结果选择气管插管的型号，再次评估气管插管是否可以和是否需要通过病变。气道梗阻程度小于管腔 1/2（非外压性）时，一般采用稍细气管导管（ID 6.5）即可通过狭窄部位，麻醉方案可采用常规快速诱导。

但要警惕两点：一是若气道肿瘤带蒂样不稳定时，气管导管越过狭窄处有瘤体破裂或脱落风险；二是在给肌松药物之前要保证无面罩通气困难。

（4）麻醉方法：①轻、中度气道梗阻时，可用吸入麻醉诱导，避免用肌松药，这样一方面可保留自主呼吸或可迅速恢复自主呼吸，另一方面可尝试喉镜暴露并试插管，如能保证呼吸道通畅（气管空间足够大或气管插管已经通过了狭窄区）可给予镇静、镇痛及肌松药。②严重气道阻塞、不能平卧、氧依赖，且对于麻醉、肌松后，气道进一步内阻外压的情况无法估测、潜在完全不能通气、威胁生命的危险情况时，有两种选择：一是应用硬质气管镜，在局部麻醉下，进行气道内处理（扩张、烧灼等），先将气管内径扩张至 5 mm 以上便于通气，再实施全身麻醉；二是如果无硬质气管镜的条件，则宜选择在体外循环下施行手术，以提高手术的安全性。

3.手术结束

大部分患者需要保持颈部屈曲位以减少缝合线的张力，促进吻合口愈合。

目前主张气管手术后早期拔管,但拔管前要保证患者清醒,配合良好,自主呼吸稳定,保护性反射恢复,气道清理干净。拔管时需备齐再次插管工具,但拔管后再次插管具有挑战性,应尽量避免。

(六)纵隔肿瘤手术的麻醉

纵隔分上、下、前、中、后五部分,上纵隔有甲状腺瘤、胸腺瘤,前纵隔易发生畸胎瘤和囊肿,中纵隔有支气管囊肿,心包囊肿、淋巴肉瘤等,后纵隔多为神经源性肿瘤。麻醉要点如下。

(1)纵隔肿瘤可压迫主气道、肺动脉干、心房和上腔静脉等,尤其是前纵隔及上纵隔肿瘤患者呼吸道阻塞是最常见和最可怕的并发症。

(2)气管支气管受压通常发生在所插入气管内导管尖端远处,一旦塌陷,可迅速造成通气困难导致气道危象,而且尝试将气管内导管强行通过远端狭窄处往往是非常困难的。

(3)术前评估应根据气管受压程度,准备不同型号的导管。其麻醉要点与气道重建术麻醉类似,可在自主呼吸下吸入七氟烷麻醉诱导,充分做好气道表面麻醉,充分吸氧后气管插管,必须使气管导管插过受压气管部位。如压迫导致一侧支气管受压,可选用双腔支气管导管,将导管插入对侧。

(4)气管插管后气管或大血管受压仍较严重时,应尽快开胸,手术医师将瘤体托起,以减轻压迫症状。

第五章 普外科手术麻醉

第一节 乳腺手术麻醉

目前和麻醉医师相关的乳腺手术主要是恶性肿瘤的切除和根治,以及配合整形外科进行一期乳房再造术。对于乳腺肿物性质不明的患者,一般是先在局麻下行活检、切除,然后行快速冰冻,根据病理结果以决定下一步治疗方案。因此在术前访视时,对于可能行全麻下乳腺癌根治术的患者应该给予足够的重视。

一、术前访视

对乳腺手术患者的术前访视,除了一般的访视项目,重点关注患者的心肺功能,还应该评估患者的插管条件。目前乳腺癌根治术多使用喉罩通气,术前访视时注意患者的张口度、颈部活动度以及下颌大小。在少数情况下,患者已经存在肿瘤的肺内转移,或者已经接受放、化疗治疗,对于这类患者,应该重点关注其肺功能、血常规以及肝肾功能,预计拔管有困难的患者,应该事先和外科医师沟通,联系 ICU 备床。由于患者往往需要在手术期间接受肿物性质是恶性的可能,有时会情绪激动,此时适当的劝慰,甚至静脉使用镇静药物都是必要的。

二、术中管理

对于乳腺肿物的活检操作,一般是在局部麻醉下完成,对于某些危重症患者,可能需要麻醉医师进行监护或者使用镇静药物。对这类患者应该慎用镇静药物,以免导致呼吸抑制,甚至循环波动。对于乳腺根治手术,大多采用全身麻醉的方式。

对于技术熟练的乳腺外科医师来说,乳癌根治术一般不会超过 2 小时,此时我们往往选择喉罩通气技术,该技术刺激小,患者术后咽喉部不适发生率较低。但是如果预计手术时间超过 2 小时或者患者存在喉罩禁忌证时,气管插管仍然是首选气道技术;有些患者需要在乳腺癌根治术同时进行乳房再造,此时也应该选择气管插管。

对于一般情况良好的患者,经口快速诱导是常用方法,麻醉的维持可以使用吸入麻醉药,也可以使用异丙酚,同时应用复合阿片类镇痛药物。是否使用肌肉松弛剂视患者的情况而定,如果患者在麻醉维持过程中没有自主呼吸,可以不使用肌松剂。但是由于手术时间相对较长,同时在外科操作过程中对神经、肌肉的牵拉往往会造成操作不便,因此建议在诱导时加用肌松剂,不仅方便插管、插喉罩,还方便外科医师的操作,同时可以确保喉罩的位置不会因为患者的体动而发生改变。在手术结束准备拔管时,注意最后一次肌松剂的追加时间,同时加用新斯的明和阿托品合剂拮抗残余肌松剂。

在乳腺手术过程中,往往需要将手术侧的胳膊悬吊到头架上,因此在悬吊过程中务必仔细,防止骨骼肌肉拉伤以及神经损伤。在手术完成时,务必先松开悬吊的手臂,禁止暴力旋转头架。

在手术完成时,乳腺外科医师一般需要立刻打胸带,以便压迫止血。在此操作完成之前,适当的减浅麻醉是必要的,以便缩短患者苏醒时间,但是应该防止患者在打胸带时因为体位的变动、喉罩位置的变动而发生躁动。因此在打胸带完成之前,维持适当的麻醉深度是必要的。在打胸带过程中,患者上身是抬离床面的,麻醉医师应该注意保护患者的头部和颈部,同时暂时断开螺纹管,防止由于牵拉造成喉罩、气管插管的位置变动。胸带打完后,将患者放置于手术床后再进行苏醒以及拔除喉罩、气管插管。

三、术后管理

术后疼痛多见于乳腺癌根治患者,可以采用病人自控镇痛(PCA)技术或者高位硬膜外镇痛。对于不愿意使用 PCA 的患者,嘱外科医师术后根据需要使用肌内注射、口服镇痛药物。

第二节　腹部手术麻醉

一、腹腔内脏的神经支配

腹腔内脏器官受交感神经和副交感神经双重支配,内脏痛和牵拉反应与这些神经分布有密切关系。

(1)交感神经内脏大神经起自脊髓 $T_{4\sim10}$ 节段,终止于腹腔动脉根部的腹腔节,部分纤维终止于主动脉肾节和肾上腺髓质。内脏小神经起自脊髓 $T_{10\sim12}$ 节段,终止于主动脉肾节。内脏最小神经起自 T_{12} 节段,与交感神经干一并进入腹腔,终止于主动脉肾节。由腹腔神经节、主动脉肾节等发出的节后纤维分布至肝、胆、胰、脾、肾等实质器官和结肠脾曲以上的肠管。腰交感干由 4～5 对腰节组成,节上的分支有腰内脏神经,终止于腹主动脉丛及肠系膜丛等处,其节后纤维分布于结肠脾曲以下的肠管和盆腔脏器,部分纤维随血管分布至下肢。盆腔神经丛来自 $S_{2\sim3}$ 骶节和尾节所发出的纤维。

(2)副交感神经中枢位于脑干的副交感神经核及 $S_{2\sim4}$ 节段灰质的副交感核。迷走神经的腹腔支参与肝丛、胃丛、脾丛、胰丛、肾丛及肠系膜上下神经丛的组成,各丛分别沿同名血管分支达相应脏器。结肠脾曲以下肠管和盆腔脏器受 $S_{2\sim4}$ 副交感节前纤维组成的直肠丛、膀胱丛、前列腺丛、子宫阴道丛等支配。

(3)重要腹腔内脏的神经支配。在结肠脾曲以上肠管和肝、胆、胰、脾等手术时,椎管内麻醉要阻滞内脏神经交感神经支,阻滞平面应达 $T_4\sim L_1$,但迷走神经支不可能被椎管内麻醉所阻滞。为消除牵拉结肠脾曲以上肠胃等内脏的反应,可辅用内脏神经局部麻醉药局部封闭。结肠脾曲以下肠管和盆腔脏器的手术,阻滞平面达 $T_8\sim S_4$,交感神经和副交感神经可同时被阻滞。

二、腹部手术特点和麻醉要求

(1)腹部外科主要为腹腔消化系统疾病的手术。消化道主要功能是消化、吸收、代谢;清除有毒物质;参与机体免疫功能;分泌多种激素调节消化系统和全身生理功能。因此,消化器官疾病必然导致相应的生理功能紊乱及全身营养状态恶化。

(2)胃肠道每天分泌大量消化液,含有相当数量电解质,一旦发生肠道蠕动异常或肠梗阻,消化液将在胃肠道内潴留;或因呕吐、腹泻等,导致大量体液丢失,细胞内、外液的水和电解质锐减,酸碱平衡紊乱。

(3)消化道肿瘤、溃疡或食管胃底静脉曲张,可继发大出血。除表现呕血、便血外,胃肠道可潴留大量血液,失血量难以估计。麻醉前应根据血红蛋白、尿量、尿比重、血压、心率、脉压、中心静脉压等指标补充血容量和细胞外液量,并作好大量输血的准备。

(4)胆道疾病多伴有感染、阻塞性黄疸和肝损害。麻醉时应注意肝肾功能的维护,出凝血异常及自主神经功能紊乱的防治。

(5)急腹症如胃肠道穿孔,急性胆囊炎,化脓性胆管炎,胆汁性腹膜炎及肝、脾、肠破裂等,病情危重,需急诊手术。急腹症手术麻醉的危险性、意外以及并发症的发生率,均比择期手术高。应尽可能在术前短时间内对病情做出全面估计和准备。

(6)严重腹胀、大量腹水、巨大腹内肿瘤患者,当术中排出大量腹水、搬动和摘除巨大肿瘤时,腹内压容易骤然下降而发生血流动力学及呼吸的明显变化。

(7)腹内手术中牵拉内脏容易发生恶心、呕吐。呕吐或反流误吸是腹部手术麻醉常见的死亡原因。胃液、血液、胆汁、肠内容物都有被误吸的可能。会导致急性呼吸道梗阻、吸入性肺炎或肺不张、误吸综合征和急性肺损伤等严重后果。

(8)良好的肌肉松弛是腹部手术麻醉的重要条件。

第三节　烧伤手术麻醉

由热力引起的组织损伤统称为烧伤,如火焰、热液、热蒸汽、热金属等。由电、化学物质所致的损伤也属烧伤范畴。在家烧伤者中小儿及老人居多,大面积严重烧伤见于火灾,爆炸事故引起的烧伤多见于青壮年。吸入性损伤可伴有呼吸道烧伤而发生呼吸困难则常需紧急气道处理。烧伤患者清创(急症手术)和植皮(急症或择期手术)均需要在麻醉状态下进行。

一、烧伤患者的病情特点

(一)烧伤临床分期和病理生理变化

1.体液渗出期

烧伤面积较大者又称"休克期"。患者代谢率和氧耗增加 2～3 倍,循环和呼吸系统可发生明显病理变化。烧伤早期的休克基本是低血容量休克:伤后 2～3 小时最为急剧,8 小时达高峰,随后减缓。血容量丧失和心肌抑制因子的作用使心排血量减少。因此积极的液体治疗是烧伤后体液渗出期治疗的主要内容,以迅速恢复循环血量,改善组织血液灌注和缺血缺氧。严重烧伤可引起肺毛细血管漏出综合征,也可发展为威胁生命的肺水肿。患者肺功能降低,功能残气量减少,胸肺顺应性降低,PA-aDO$_2$ 增加。此外,烧伤毒素的生成、细菌感染、组织低灌注、肾功能障碍、H$^+$排出障碍都可引起烧伤后酸碱代谢紊乱。

2.急性感染期

烧伤后皮肤黏膜功能受损、机体免疫功能抑制、抵抗力下降等都会导致感染概率增加。从创面的局部感染开始;而后向创面深部健康组织侵袭形成"烧伤创面脓毒症",引发全身性感染和脓毒血症。防止感染是此期的关键,首要的是积极维持机体的抗病能力,及早防治休克,致使缺血缺氧性损害减低到最低程度;同时及早清除坏死组织,封闭创面及使用抗生素。

3.修复期

创面的修复在伤后不久即开始。浅度烧伤可自愈,深度创面愈合后产生不同程度的瘢痕增生、挛缩,使肢体及其他功能障碍。创面较大需植皮修复,术后尽早进行功能锻炼。

(二)烧伤面积的估计

1.九分法

成人头和每个上肢各占 9% 总体表面积(TBSA);躯干前面后面和每个下肢各占 18% TBSA。婴儿和儿童因体表面积比例与年龄有关,估算时应注意。

2.手掌法

无论成人或小孩,手的面积占总体表面积 2.5%,掌侧占 1.25%,如果五指并拢,一掌面积约占 1% TBSA。

(三)烧伤深度的估计

1.Ⅰ度烧伤

Ⅰ度烧伤又称红斑性烧伤。局部干燥疼痛微肿而红,无水疱。

2.Ⅱ度烧伤

Ⅱ度烧伤又称水疱性烧伤。临床常分为浅Ⅱ度和深Ⅱ度。

3.Ⅲ度烧伤

Ⅲ度烧伤又称焦痂性烧伤。局部苍白、黄褐或焦黄,严重者呈焦灼状或炭化。

(四)吸入性损伤

吸入性损伤的致伤因素主要是热力和化学的复合损伤,对明确或高度怀疑有吸入性损伤者,采用气管切开术有助于维持较好的通气和组织氧合,且有利于呼吸道分泌物和损伤坏死黏膜的排出,对较重的吸入性损伤则应用机械通气。

吸入性损伤是较危重的部位烧伤,其致伤因素不单纯由于热力,燃烧时烟雾中含有大量化学物质,可被吸入下呼吸道,这些化学物质有局部腐蚀和全身中毒的作用。

吸入性损伤的判断:①燃烧现场相对封闭;②呼吸道刺激,咳出炭末痰,呼吸困难,肺部可有哮鸣音;③面、颈、口鼻周围常有深度烧伤,鼻毛烧伤,声音嘶哑。

(五)烧伤并发症

严重烧伤后可发生多种并发症,各类并发症的发生一般与烧伤的严重程度有关。

1.肺部感染

肺部感染是烧伤患者常见的并发症,可引起呼吸衰竭。对大面积烧伤伴吸入性损伤的患者来说,肺部感染是一种严重的危险。

2.成人呼吸窘迫综合征(ARDS)

成人呼吸窘迫综合征常见于各种直接或间接损伤肺脏的急性过程。在脓毒症时,ARDS发病机制为肺毛细血管内皮和肺泡上皮受炎性递质损伤后血浆或血液漏入间质或肺泡内腔,发生肺泡积水或肺不张。

3.应激性胃十二指肠黏膜损害

近年来仍保持较低的发生率,主要是常规应用制酸剂或质子泵抑制剂。

4.急性肾衰竭

目前,在烧伤早期由于患者及时就诊或被转运,此种并发症已较少见,但病死率高。多半发生于化学烧伤中毒和感染导致的创面脓毒症及多脏器衰竭(MOF)。

二、麻醉处理

(一)麻醉要求

烧伤患者的麻醉有特殊要求,包括:①严重烧伤患者因广泛的创面,加之切痂取皮时手术视野范围大,难以进行正常的血压、脉搏等监测,尽可能利用有限的监测对循环状态做出正确的判断。如双上肢烧伤,可测量下肢血压,对严重烧伤患者用动脉穿刺置管,直接测压。②充分止痛及消除患者精神紧张。③伴有头、面、颈及气道烧伤患者,特别注意气道管理。④及时纠正脱水及酸中毒。⑤由于反复多次手术,需考虑患者对麻醉药物的耐药性和变态反应。

(二)术前准备

(1)对烧伤面积、程度、部位及患者全身情况等进行一般评估。

（2）小面积、四肢及轻度烧伤对心血管系统影响不大，不需特殊准备。

（3）烧伤急性期，患者生命体征不稳定，应着重纠正低血容量、酸碱和电解质紊乱及凝血障碍。

（4）大面积或严重烧伤主要是液体丢失引起低血压、低灌注和休克。大量液体丢失发生在伤后24~48小时，主要是渗出和转移到细胞外间隙，丢失成分与血浆相似。术前需积极补充晶体和胶体液。

（5）胸部环周性深度烧伤降低胸壁顺应性，可导致低氧血症和呼吸衰竭，需急诊焦痂切开。面部、上呼吸道烧伤，及伴有吸入性烧伤，应在气道水肿发生前，尽快行气管内插管，否则可迅速发生软组织继续肿胀和扭曲，从而使插管困难。

（6）大面积深度烧伤或电烧伤时，常伴有肌红蛋白和血红蛋白尿，导致急性肾功能不全。应给碳酸氢钠碱化尿液。

（7）消化系统功能紊乱，胃排空时间延长，胃肠蠕动减慢甚至麻痹性梗阻，延长禁食时间，必要时放置胃管。

（8）大面积烧伤病程长，能量消耗大，分解代谢加速，出现负氮平衡。患者常出现低蛋白血症、贫血、营养不良及水、电解质紊乱。术前均应积极纠正，提高患者耐受力。

（9）术前用药：一般患者可常规术前用药，患者因疼痛明显应加用镇痛药。对高热、心动过速者不宜用阿托品。大面积烧伤及伴有吸入性损伤者不宜用吗啡。病情严重及体质差者少用或不用术前药。

（三）麻醉方式和药物选择

1.麻醉方式

（1）神经阻滞及椎管内麻醉：上、下肢小面积烧伤，如穿刺部位及其附近皮肤完好，可采用神经阻滞及椎管内阻滞麻醉，尤其适用于这些部位烧伤晚期的整形手术。

（2）神经安定镇痛麻醉：仅适用于表浅、短小清创手术，或作为其他麻醉的辅助用药。

（3）静脉复合麻醉或静吸复合麻醉：呼吸道通畅、无明显呼吸抑制是保证静脉复合麻醉安全的关键。头、颈、面及伴吸入性烧伤，长时间、大面积、饱胃、病情严重及俯卧位手术等均不宜作非气管插管的静脉复合麻醉。气管插管静脉复合麻醉可用于各种烧伤患者。静吸复合麻醉是目前最常用的方法，采用静脉麻醉药进行诱导，然后吸入异氟烷、七氟烷或地氟烷等维持麻醉，辅以阿片类药物及肌肉松弛药，麻醉平稳，清醒迅速。

2.麻醉药物

大面积烧伤患者病情严重,伴有多器官功能障碍、低蛋白血症,会使麻醉药物代谢降低、游离药物浓度升高,机体对麻醉耐受性降低,应适当减少用量。静脉麻醉药可选择氯胺酮、咪达唑仑、丙泊酚等,镇痛药可选择芬太尼、瑞芬太尼、舒芬太尼等。吸入麻醉药是大面积严重烧伤患者的理想麻醉药物,其中氧化亚氮与其他吸入麻醉药复合用于烧伤患者麻醉有一定优越性,但严重感染、肠麻痹者不宜使用,以免肠胀气。严重烧伤患者应用琥珀胆碱可引起短暂高钾血症,导致致命性心律失常,因此应避免使用氯琥珀胆碱。

3.麻醉管理

(1)建立有效的监测和静脉通路:大面积烧伤时,ECG电极不得直接安置于清创的组织上,可应用针式电极。对于无法经上、下肢测定血压的危重患者,可经动脉置管连续监测血压。穿刺部位取决于可用的未烧伤区域。而对于心脏功能异常、持续低血压等危重患者,必要时可放置肺动脉导管监测血流动力学变化及指导治疗。当无法经指、趾监测SpO_2时,可用特定探头置耳垂、嘴唇等部位进行SpO_2监测。常规观察和记录尿量,作为判断循环状况的参考。必须建立有效的静脉通路,以保证迅速补充大量的液体。建立中心静脉通路,可监测血容量和输注药物。如果所有适当位置均被烧伤,只得在消毒后将通路建立于烧伤处。

(2)呼吸管理:头面颈部及呼吸道烧伤患者,呼吸功能受损,麻醉前必须对呼吸道情况及呼吸功能进行较全面了解,为确保气道通畅、有利于围术期呼吸管理,必要时应行气管造口术。

(3)循环管理包括以下几方面:①烧伤24～48小时,主要是渗出引起低血容量,术中继续术前的补液方案,并补充麻醉药物引起的血管扩张和术中失液、失血导致的容量缺失,维持血流动力学稳定,使组织有足够的血流灌注,维持术中尿量$>0.5\ mL/(h \cdot kg)$。②烧伤初期可发生心排出量和动脉压降低,可能与循环中抑制心肌收缩力的因子有关;烧伤后36～72小时毛细血管的完整性可重建,间质间隙中的液体被重吸收,可减少输液量;烧伤后期患者营养不良、毒素吸收甚至发生脓毒血症等。因此,术中输液需在有效循环功能监测(如血压、中心静脉压、尿量等)下进行,必要时用心血管活性药物。③烧伤切痂手术的范围较大,烧伤创面蒸发通常较多,创面出血多而迅速,很容易造成低血容量。④术中改变体位,尤其由仰卧改为俯卧位时,应特别注意循环功能改变。⑤大面积及严重烧伤患者术中应监测血气和电解质,及时维持电解质和酸碱平衡。

(4)体温管理:所有输液和血制品应加温,防止大量液体输入,引起体温下降。吸入气体也应加温和湿化;烧伤小儿应用辐射加热灯和置于加热毯上保温。保持手术室室温维持在适当温度、湿度,有助于预防低体温。

(5)术后镇痛:为减轻患者疼痛,方便创面的治疗和换药等操作,减少患者消耗,多选用 PCA 镇痛。同一患者在不同时间用药量应有较大幅度的调整。成人负荷量吗啡 3 mg,单次给药剂量 0.5~1 mg,锁定时间 6~10 分钟。不能完全止痛时,单次给药剂量增加 50%;患者出现镇静、嗜睡等症状时,单次给药量减少25%。烧伤患者病情复杂,PCA 过程中应综合考虑个体健康状况、病理生理改变,治疗方式及既往用药情况,合理制定适时调整用药方案。

(6)麻醉恢复期注意事项包括:①熟悉烧伤不同时期的病理生理变化特点,继续加强 ECG、BP、CVP 监测,维持循环功能稳定。②大面积深度烧伤后出现全身炎症反应综合征,警惕引起许多重要脏器的并发症。③严重烧伤者往往需接受多次手术和麻醉,机体处于严重消耗状态,抵抗力差,还应充分考虑患者的耐受性、耐药性和变态反应性。④监测 SpO_2,持续吸氧,预防低氧血症。⑤在恢复室内易发生寒战,体温可以正常或降低,应注意保暖,可同时应用小剂量咪达唑仑及哌替啶静脉注射。⑥护送患者时,应注意保温,防止皮肤移植物脱落。

第六章 腔镜手术麻醉

第一节 腔镜手术的病理生理改变

腔镜技术在腹部外科、妇科、泌尿外科、血管外科、胸外科等领域得到广泛应用。气腹和腹内高压及各种特殊体位,可导致机体相应的病理生理改变以及手术引起的并发症,增加麻醉处理的复杂性和风险。

一、气腹对机体的影响

(一)循环功能的影响

1.全身循环功能的变化

腹内压增加,SVR、MAP、RAP 增加。①腹内压<2.7 kPa(20 mmHg)时,腹膜呈机械性扩张,多巴胺和肾上腺素等儿茶酚胺、肾素血管紧张素系统及血管升压素和皮质醇等神经内分泌激素增加,血管收缩,外周总阻力升高,但腹内脏器受压,静脉回流增加,前负荷增加,CO 增加,血压上升,CVP 升高;②腹内压>2.7 kPa(20 mmHg)时,下腔静脉受压迫,静脉血流回流减少,回心血量减少,CO 下降,膈肌上移,胸膜腔内压增加,心脏充盈压(PCWP 和 CVP)升高。腹膜过度牵拉刺激腹膜牵张感受器,引起迷走神经兴奋,心率减慢,心脏舒张障碍、移位,心律失常和心肌缺血、心肌梗死等风险大为增加。

2.局部循环功能的变化

(1)脑循环的影响:脑血流量流速增加,颅内压及脑脊液压力增加。随腹内压增加,颅内压和 CVP 相应升高。

(2)肝血流及其功能的影响:气腹术后 AST、ALT 及胆红素明显升高,门静脉血流随腹内压升高进行性降低。肠系膜及肝脏等腹内脏器血管系统收缩,肝动脉血供减少。肠系膜动脉血流量减少,门脉血供相应下降。因此,肝功能不全的患者,特别是在低血压或休克状态等情况下,不宜行腹腔镜手术。

(3)肾血流及其功能的影响:肾血流量、尿生成量及尿肌酐清除率下降。气腹压力<2.7 kPa(20 mmHg),对肾功能影响轻微。肾局部压力达 2.0 kPa(15 mmHg),肾皮质血流灌注和尿生成量减少,压力解除后可逐渐恢复。因此,临床上腹内压宜控制在较低水平以维持手术需要和保护肾功能,长时间手术或肾功能不全患者更应重视,必要时使用利尿剂。

(4)妊娠子宫的影响:CO_2气腹可显著减少子宫血流,母体和胎儿 $PaCO_2$ 上升及酸中毒,腹内压合并 $PaCO_2$ 上升可加重对胎儿的影响。

(5)CO_2吸收和 $PaCO_2$ 对循环的影响:随手术时间延长(15 分钟后)和气腹压力增大,CO_2吸收增加,$PaCO_2$升高,发展到中至重度高碳酸血症时,MAP、HR、CVP 和 SV 升高,而外周血管阻力下降,可造成心肌抑制、心肌氧耗增加、心肌缺血缺氧和心律失常的风险增加。

(6)人工气腹与心律失常:腹腔镜手术中可发生心律失常,如心动过速、室性期前收缩,甚至室颤,可能机制与 $PaCO_2$ 上升、牵拉腹膜及相关操作、麻醉过浅和气栓等有关。

(二)呼吸功能的影响

1.通气功能的变化

腹内高压使膈肌上移,肺顺应性和 FRC 可显著下降,使肺底部易发生微小的肺不张,无效腔量(VD/VT)增加,致通气-血流比值(V/Q)失调。头低位时,腹腔脏器头向移位,膈肌活动受限,肺容量和顺应性显著下降,肥胖、老年患者及存在肺不张倾向的患者表现更甚。头高位时,FRC 可有一定程度增加,肺顺应性下降。气道峰压和平台压均升高。

2.CO_2和 $PaCO_2$ 变化

气腹建立后,血中 CO_2 和 $PaCO_2$ 均升高,形成高碳酸血症;随着充入气量的增加,压迫使腹膜血流灌注下降,延缓 CO_2 的吸收。CO_2 和 $PaCO_2$ 升高的幅度与气腹压力有关。研究认为,腹内压<1.3 kPa(10 mmHg),$PaCO_2$升高主要源于CO_2迅速吸收入血液,腹内压>1.3 kPa(10 mmHg),$PaCO_2$升高则主要源于无效腔量增加,气体交换障碍所致。

一般情况下,ASA I ~ II 级心肺功能正常患者 $PaCO_2$ 升高时,增加分钟通气量 12%~16%,$PaCO_2$即可维持在正常范围。ASA III ~ IV 级患者虽已增加分钟通气量,但 $PaCO_2$ 仍高达 6.7 kPa(50 mmHg), $P_{ET}CO_2$ 和 $PaCO_2$ 差值明显增大。术中应进行血气分析。

(三)内分泌和免疫功能的影响

1.内分泌功能的影响

人工气腹时儿茶酚胺、促肾上腺皮质激素、皮质醇及血管加压素血浆浓度上升。腹内高压和 CO_2 吸收刺激交感神经活性增强,肾髓质儿茶酚胺分泌增加,同时肾灌注下降刺激肾素释放,皮质醇、促肾上腺皮质激素、β-内啡肽、ink-6 及血糖升高。引起相应的应激反应,腹腔镜手术组在术后激素很快下降。

2.免疫功能的影响

腹腔镜手术对机体创伤小、免疫抑制程度轻、持续时间短。但有报道 CO_2 有免疫下调作用。并认为与其促进肿瘤生长有关。腹腔内 CO_2 的压力达到 1.6～1.9 kPa(12～14 mmHg),由于 CO_2 在血浆中有较高的弥散性及溶解度,血中 PCO_2 升高,使机体的内环境处于酸性状态,从而损伤了红细胞。

(四)颅内压和体温调节的影响

1.对颅内压的影响

腹腔镜术后头痛、恶心等颅内高压症状也明显增多,颅内静脉回流以及脑脊液循环受阻。但在手术结束气腹消除后逐步恢复至正常水平。

2.对体温调节的影响

腹腔镜微创手术没有开腹手术体温变化明显,但仍有三分之一的患者会发生体温下降。为了防止因体温下降,患者应加强保暖和适度湿化。

(五)头低脚高体位对机体的影响

气腹后使膈肌上移,肺底部肺段受压,肺顺应性降低,气道压力上升,功能残气量下降,潮气量及肺泡通气量减少,从而影响通气功能。而妇科腔镜手术时为了更好的暴露手术视野常常需要采用头低脚高位,这样的特殊体位又使膈肌进一步上移,压迫肺基底段,肺下部的扩张大大受限,功能余气量进一步减少,肺容量减少,肺顺应性再度下降 10%～30%,腹内压(IAP)达 3.33 kPa 时,对膈肌产生 30 g/cm² 的推力,Leighton 等报道膈肌每上抬 1 cm,肺的通气量就减少300 mL。气道阻力进一步增加,肺通气进一步减少,肺内气体分布和通气/灌流比例失调,最终可引起 $P_{ET}CO_2$ 及 $PaCO_2$ 升高,发生高碳酸血症时,机体虽有一定的代偿机制,但严重时可致脑氧饱和度降低。另外,气腹、头低脚高体位将腹腔静脉的血挤压至胸腔静脉,导致胸腔内血液淤积,肺循环血流减少,通气不足,使通气/血流比例失调,增加了生理无效腔。妇科手术头低位对循环的影响不如对呼吸的影响明显,气腹前快速扩容和头低脚高体位能减少气腹后回心血流量降低所致的低血压。

二、侧卧位和开胸时双肺的通气和血流分配

(一)清醒、未开胸、侧卧位

侧卧位时重力对肺内血流分布的影响与直立时相同。但侧卧位时肺内血流体静水压的梯度不如直立位明显,因此侧卧位时上侧肺血流量少于直立位。然而下侧肺的血流量仍显著大于上侧肺。因此,当右侧在上时,右肺接受心排血量45%的血流,而不是直立或侧卧位时55%的血流量。当左侧在上时,左肺接受约心排血量35%的血液,而不是直立或侧卧位时45%的血液。

重力对侧卧位时胸膜腔压也有一定的影响,因此与上侧肺比较,下侧肺通气相对增加。另外,侧卧位时下侧膈肌比上侧膈肌更凸向胸腔,下侧膈肌的弯曲度大于上侧膈肌,因此自主呼吸时下侧膈肌能更有力地收缩。所以侧卧位的清醒患者,无论患者向哪侧-侧卧,下侧肺的通气都好于上侧肺,尽管较大的右肺仍然有通气量更多的倾向。下侧肺的血液灌流也好于上侧肺,因下侧肺通气的增加,使清醒状态下侧卧位患者肺的通气/血流(V/Q)比率没有明显的变化。但血流量增加的程度大于通气量的增加,因此 V/Q 比率从上肺至下肺递减(直立位及仰卧位时变化相同)。

(二)麻醉、未开胸、侧卧位

同清醒患者比较,麻醉患者上侧和下侧肺血流的分布没有明显的变化。因此,麻醉患者下侧肺比上侧肺仍然接受更多的血流量。而全麻诱导却导致两侧肺通气发生明显的改变。

侧卧位时,清醒患者下侧肺的通气更多,而麻醉患者则上侧肺通气更多。引起这一改变相关的原因有以下几点:①全麻诱导使双肺功能残气量均减少。由于清醒患者双肺在肺压力-容量曲线的位置不同,全麻患者双肺功能残气量减少,并使双肺在压力-容量曲线的位置均下移,但位置仍不相同,下侧肺从最初的曲线陡峭部分(清醒患者)移向较低的平坦部分(麻醉诱导后)。而上侧肺最初处于压力-容量曲线的平坦部分(患者清醒)降至压力-容量曲线的陡峭部分(麻醉诱导后)。②侧卧位的麻醉患者同时采用肌松药和机械通气,膈肌不再主动收缩,下侧弯曲度更大的膈肌就不再像清醒时发挥优势作用。③纵隔压迫下侧肺,阻碍下侧肺的扩张使其功能残气量减少。④腹腔内容物将膈肌推向头端,下侧

肺受压更明显,这也阻碍了下侧肺的扩张,并使其功能残气量不成比例地减少。⑤不良体位使下侧肺明显受压。上侧胸腔开放时,上侧肺通气将进一步不成比例地增加。

简而言之,有或没有肌肉松弛的麻醉患者,在侧卧位时,未开胸的上侧肺具有良好的通气,但血流灌注欠佳,而下侧肺具有良好的血流灌注,通气则不足,引起 V/Q 比率失衡。对患者进行呼气末正压通气,将增加下侧肺的通气,可能是因为下侧肺回到压力-容量曲线的陡峭和有利的部分,而上侧肺则回到原来平坦和不利的部分。

(三)麻醉、开胸、侧卧位

和麻醉、未开胸时的侧卧位患者比较,开胸本身通常对上侧肺和下侧肺血流的分布无明显影响,下侧肺仍然接受多于上侧肺的血流灌注。然而开胸对通气分布有较大的影响,通气分布的改变能导致 V/Q 进一步失衡。

若无胸壁对顺应性的影响,上侧肺将自由扩张,其结果是过度通气(仍为低血流灌注)。相反,下侧肺仍处于顺应性相对低的状态,结果是通气不足而灌流过剩。手术时压迫暴露的上侧肺,能部分地通过非生理的方法减轻上述问题。通过机械通气或外源性地限制上侧肺的通气,可使灌注良好的下侧肺通气增加。

(四)麻醉、开胸、肌肉松弛的侧卧位

单纯肌肉松弛,并不会引起麻醉开胸侧卧位患者上侧肺和下侧肺血流分布的明显变化。因此,下侧肺仍然接受的血流灌注多于上侧肺。然而无论是理论上还是试验研究结果均认为肌肉松弛会影响上侧肺和下侧肺通气的分布。

仰卧位和侧卧位时,腹腔内容物的重量更多的是压向下垂部分的膈肌(背侧和下侧肺),非下垂部分的膈肌承受的压力较小(前胸侧肺和上侧肺)。在清醒和自主呼吸的患者膈肌的张力和主动收缩可以对抗腹腔内容物的压力,且膈肌的下垂部分活动度最大,上侧部分的膈肌动度最小,这一机制使灌注好的肺(下侧肺)得到良好的通气,灌注差的肺(上侧肺)得到较少的通气。而在肌肉松弛和正压通气时,上部的膈肌处于被动和松弛状态,其被动运动受腹部脏器造成的阻力最小,因此位移最大;而下垂部分的膈肌则相反。这种非生理性的机制能使灌流较差(上侧肺)的肺得到较多的通气,而灌流好的肺(下侧肺)得到较少的通气。

综上所述,麻醉和肌肉松弛后的侧卧位开胸患者常表现 V/Q 比率失衡,通气好的肺组织血流灌注差,而通气不足的肺组织血流灌注却良好。肺血流分布主要受重力的影响。上侧肺通气良好的部分原因是开胸和肌肉松弛,而下侧肺

通气差则是由于全麻时肺容量减少、膈肌及腹腔内容物挤压和不良体位引起的。另外吸入氧浓度过高引起的吸收性肺不张和痰液清除能力下降使下侧肺的容量进一步减少。偶尔下侧肺还可以发生大面积的肺不张和肺水肿,在此情况下即便双肺通气,肺泡-肺动脉血氧分压差亦增大,氧合欠佳。

通过双腔管对下侧肺使用呼气末正压通气可以部分纠正全麻和侧卧位开胸时 V/Q 比率失衡。对下侧肺给予选择性的 PEEP 可使该肺处于压力-容量曲线的陡峭和有利部分从而增加下侧肺的通气。实际上这一技术已取得相当好的效果。

第二节　胸腔镜手术麻醉

一、麻醉前准备

术前评估与开胸手术患者相同。

二、麻醉选择

胸腔镜手术可选择全身麻醉或硬膜外阻滞复合全身麻醉。开胸手术的麻醉管理原则同样适用于胸腔镜手术。术中采用静脉和(或)吸入麻醉药物维持和肺隔离技术。一般情况尚好的患者,选用全麻或全麻复合硬膜外阻滞。胸腔镜胸壁穿刺部位一般位于第 4 和第 7 肋间隙,硬膜外阻滞平面约需达到 $T_{2\sim10}$,因此硬膜外阻滞穿刺间隙可选择 $T_{7\sim8}$ 或 $T_{8\sim9}$。术中应根据各种治疗操作、手术部位与进程对镇静或镇痛的需求不同,适当调整麻醉的深度。如选择全凭静脉麻醉,则丙泊酚和瑞芬太尼效应室靶浓度分别为 $2\sim6~\mu g/mL$ 和 $4\sim6~ng/mL$。局部阻滞由手术医师实施,经术野对食管旁迷走神经干(左右两侧解剖略有不同)进行阻滞。迷走神经干旁黏膜下局部注射 2% 利多卡因 $2\sim3~mL$。

三、术中监测

基本的监测包括心电图(ECG)、脉搏血氧饱和度(SpO_2)、无创血压(NIBP)、呼气末二氧化碳($P_{ET}CO_2$)及气道压、潮气量、呼吸频率等呼吸力学方面的监测。一些研究显示在 VATS 中仅用 NIBP,然而这些病例多为一些相对健康的患者及简单的手术。其他监测项目的选择取决于患者存在的夹杂症及手术的复杂程度。由于胸腔镜手术适应证的扩展,越来越多复杂的胸内手术在胸腔镜下完成,因此,建议术中选用有创动脉压(iBP)和中心静脉压(CVP)监测,以便及时发现术中循环异常并能迅速处理。在胸腔镜术中一般不主张施行肺动脉压监测,肺动脉高压患者需要行肺动脉压监测时,测量值可受到缺氧性肺血管收缩、单肺通气、手术操作的影响。经食管超声心动图监测有助于评估心脏功能和容量状况。

由于手术医生必须在闭合的胸腔内操作,因此,有效肺隔离和手术侧肺萎陷是 VATS 顺利完成的基础。与吸入空氧混合气相比,在单肺通气前吸入纯氧更有助于手术侧的肺萎陷,尤其是患者肺的弹性回缩力较差或有慢性阻塞性肺疾患时。VATS 单肺通气时,潮气量的选择在 5~6 mL/kg,以将纵隔移位限制在最低。麻醉药的选择取决于患者的全身状况、手术时间的长短、麻醉医生的熟悉程度及对术毕拔管要求等综合因素的考虑。术后早期拔管,尽可能早地恢复患者的自主呼吸对预防术后肺部并发症有较大意义。

第三节 腹腔镜手术麻醉

一、麻醉前准备

(一)术前评估

主要考虑人工气腹对机体的生理影响以及患者对人工气腹的耐受性。ASAⅠ～Ⅱ级的患者均可耐受腹腔镜手术及其麻醉,部分 ASAⅡ～Ⅲ级的患者可能存在实质脏器功能低下,术前有效治疗仍可选择腹腔镜手术。下列情况可视为人工气腹的相对禁忌证:颅内高压、低血容量、脑室腹腔分流术后、先天性卵圆孔未闭等,先天性心脏病存在右向左分流患者禁忌行人工气腹腹腔镜手术。凡有以下情况,如严重慢性阻塞性肺部疾患、肺动脉高压、过度肥胖、严重贫血及凝血功能障碍、右心或全心衰病史、动脉硬化合并高血压、糖尿病未能控制、酸碱失衡、低血容量休克等,术前给予有效治疗后,采用剖腹开放手术。缺血性心脏病和肾功能不全的患者是否行腹腔镜手术应综合考虑,妊娠患者不是腹腔镜手术的严格禁忌证,手术时机以 14～23 周为佳。

(二)术前准备

建立静脉通路(老年或有并发症患者可行颈内静脉置管),监测包括 NiBP、

HR、SpO_2、RR、$P_{ET}CO_2$和麻醉深度,心肺贮备功能较差、手术时间长的患者根据需要可选择中心静脉压(CVP)、有创动脉压、尿量和体温等监测。

二、麻醉选择和管理

(一)全麻药联合应用

丙泊酚镇静催眠的血浆浓度是$3\sim5$ μg/mL,小剂量的阿片类药可减少丙泊酚的CP_{50}。目前临床上常用的阿片类镇痛药主要有瑞芬太尼和舒芬太尼,丙泊酚与瑞芬太尼是患者苏醒时间最短的组合,符合腹腔镜手术麻醉早期恢复的原则。

(二)静脉全麻药配伍方案

1.丙泊酚-瑞芬太尼

瑞芬太尼全麻诱导可以缓慢静脉注射(1~2分钟)$1.0\sim1.5$ μg/kg或持续输注0.5 μg/(kg·min),继而以0.2 μg/(kg·min)维持,丙泊酚的诱导剂量$1.5\sim2$ mg/kg,随后泵注速率根据临床需要设置为$6\sim7$ mg/(kg·h),逐渐下调到理想水平。若丙泊酚通过TCI给药,初始靶浓度一般设置为$3\sim5$ μg/mL,使其剂量接近$1.5\sim2$ mg/kg,然后减少靶浓度至$2\sim2.5$ μg/mL。手术刺激恒定不变,麻醉已稳定20分钟左右,丙泊酚和瑞芬太尼的输注速率应下调,以避免麻醉过深。研究发现,以0.2 μg/(kg·min)持续输注瑞芬太尼和丙泊酚4.2 mg/(kg·h),患者在停药4~9分钟后苏醒。

2.丙泊酚-舒芬太尼

舒芬太尼全麻诱导剂量为$0.5\sim0.8$ μg/kg,随后以0.2 μg/(kg·h)持续静脉输注,丙泊酚诱导剂量为$1\sim1.5$ mg/kg,随之以$5\sim6$ mg/(kg·h)持续输注,10分钟后下调至$4\sim5$ mg/(kg·h)。

3.静吸复合麻醉

采用静吸麻醉患者的苏醒时间较快。理想的平衡麻醉以吸入低溶解性的吸入麻醉药和即时半衰期较短的阿片类药物为佳,同时应用小剂量阿片类药时,肺泡气麻醉药浓度则降至$0.5\sim0.8$ MAC。瑞芬太尼为平衡麻醉的最佳选择。一项研究显示,地氟烷-瑞芬太尼和丙泊酚-阿芬太尼在腹腔镜胆囊切除术麻醉中,两组的气管导管拔除时间均为5~6分钟,但前者追加的阿片类药物镇痛更多,术后恶心呕吐发生率较高。

4.肌松要求

上腹部手术的气腹压力常用$1.6\sim2.0$ kPa(12~15 mmHg),下腹部手术需

1.3～1.6 kPa(10～12 mmHg)。气腹压力的高低影响患者术中的呼吸、循环和炎性因子的释放。麻醉和肌肉松弛的程度与气腹压力及对机体的影响直接相关,较低的腹内压[<1.6 kPa(12 mmHg)],可以减轻腹内脏器缺血-再灌注损伤和全身炎症反应以及对腹壁的压力伤。研究发现,在适当的肌松程度下,于1.1 kPa(8 mmHg)的气腹压力下也能顺利完成腹腔镜手术,其中对深度肌松组患者完成手术的比例为60%,但在中等肌松组中降至35%。

在较深的肌松程度是强直后刺激计数(post tetanic count,PTC)=1或2,或者连续4个刺激(TOF)=0,可以降低气腹压力,尤其是在行后腹膜腹腔镜手术时的益处更为明显。但应注意以下事项:①需要肌张力监测。以维持深度肌松状态。②优化术中肌松药的用药管理。精准评估肌松作用的消退情况,避免残余肌肉松弛作用导致并发症。③应选用中、短效肌肉松弛药,尽量不在手术后期追加中效非去极化肌肉松弛药。对患者、尤其是老年患者,应防治低体温、酸血症以及水和电解质紊乱。④合理使用肌肉松弛药拮抗药。使用小剂量新斯的明20～30 μg/kg 即能达到有效拮抗。拔管前应评估肌松作用的消退情况,保持机械通气直到肌肉松弛药的作用完全消退。

第四节　腔镜手术常见并发症及处理

一、手术操作相关并发症

(一)血管损伤

腹腔镜手术中血管损伤多发生于气腹针或锥鞘穿刺腹壁和实施手术时,有时可损伤到腹主动脉、髂动脉、下腔静脉等大血管,也可损伤到局部重要脏器的血管,如肝动脉、门静脉和胆囊动脉及其分支等。

(二)内脏损伤

内脏损伤多以小肠为主,其次为结肠、十二指肠和胃,或实质性脏器。膀胱、输尿管损伤术中尿量减少可影响麻醉医生对病情的判断;膈肌损伤可即刻产生气肿,严重影响呼吸,如术中患者出现气促、气短和呼吸困难等并发症,建议术中拍胸片,排除血气胸,留置胸腔闭式引流管。

二、手术体位相关并发症

腹腔镜手术常采用不同的体位,可引起循环呼吸等一系列并发症,甚至神经损伤。

(一)循环并发症

1.血压急剧改变

头高位时,下肢及下腔静脉回流减少,会导致心排血量和平均动脉压的降低,如同时存在血容量不足,心室舒张末期充盈不足,可导致心排血量明显降低,而发生血压急剧改变。

2.急性循环功能不全

腹腔镜手术结束时,患者体位需调整改变,受重力作用血管内容量重新分布,在麻醉状态下,循环代偿功能明显减弱,如血管舒张、有效血容量相对不足、神经反射抑制、心肌抑制等,如果突然改变体位,其有效循环血容量降低可引起直立性低血压,进而可引起急性循环功能代偿不全,表现为血压骤然降低,心率明显减慢,严重者可发生循环骤停,特别是心功能较差的患者更易发生。术毕应待麻醉清醒后逐步恢复患者正常的生理体位。如术中采取双下肢抬高体位,术毕下肢放回原位时应逐侧安排,不能同时进行,以免引起回心血量的改变致循环意外。

3.颅内压升高和眼内压增高

屈氏体位引起的静脉压升高可进一步引起脑脊液压力增加和脑血流量降低,造成颅内压和眼内静脉压增高,因此颅内顺应性降低或存在青光眼的患者可能会因头低位而加重病情。

(二)呼吸并发症

1.通气不足或通气障碍

屈氏体位、折刀位、截石位、俯卧位和侧卧位等体位条件下,膈肌移位,造成肺容量和顺应性下降,通气受限制。非气管插管机械通气的麻醉患者术中使用镇静镇痛药物或合并有过度肥胖、胸腔积液、腹水、心肺功能障碍的患者及老年患者易发生通气不足或通气障碍,造成低氧血症和高碳酸血症。

2.上呼吸道梗阻

头低位伴大量输液时,使处于低位的眼睑和其他头颈部组织形成水肿,特别是声门以上组织的水肿或气管导管的位置在术中可能发生改变、压迫或扭折可造成术中上呼吸道梗阻。

3.气管内插管脱出或单肺通气

头低位特别是在人工气腹条件下,膈肌上移可使气管内插管头向移位脱出或者滑入一侧支气管内,形成单肺通气及另侧肺不张,单侧肺通气可导致急性低氧血症。

4.吸入性肺炎

患者处于头低仰卧位时,腹腔内压力高,尚未完全清醒时突然改变体位可引起胃内容物反流误吸,引起吸入性肺炎。

(三)周围神经损伤

腹腔镜手术体位引起的神经损伤主要有臂丛神经、坐骨神经、桡神经和腓总神经等,应注意保护。

(四)其他

1.眼球挤压伤

摆体位时防止周围物件对眼睛的挤压伤;手术时头低脚高时间过长引起颈部、面部充血、水肿,角膜干燥;在麻醉中双眼角膜有时暴露时间长易干燥,故应用油纱覆盖,并观察颈静脉怒张情况。

2.耳部出血

头低脚高位时手术时间过长可引起耳部出血。

3.血管栓塞

因体位造成的静脉栓塞或肺动脉栓塞较少见,可能与手术时间的长短相关。

第五节　腔镜手术麻醉后处理

一、麻醉苏醒期的处理

手术将结束时,术者逐渐把腹腔中气体放出,麻醉为促进患者早期恢复多已开始减少或停止用药。在此过程中,麻醉工作的重点是严密监测各项生理指标,如血压、心率及潮气量、分钟通气量、呼吸频率和气道压的改变。当患者自主呼吸已恢复,注意观察胸廓运动的幅度、肌张力恢复的程度等。患者脱离麻醉机10～15分钟期间,同步观察SpO_2,＞95％认为呼吸恢复良好,供氧后SpO_2

＜90％，应考虑麻醉过深。其可能原因大致为静脉麻醉药或阿片类药物对呼吸中枢抑制，或肌松药的残余作用。如果患者的痛觉、听觉均已恢复，可排除麻醉过深，应着手拮抗肌松药后续效应，如 SpO_2 仍不能达到 90％以上，则可能是阿片类药物影响呼吸所致，以静脉注射纳洛酮拮抗。如果患者呼之能有力睁眼或点头示意，清理呼吸道后可拔除气管导管。术毕若患者的呼吸、循环不稳定，可将患者转入复苏室继续观察，依据监测各项生理指标，对症处理和治疗，直至恢复接近正常水平才可以送回病房。

二、腹腔镜手术疼痛及处理

(一)腹腔镜手术后疼痛产生的机制

腹腔镜手术后疼痛可能原因不外乎来源于手术直接创伤(穿刺孔、腹腔内创伤)和人工气腹(腹膜的快速扩张伴随血管和神经的创伤性牵拉、膈神经刺激和炎症介质的释放)，主要表现为穿刺部位的体腔壁痛，腹腔内创伤引起的内脏痛，腹膜膨胀所致疼痛，特征性的肩部或背部疼痛。手术直接创伤产生的机制与普通手术相同或相似，人工气腹产生疼痛的机制主要有：①膈神经牵拉，人工气腹腹腔过度膨胀牵拉膈神经，使之张力性受伤；②局部酸中毒，CO_2 吸收后膈神经周围局部形成酸性环境损伤膈神经，或术后残余 CO_2 在腹膜内层形成局部酸中毒，继而也可能引起疼痛，但未经证实；③充入气体的温度和湿度可能也是引起术后疼痛的原因；④术后腹腔内的残余气体，残余气体可能引起腹膜张力和对腹腔内脏支持的下降引起术后疼痛。气腹放气后，超过 90％的患者膈下气泡持续存在至少48小时。因此，术后尽可能抽空残余气体能减轻术后疼痛。

(二)腔镜手术后镇痛方法的选择

目前术后镇痛已经是非常成熟的技术，可供选择的方法和模式：①硬膜外镇痛，主要适用于区域阻滞麻醉后镇痛；②静脉给药镇痛或静脉 PCA；③经皮给药镇痛，芬太尼透皮贴剂已广泛应用于肿瘤止痛和慢性疼痛治疗，但较少应用于腹腔镜手术后镇痛；④其他镇痛方法，如肌内注射镇痛药，NSAIDs 口服给药等镇痛方法；⑤多模式镇痛，即联合应用不同作用机制的镇痛药物和(或)多种镇痛方法的镇痛治疗，这些药物和方法作用于疼痛机制的不同时相和不同靶位，以求达到完美镇痛并尽可能减少单一药物和方法的不足及不良反应。

三、腔镜手术后恶心呕吐的防治

尽管腔镜手术后不良反应相对传统手术大为减少，但恶心呕吐并未相应下降。有资料表明,腹腔镜手术 PONV 的发生率达53%～70%,须积极治疗。

(一)预防 PONV 的原则

(1)应识别中到高危患者,对中危以上患者即应给予有效地预防。

(2)尽可能降低 PONV 的危险因素和促发因素,如纠正水电解质失常,术后少量多餐进食,避免油炸食物,适当抬高头部等。

(3)在高危患者采用局部或区域阻滞麻醉,全麻时避免吸入麻醉,采用丙泊酚全静脉麻醉,可减少 PONV 危险达 30%。

(4)选择合适的抗呕吐药物及给药时间,口服药物:地塞米松、恩丹司琼、多拉司琼、氯吡嗪应在麻醉诱导前 1 小时给予,静脉抗呕吐药则在手术结束前静脉注射,东莨菪碱贴剂应在手术开始前 4 小时给予。如果一种药物预防无效就应加用另一类药物。5-HT$_3$受体拮抗药,糖皮质激素和氟哌利多是预防 PONV 最有效且不良反应小的药物。

(二)预防 PONV 的多模式治疗方案

(1)适当地给予预防用药,但及时治疗有时效果好于预防用药。

(2)选择适当的麻醉药或麻醉方法,丙泊酚优于吸入麻醉药,作用与恩丹西酮相当;用氮气代替氧化亚氮可减少 PONV 发生率;瑞芬太尼与芬太尼相比似乎 PONV 发生率相近。

(3)联合使用不同类型抗 PONV 药。

(4)使用一些非药物的方法,如针灸、指压、经皮痛点电针刺激和生姜。

第七章　特殊患者的麻醉

第一节　糖尿病患者的麻醉

糖尿病是因胰岛素绝对或相对缺乏而引起的以高血糖为特征并由此引起机体的代谢紊乱,大小血管及相应器官受累,神经末梢病变等的一种慢性疾病。

一、糖尿病的病理生理

胰岛素对代谢的主要作用是促进葡萄糖和钾转运进入细胞膜,增加糖原合成,抑制脂肪分解。胰岛素分泌绝对或相对不足,将导致外周组织细胞摄取、利用葡萄糖障碍,从而引起其他代谢途径活跃,导致此类患者血管、神经病变的加重。目前认识到糖尿病患者的血管内皮细胞是主要受损部位,导致此类患者大、小血管广泛病变,累及各靶器官,如心脏、肾脏。围术期血糖增高和异常代谢产物的增多,引起高渗性利尿,导致水、电解质和酸碱失衡及免疫失调。高渗状态下可出现血液黏滞度增高,血栓形成,诱发心、脑血管意外。外科手术与麻醉可致应激性激素分泌及活性增加,并伴有胰岛素分泌减少,使糖尿病患者脂肪分解增加,糖异生和糖原分解增加,表现为胰岛素抵抗,高血糖甚至酮症。通常中、小手术可使糖尿病患者的血糖升高 0.11 mmol/L 左右,大手术可使血糖升高 0.33～0.44 mmol/L。

二、糖尿病的分型

根据最新糖尿病指南,主要分为以下 4 型。

(一)1 型糖尿病

1 型糖尿病是由于胰岛中 β 细胞损害或由于自身免疫因素引起的胰岛素绝对缺乏。可发生于任何年龄,多见于 25 岁以下青少年。通常症状明显,表现为中度至重度的临床症状,包括体重下降、多尿、烦渴、多饮、体型消瘦、酮尿或酮症酸中毒等。对小剂量胰岛素十分敏感,易发生酮症,多数需终身依赖胰岛素治疗。包括免疫介导性(ⅠA型)和特发性(ⅠB型)两种类型。

(二)2型糖尿病

2型糖尿病最多见,占糖尿病患者中的90%左右。病因尚不明确,与基因多态性、免疫改变致外周组织对胰岛素抵抗有关。胰岛素抵抗和β细胞功能衰竭是其发病的主要机制。中、老年起病,但近来有年轻化趋势。肥胖者多见,常伴血脂紊乱及高血压。多数起病缓慢,半数无任何症状,常在体检、术前筛查中发现。发病初大多数不需要用胰岛素治疗。此类患者一般不发生酮症,老人在应激状态下可出现高渗性非酮症昏迷。

(三)继发性糖尿病

继发性糖尿病即由其他原因致β细胞功能障碍或胰岛素作用的遗传性缺陷、胰腺外分泌病变(如胰腺炎、创伤和(或)胰腺切除术后、胰腺肿瘤、胰腺囊性纤维化等)、内分泌疾病(如肢端肥大症、库欣综合征、嗜铬细胞瘤、甲亢等)以及药物(如糖皮质激素、甲状腺激素、噻嗪类利尿剂、苯妥英钠等)或化学原因引起的(如治疗AIDS或器官移植后)使拮抗胰岛素作用的激素增多,胰岛细胞数量减少而继发的外周组织糖利用障碍而引起糖尿病,共有8个亚型。

(四)妊娠期糖尿病

妊娠期间内环境改变引起糖利用障碍,血糖升高,诊断为妊娠期糖尿病。

三、临床表现及诊断

(一)糖尿病的常见临床表现为"三多一少"

(1)多尿:由于血糖升高,超过肾糖阈[血糖10 mmol/L(180 mg/dL)]时,出现的渗透性利尿作用。

(2)多饮:由于体内水分丢失,产生口渴,多饮水,如在应激情况下,不能及时补充水分,会产生高渗状态,甚至昏迷。

(3)多食:血糖虽然升高,但不能被外周组织和细胞所利用,产生"细胞内饥饿"现象;患者食欲增强,进食量增多。

(4)体重减轻:胰岛素不能促使细胞有效利用葡萄糖供能,造成细胞转向从脂肪、蛋白质分解产物中获取能量,导致患者体重减轻。

此情况多见于1型糖尿病患者,2型糖尿病患者早期进食量增多,运动量减少,可处于肥胖、超重、高血压状态。

(二)诊断

凡有糖尿病症状,空腹血糖≥7.0 mmol/L(126 mg/dL);OGTT 试验 2 小时后血糖≥11.1 mmol/L(200 mg/dL);或随机血糖水平≥11.1 mmol/L(200 mg/dL),即可诊断糖尿病。2010 年初美国糖尿病协会(ADA)新增了一项诊断标准:糖化血红蛋白≥6.5%时,可诊断糖尿病。

四、术前病情评估

围术期糖尿病的主要危险因素来自糖尿病所致靶器官的疾病,围术期麻醉医师须了解这些并发的疾病,并谨慎处理。

(1)心脑血管疾病:糖尿病患者的冠心病、高血压发病率增高,患者围术期发生心肌缺血的危险性增高,如伴有自主神经病变,可形成"无症状性心肌缺血",心肌梗死的发生率与病死率增高。糖尿病患者左室舒张功能减退,易发生全舒张性心力衰竭。脑梗死也多见。

(2)糖尿病性肾病:有资料表明 1 型糖尿病患者终末期肾病发生率为 30%,2 型糖尿病为 4%~20%。

(3)外周神经病变:以四肢感觉神经受累最多,肢端麻木、针刺样痛、烧灼样或闪电样痛、感觉减退或过敏。术前应了解这些已有病变,术中加以保护,防止神经病变处受压导致损伤加重。

(4)自主神经病变:胃肠神经受损后,表现为胃软瘫,术中、术后易致反流,误吸;心交感神经受损后,可出现无症状性心肌缺血和传导阻滞。在体位改变或容量丢失时,心血管代偿能力降低,易致血流动力学不稳定。

(5)关节强直综合征:在 1 型糖尿病患者中可见,尤其是颞下颌关节、寰枕关节和颈椎关节强直,导致气管插管和气道管理困难。

糖尿病患者围术期风险因素众多,较重要的风险因素:①术前空腹血糖增加,平均≥13.3 mmol/L;②年龄≥65 岁,病程≥5 年;③糖尿病合并高血压和冠心病;④手术时间≥90 分钟;⑤糖化血红蛋白≥8.5%等。

五、麻醉前准备

(一)麻醉前评估

应对患者的病情和分型做出全面的评估,了解糖尿病的治疗情况,并发症的控制程度。术前力争达到:①空腹血糖在 6.8~11.0 mmol/L(120~200 mg/dL);餐后血糖＜11.1 mmol/L;②无酮血症,尿酮体阴性;③尿糖测定为阴性或弱阳性。

(二)术前控制血糖的措施

1.择期手术

对未接受胰岛素治疗的 2 型糖尿病患者,如果术前血糖控制良好,拟施行微创或小手术,可于手术日晨停服降血糖药物和停食早餐即可。如果为大、中手术,血糖控制欠佳者,可于术前 2～3 天停用口服降糖药物,改用胰岛素(RI)稳定血糖。既往如接受精蛋白锌胰岛素治疗者,术前1～2 天也应改用胰岛素,以便术中调整 RI 剂量稳定血糖水平。RI 的剂量从 4～6 U 开始,3～4 次/天,餐前 30 分钟皮下注射。根据血糖、尿糖情况调整 RI 用量,原则上要维持尿糖(±),尿糖每增加一个"＋",给 RI 2～4 U。

2.急诊手术

糖尿病患者行急诊手术时,首先查血糖、尿糖、尿酮症,并测定血清钾、钠、氯、HCO_3^-、pH 等。如果患者血糖高且伴有酮症时,说明糖尿病病情未控制,应先纠正酮症酸中毒,可先用 RI 10～20 U 静脉注射,再以生理盐水 500 mL＋RI 20 U,根据血糖浓度以 0.5～5 U/h 的速度静脉滴注或泵注,将血糖控制在＜14 mmol/L,酮体消失,水、电解质紊乱有所纠正之后,方可手术为佳。对手术刻不容缓者,在手术的同时,积极纠正酮症酸中毒。

(三)并发症准备

对术前有糖尿病并发症,尤其是糖尿病性高血压、心脏病或肾病,应作相应治疗和准备。

(四)术前用药

为避免焦虑紧张和应激性血糖升高,宜选用咪达唑仑,成人 2～5 mg,术前 30 分钟肌内注射。吗啡可致血糖升高,避免应用。并发青光眼者禁用抗胆碱药物。

六、麻醉管理

(一)麻醉方法的选择

结合手术的性质、大小、患者的具体情况,尽可能选择对糖代谢影响最小的麻醉方法和麻醉药物。下肢、下腹部手术采用椎管内麻醉较为适合,但需牢记以下几点:糖尿病患者的局麻药需要量较小;神经损伤的概率较高;局麻药中加入肾上腺素可能增加神经缺血或(和)神经水肿的风险;糖尿病患者自主神经受损,易致低血压,平面过广时易致循环虚脱。全麻虽对机体代谢有一定影响,但如能熟悉全身麻醉药的药理作用,选择对血糖影响最小的药物,麻醉深度适宜,麻醉期间加强对呼吸、循环、水、电解质和酸碱平衡的管理,全麻不失为一种可供选择的方法。麻醉过浅、缺氧或高 CO_2 血症易致应激性血糖升高,应予避免。全麻时适量使用阿片类药物、异氟烷、七氟烷均有助于降低应激反应,改善机体糖代谢状况。近年来的国内外研究均表明,全麻与硬膜外麻醉联合应用于上腹部大、中手术时,有利于改善术中糖耐量,缓解血糖增高。术后患者自控镇痛(PCA)的应用,多途径镇痛技术的推广均有利于控制术后高血糖反应。

(二)常规监测

因糖尿病患者常伴有高血压、冠心病,应重视监测血压、心电图和全身氧合情况变化。每 1～2 小时监测 1 次血糖水平,根据血糖水平,决定胰岛素用量,以实现胰岛素用量的个体化。

(三)术中血糖的控制

对短小手术和术前血糖控制较好的患者,术中可以不输含糖液体。成人为满足安静状态下热量需要,可每小时静脉滴注 5～10 g 糖(5% 葡萄糖 100～200 mL)。对大、中手术或血糖控制不理想患者,或术前已用 RI 治疗的患者,术中给予 RI 治疗。一般主张以 3～5 g 葡萄糖加 RI 1 U,并监测血糖,根据监测结果,调整胰岛素与葡萄糖比例。可按患者不同病情给予不同,也有主张使用如极化液(GIK)(10% GS 500 mL,100 mL/h),其中胰岛素用量参见表 7-1。尿量 ≥40 mL/h 时,在 10% 葡萄糖液 500 mL 中加入氯化钾 1g,如血钾<3.5 mmol/L 时,可加入氯化钾 1.5 g。近年来多主张将 RI 50 U 加入生理盐水 500 mL 中静脉滴注或 RI 20～50 U 与 50 mL 生理盐水混合后泵注,开始速率为 0.5～1 U/h,以后根据血糖水平,调整 RI 注入速度。值得强调的是低血糖比一般性高血糖的危害性更大,术中、术后均需将血糖维持在略高于正常的水平。当遇有出虚汗、心率增快、血压降低等情况时,应急查血糖,注意鉴别低血糖休克与出血性休克。

表 7-1 GIK 溶液中胰岛素用量

血糖浓度(mmol/L)	胰岛素(U)	每小时胰岛素滴入量(U)
5～8	5	1
8～12	10	2
12～20	20	4
>20	25	5

最近多项前瞻性、大样本、多中心研究结果说明，强化血糖治疗易发生低血糖，给老年糖尿病患者带来更大危害；同时强化血糖治疗并没有明显降低治疗终点心血管事件的发生率。因此近期 ADA 建议围术期血糖控制的目标范围：一般患者的血糖目标控制在 7.78 mmol/L(140 mg/dL)以下即可，重症患者的血糖目标控制在 10 mmol/L(180 mg/dL)以下。

七、麻醉后糖尿病并发症的防治

(一)麻醉苏醒延迟

在分析糖尿病患者全麻苏醒延迟的原因时，除应特别注意有无与糖尿病有关的酮症酸中毒、高渗性非酮症昏迷、低血糖昏迷等情况(表 7-2)外，尚须注意有无脑血管病变如脑出血、脑栓塞等因素存在，从而根据不同病因给予相应处理。

表 7-2　糖尿病患者昏迷的实验室鉴别诊断

检查＼病因	尿		血		
	葡萄糖	丙酮	葡萄糖(mmol/L)	HCO$_3^-$	丙酮
低血糖	—	—-±	<2.8	正常	
糖尿病酮症酸中毒	++++	++++	16.7~33.3	↓	++++
非酮症高渗性昏迷	++++	—	多>33.3	正常或↓	—
乳酸中毒	—-+	—-±	正常或↑	↓	—-±

(二)酮症酸中毒

围术期 1 型糖尿病患者易发生酮症酸中毒(DKA)，常见诱因为感染、创伤、心肌梗死、降糖治疗不当等，此时胰岛素明显不足和(或)升糖激素的明显升高导致糖、蛋白质、脂肪代谢的严重障碍，以高血糖、高渗、脱水及酮体过多和代谢性酸中毒为特征。

DKA 患者血糖多呈中等程度升高(>16.67 mmol/L)，除伴有肾功能不全外，一般血糖不超过 27.78 mmol/L。由于高血糖引起的渗透性利尿，蛋白质和脂肪分解加速，大量的酸性代谢产物排出，加重了水分的丢失；加之厌食、恶心、呕吐等胃肠道症状及过度通气，在 DKA 症状开始出现时，就可造成 3~5 L 的容量丢失。脱水发展到一定程度可致肾前性氮质血症、急性肾小管坏死、低血压和休克。

临床表现为全身乏力、高热、脱水、精神症状、库氏呼吸、呼出气中有"烂苹果味"；消化道症状为恶心、呕吐、腹痛。随着病情进一步发展，出现严重脱水、尿量减少,皮肤弹性差,眼球下陷,脉细速,血压下降,至晚期时各种反射迟钝甚至消失,嗜睡以至昏迷。鉴于发生 DKA 的患者中约 20% 在以往未被诊断为糖尿病,故遇有高血糖和代谢性酸中毒患者都应考虑到 DKA 发生的可能性。

抢救 DKA 的首要关键措施是补液,这是由于患者的重度脱水可达体重的10%,只有在有效组织灌注改善后,胰岛素的生物效应才能充分发挥,单纯注射胰岛素而无足够的液体时细胞外液可进一步移至细胞内,加重组织灌注不足。

脑水肿是 DKA 处理中可能发生的严重并发症,多在第一个 24 小时内发生。脑水肿与脑缺氧、补碱过早、血糖下降过快、液体输入速度过快及输入量过多等因素有关。DKA 经治疗后,血糖有所下降,酸中毒改善,但昏迷反而加重,或虽然一度清醒,但烦躁、心率快、血压偏高、肌张力增高时应警惕脑水肿的发生。

(三)高渗性非酮症糖尿病昏迷(NKHS)

NKHS 多见于中、老年患者,约半数并无糖尿病,但多数有肾功能减退病史。其诱因包括感染、静脉过度营养、利尿剂、出汗及补液不足等。胰岛素绝对或相对不足时,血糖显著升高,强烈的渗透性利尿致水和电解质大量经肾丢失,导致患者出现严重脱水、高渗和高血糖,通常脱水 $7 \sim 10$ L,渗透压高过 325 mOsm/L,血糖超过 33.3 mmol/L,血钠 >145 mmol/L;严重氮质血症,BUN 明显升高,BUN/Cr 比值可 >30;酮症酸中毒不明显,但可有酮症和轻、中度酸中毒。严重的 NKHS(血清渗透压 >340 mOsm/L)可导致意识障碍及昏迷,乳酸性酸中毒可继发于严重脱水及组织灌注不足。故 NKHS 患者无库氏呼吸,呼出气中无"烂苹果味"。

NKHS 的处理措施与 DKA 相似,但以液体治疗为其主要手段,补液扩容,降低高渗状态。这类患者脱水严重,一般需水 120 mL/kg 左右,其中的 1/3 于初始 4 小时内输入,其余的 2/3 在 20 小时内补充完毕。低血压者应先输入生理盐水,直到低血压纠正,尿量增多,继之用 0.45% 盐水来补充水分的丢失;血压正常者,用 0.45% 盐水纠正脱水;血钠过高时,可用 5% 葡萄糖加小剂量胰岛素予以纠正。有关 NKHS 处理过程中使用胰岛素存在分歧,由于 NKHS 患者对胰岛素非常敏感,故多建议使用的剂量为治疗 DKA 的一半,特别警惕医源性低血糖的发生。降血糖的速度以每小时降低 $3.33 \sim 5.56$ mmol/L 为宜。

治疗 NKHS 中,患者脑水肿的发生率高于 DKA 患者,故应平缓地降低高血糖和高渗状态,第 1 个 24 小时血糖不应低于 14 mmol/L(250 mg/dL),渗透压不宜低于 330 mOsm/L。

第二节 精神障碍患者的麻醉

一、麻醉前准备与评估

(一)病情特点

精神障碍指的是大脑功能活动发生紊乱,导致认知、情感、行为和意志等精神活动不同程度障碍的总称。常见的有情感性精神障碍、脑器质性精神障碍等。致病因素有多方面:先天遗传、个性特征及体质因素、器质因素、社会环境因素等。许多精神障碍患者有妄想、幻觉、错觉、情感障碍、哭笑无常、自言自语、行为怪异、意志减退,绝大多数患者缺乏自知力,不主动寻求医师的帮助。常见的精神障碍有:精神分裂症、躁狂抑郁性精神障碍、更年期精神障碍、偏执性精神障碍及各种器质性病变伴发的精神障碍等。精神障碍患者不是都有危险行为的,只有重症精神障碍患者中的10%有暴力倾向,通过干预也是可以控制的。

(二)麻醉前访视

1.充分了解既往病史及目前情况

大部分精神障碍患者,一般均具有一定的理解能力,术前详细了解患者既往病史以及抗精神病药物的使用情况,切忌轻率终止精神类药物的使用,以防止患者既往精神症状的复发或加重。良好的沟通对麻醉的平稳会有很大的帮助,术前与患者进行良好的沟通,对于抑郁症患者要耐心解释,减轻其思想负担,一般可配合手术麻醉。术后给予良好的镇痛镇静,可预防围术期患者精神疾病的发作。

2.患者处理

对于躁狂兴奋等发作期不能配合的患者,应请专科医师会诊。必要时采用保护带等保护措施,以防意外,并加大镇静药用量,同时尽量保证有足够的工作人员在场。

(三)麻醉前准备

1.纠正全身情况

精神障碍患者因兴奋躁动消耗较大,加之少食、拒食,术前应注意纠正水和电解质紊乱。少食、拒食患者应根据血钾测定值积极纠正低钾血症。

2.长期服用精神药品的患者

术前应了解重要脏器功能及血液系统的情况,部分患者存在肝肾功能障碍、心律失常及血小板计数减少。

(四)抗精神病药与麻醉药的相互作用

精神病患者有其用药特点:由于抗精神病药物起效时间较慢,需要 2 周以上,一般不建议术前停药,抗精神病药包括抗精神病药、抗躁狂药、抗抑郁药及抗焦虑药,精神病患者服用抗精神病药物时间长、剂量大、不良反应多,必须询问患者及家属使用抗精神病药物史,应注意这些药物的不良反应及合用麻醉药的相互作用。越来越多的精神疾病患者开始接受正规的药物治疗,通过对肝药酶的作用,许多精神类药物都可以加速麻醉药物在体内的降解而降低麻醉药的血药浓度,因此,在麻醉诱导和麻醉维持过程中,可在麻醉镇静深度监测仪器监测帮助下适当加大麻醉药的剂量,同时注意麻醉药和精神类药可能存在的协同呼吸循环抑制作用,防止不良事件的发生。另外,需注意由于社会的偏见,精神病患者及家属可能会隐瞒病史,有相当多的一部分患者或家属会隐瞒自己或家人的病史,这部分精神疾病患者的围术期处理可能就得不到重视。

1.吩噻嗪类药

长期服用氯丙嗪等吩噻嗪类药物的患者,因该类药其为中枢多巴胺受体的拮抗药,氯丙嗪有明显阻断 α 肾上腺素能受体的作用,抑制血管运动中枢,而大多数全身麻醉药及镇静镇痛药均有不同程度的血管扩张作用,椎管内麻醉时血管扩张作用更加明显,可出现严重的低血压。此外,氯丙嗪可强化其他麻醉药的作用,可能会引起全身麻醉后苏醒延迟。

2.三环类抗抑郁药

三环类抗抑郁药如阿米替林、去甲替林、地昔帕明、丙米嗪和多塞平,具有抑制去甲肾上腺素和 5-羟色胺再摄取的作用,使其药效更强。由此所致的不良反应,诸如直立性低血压、镇静、口干、尿潴留及心动过速等,限制了其在治疗抑郁症方面的长期应用。应用三环类抗抑郁药的患者,麻醉和电休克治疗常诱发 ECG 改变,包括 PR 间期延长、QRS 波群增宽以及 T 波改变。

3.单胺氧化酶抑制剂(MAOIs)

长期使用单胺氧化酶抑制剂的精神障碍患者,由于抑制单胺氧化酶,此类药物可增加细胞内胺类神经递质(多巴胺、肾上腺素、去甲肾上腺素和 5-羟色胺)的浓度,并可提高去甲肾上腺素在突触后受体的利用率。此类药物的不良反应有血流动力学不稳定。饮食中的胺与其相互作用可导致高血压危象或直立性低血压。因此长期使用单胺氧化酶抑制剂的精神障碍患者,术中应禁用哌替啶,多巴胺、肾上腺素和降压药用量宜小,以免发生高血压危象。

4.精神病患者慎用氯胺酮

因氯胺酮可能会引起大量错觉、幻觉。另外精神患者可能对血管活性药物的反应有较大的差异。

(五)精神障碍患者的麻醉方法

1.以采用气管插管全麻为主

能合作的缓解期患者如手术方式允许,也可选择椎管内麻醉及神经阻滞,但需保证麻醉效果,适当加大镇静药量,使患者安静入睡。

2.请精神专科医师会诊

对术前患者的精神状况进行准确评估,如使用的精神药与麻醉镇静药有协同叠加作用,麻醉前用药及术中诱导应减少类似药品用量。如单胺氧化酶抑制剂与哌替啶合用可增加其毒性;服用三环类抗抑郁药的患者在吸入麻醉时(吸入恩氟烷时最易出现)可引起惊厥和心律失常。

长期服用抗精神病药物的患者,各种保护性反射功能减退,全身麻醉拔管时尤应注意,防止引起反流误吸。喉罩通气应格外谨慎。

二、电休克治疗麻醉

电休克治疗(electroconvulsive therapy,ECT)是用短暂适量的脉冲电流刺激中枢神经系统,造成中枢神经系统特别是大脑皮质的电活动同步化,同时引起患者意识短暂丧失全身抽搐发作(癫痫大发作),以达到控制精神疾病症状的一种治疗方法。

(一)电休克治疗特点

电休克治疗特点:①ECT 自 1938 年从罗马引入开始一直被应用至今,已有70 多年历史。1941 年引用南美箭毒作为肌肉松弛药,扩大了 ECT 适应证,1951 年应用氯化琥珀胆碱替代南美箭毒,使 ECT 治疗更为安全,1955 年将静脉麻醉药硫喷妥钠使用于 ECT 治疗即无抽搐电休克治疗,使治疗室消除了单用肌松药后患者的窒息感和恐惧感,使得治疗更加安全舒适。无抽搐电休克治疗(modified electroconvulsive therapy,MECT)是目前精神科广泛应用的一项先进有效的电刺激物理治疗方法,对抑郁症、精神分裂症等多种精神疾病具有显著的治疗效果,也是目前对精神疾病治疗有确切效果的物理治疗方法之一。

②MECT对抑郁症和重度精神病的症状如木僵、严重拒食、躁狂、冲动危险行为的治疗有效率达90％；对于躁狂症的有效率为90％；对具有急性症状的精神分裂症的有效率为75％；对于氯丙嗪治疗无效的难治性强迫症，加用MECT能取得较为理想的临床疗效，显效率为71.4％。

(二)电休克治疗作用机制

ECT治疗虽然疗效确切，然而，到目前为止对其作用机制仍缺乏明确的认识。可能机制与以下三方面有关。

1.神经递质假说

类似于三环类抗抑郁药，增加乙酰胆碱等神经递质的释放，可能与多巴胺、5-羟色胺(5-HT)、γ-氨基丁酸(GABA)、去甲肾上腺素、脑源性神经营养因子的释放增加以及乙酰胆碱等神经递质的释放、受体功能等有关。

2.内分泌激素变化假说

内分泌激素变化假说提出ECT引发下丘脑或者脑垂体激素释放减少从而产生抗抑郁效果，ECT能引起催乳素、促甲状腺激素、促肾上腺皮质激素以及脑内啡肽分泌的减少。

3.抗惊厥假说

抗惊厥假说认为ECT对大脑有很强的抗惊厥作用。此假说依据ECT治疗后出现脑电发作阈值提高及一些癫痫患者ECT治疗脑电发作大部分不理想。

4.ECT的病理生理作用

ECT的原理是通过一次电刺激使大脑神经元发生去极化从而形成一次广域的癫痫大发作。

(1)脑血流和脑代谢率增多，导致颅内压(ICP)升高。

(2)开始时迷走神经张力增高，表现为心动过缓和轻度低血压。

(3)继而交感神经系统被激活，引起高血压和心动过速，ECG常发生变化，主要有PR间期和QT间期延长、T波倒置，以及房性或室性心律失常。

(4)发作后不久，有可能会出现第二次迷走神经张力增高，表现为心动过缓及各种心律失常，其中包括异位搏动。当患者从麻醉中清醒过来时，又会因进一步交感神经兴奋，出现心率加快和血压升高。

(5)眼内压和颅内压增高。

(三)麻醉管理

1.麻醉前访视

麻醉在ECT治疗中的目标是使患者消除紧张焦虑、遗忘和意识迅速恢复。

预防强直、阵挛收缩引起的损伤和骨折,控制血流动力学反应。麻醉前先应确定是否符合施行 ECT 的指征,常规包括病史、体检、精神病病史、精神状态检查,以及常规的实验室检查(包括心电图、全血常规、生化、肝功能检查和胸片)。

2.ECT 的禁忌证

(1)绝对禁忌证是颅内占位性病变或其他情况所致的颅内压升高。相对禁忌证包括颅内占位(ICP 正常)、颅内动脉瘤或畸形、近期心肌梗死史、心绞痛、充血性心力衰竭、未经治疗的青光眼、骨折、血栓性静脉炎、嗜铬细胞瘤、妊娠以及视网膜剥离等。

(2)应用苯二氮䓬类或锂制剂维持治疗的患者行 ECT 治疗前最好减量或者停药。苯二氮䓬类药具有抗惊厥作用,可消除或减弱所诱发的癫痫大发作。锂制剂治疗常引起 ECT 治疗后意识障碍和谵妄。如有特殊情况,临床医师担心患者病情反复或加重而不会停用或减量苯二氮䓬类或锂制剂时,需要适当加大 ECT 刺激电量方能达到预期的治疗效果。

(3)麻醉处理。①由于精神障碍患者大多长期服用镇静类药物,故治疗前不必再给镇静药。②常规监测 ECG、SpO_2 和血压。③建立静脉通路,静脉注射抗胆碱药,减少分泌物,麻醉诱导多采用丙泊酚(1～2 mg/kg)或依托咪酯(0.2～0.3 mg/kg)和琥珀胆碱(0.5～0.8 mg/kg),用 100% 氧过度通气(过度通气可以使脑电发作时间延长 20%)。④放置牙垫,防止牙龈和嘴唇咬伤。应用单侧或双侧电极刺激。⑤应用脑电图监测诱发的癫痫大发作的性质和持续时间。⑥面罩供氧维持通气直至恢复自主呼吸。ECT 治疗后躁动和高血压应予对症治疗。⑦常用于控制 ECT 引起的心血管反应的药物有拉贝洛尔 10～20 mg 或艾司洛尔 40～80 mg 缓慢静脉注射。⑧其他的麻醉诱导药有时也可供选用。然而,硫喷妥钠延长苏醒时间,咪达唑仑提高癫痫大发作阈值,异丙酚缩短癫痫大发作的持续时间。⑨患有某些其他疾病的患者,ECT 前需行特殊处置:患有食管裂疝并有反流的患者应防止误吸,应行快速气管插管;严重心功能不全的患者,需行有创监测;颅内疾患的患者应桡动脉穿刺置管直接测压,严格控制血流动力学变化,在 ECT 前应行过度通气;妊娠患者需行气管内插管,监测胎儿情况并将子宫移向左侧。

三、抑郁症患者麻醉

抑郁症是一种常见的心境障碍,可由各种原因引起,流行病学研究显示我国抑郁症的患病率达 6% 以上,以显著而持久的心境低落为主要临床特征,且心境低落与其处境不相称,严重者可出现自杀念头和行为。多数病例有反复发作的倾向,每次发作大多数可以缓解,部分可有残留症状或转为慢性。对于有严重消极自杀、抑郁性木僵的抑郁症患者,电休克是首选治疗方法,对难治性抑郁症电休克也可起到良好的治疗效果。即使对于以往药物治疗效果不佳的患者仍有高达48%的缓解率。抑郁症的许多症状可能与中枢神经系统中两种递质——去甲肾上腺素和5-羟色胺的功能异常有关。在治疗上往往也从增加此两种递质的有效量着手来选用药物,目的使中枢神经系统神经元内的递质浓度增高,从而促进情绪的恢复正常。

(一)抗抑郁症药

1.三环类抗抑郁症药(TCAs)

TCAs为治疗抑郁症的首选药,主要抑制肾上腺素和5-羟色胺的再摄取。TCAs可阻止肾上腺素回吸收,致使血浆中可利用的肾上腺素增高。在此基础上如果同时再给予外源性肾上腺素、麻黄碱或去甲肾上腺素,可使血压剧升,甚至出现高血压危象,故应慎用或禁用。TCAs还有较强的镇静作用,与镇静药、麻醉药可产生协同增强。

2.单胺氧化酶抑制剂(MAOIs)

MAOIs是最早使用的抗抑郁药,其作用在阻止外源性和内源性单胺的氧化脱氢,结果使多巴胺、去甲肾上腺素、肾上腺素和5-羟色胺等胺类神经递质在神经元内浓度增高,从而改善情绪。但因其不良反应较多,逐渐被TCAs所代替,但仍适用于对TCAs治疗无效的患者和轻型抑郁症患者。

(二)麻醉管理

1.麻醉前准备

已用TCA的患者,择期手术前不需要停用TCA,但在围术期选用其他药物时,需作适当的考虑。由于MAOI对单胺氧化酶的抑制作用属不可逆性质,因此对已用MAOI治疗者,择期手术前应停用MAOI至少14~21天,以让新的单胺氧化酶有足够的时间再生。

2.麻醉方法选择

对抑郁型的精神病患者只要耐心说服,做好心理护理及向其宣讲配合麻醉的注意事项,减轻其心理负担,一般尚可配合麻醉。

3.麻醉管理

(1)对服用TCA治疗的患者:当需用血管加压药时,可选用直接作用于血管的药物,而不宜用麻黄碱、肾上腺素等。对应用 TCA 者,麻醉期间除常规监测血压、心电图及氧饱和度外,还需严密监测有无房室传导阻滞,一旦出现可用阿托品治疗。麻醉期可能出现呼吸抑制延长,需面罩吸氧并做好控制呼吸,直至呼吸恢复正常。

(2)对 MAOI 治疗的患者:在麻醉手术期间,原则上要做到无交感神经系统刺激,因此要从预防着手,尽量避免刺激交感神经的各种因素,如低氧血症、高碳酸血症、低血压、高血压和低血容量等,应采取相应的措施;另一方面,此类患者容易出现药物相互不良反应,故对每一种药物的使用,必须谨慎。术后镇痛,应用吗啡的剂量必须减小至最小有效剂量,而仍可能出现不良反应,故宜采用替代措施,如局部神经阻滞止痛或经皮电刺激镇痛等。

四、精神分裂症患者麻醉

精神分裂症患者的主要特点:思维情感障碍,不能配合术前准备和麻醉,可能发生狂躁冲动、自伤、伤人、毁物、妄想和幻觉等症状,感知综合障碍及紧张综合征等;服用抗精神病药物时间长,剂量大,不良反应不多。

(一)抗精神分裂症药

1.典型抗精神病药

典型抗精神病药物包括氯丙嗪、氟哌啶醇等。氯丙嗪镇静作用强,不良反应明显,对心血管和肝脏毒性较大,用药剂量较大;氟哌啶醇抗幻觉妄想作用突出,镇静作用较弱、对心血管和肝脏毒性小和治疗剂量较小。

2.非典型抗精神病药

非典型抗精神分裂症代表药物包括氯氮平、利培酮、奥氮平、喹地平等。非典型抗精神病药在阻断多巴胺 D_2 受体基础上,还通过阻断脑内 5-HT 受体,增强抗精神病作用,同时有效地减少其不良反应,治疗剂量较小,对精神分裂症的疗效较传统的好,但价格昂贵。

(二)麻醉管理

1.麻醉前准备

仔细询问患者病史,了解抗精神病治疗的药物种类、用药效果、用药时间以及目前精神症状控制情况。访视时,与患者交谈时应亲切温和,以防患者由于恐惧而产生过激反应。术前一般不主张停用精神类药物。长期服用抗精神病药物如氯氮平会引起肝肾功能损害,应注意患者的肝肾功能情况,精神分裂症患者易罹患肥胖,对于肥胖患者,应注意评估气管插管的困难程度,对于潜在的困难气道,麻醉诱导应做好充足准备。

2.麻醉方法选择

精神分裂症患者常不能很好合作,且由于长期服用氯丙嗪等药物而导致循环不稳定,因此一般选用全麻;对患精神分裂症产妇行剖宫产术,目前临床上考虑硬膜外麻醉辅,用小剂量氯胺酮和氯丙嗪。

3.麻醉管理

如前所述,精神类药物都能够阻断外周肾上腺素受体,表现为外周血管扩张,血压下降,大剂量时可引起直立性低血压。因此,在精神疾病患者全麻诱导或椎管内麻醉后出现低血压时,应注意选择合适的药物进行纠正,在纠正有效循环血容量不足的基础上,谨慎选用直接缩血管为主的去氧肾上腺素;如高血压发作,则应使用酚妥拉明。长期服用抗精神类药物可对肝肾功能有不同程度的损害,因此术中麻醉药物应选用对肝肾功能影响较小且半衰期较短的药物,如丙泊酚、瑞芬太尼、顺阿曲库铵等。精神病患者术后常出现苏醒延迟,但此类患者一般不主张使用催醒药物,应在维持其镇静、镇痛的基础上,缓慢逐级递减麻醉深度,平稳苏醒。

第八章 术后镇痛

第一节 术后疼痛及其对机体的影响

一、术后疼痛的分类及影响因素

(一)术后疼痛的分类

1.躯体疼痛(创口疼痛)

为手术直接涉及的部位,如皮肤、肌肉、筋膜、关节、韧带、骨骼及神经等组织损伤的疼痛,表现为局限性、表浅性伤口处疼痛,定位准确,其疼痛程度与创伤程度密切相关。

2.内脏疼痛(牵拉疼痛)

内脏手术或牵拉到内脏所致的内脏疼痛,一般为深在性钝痛,其疼痛强度和内脏的敏感性有关。

(二)影响术后疼痛的因素

1.患者因素

患者因素包括患者的性别、年龄和社会文化背景、受教育的程度等。男性对疼痛的耐受性较强,而老年人及小婴儿对疼痛反应较为迟钝。此外,患者的心理因素在疼痛中也起着十分重要的作用。

2.手术因素

手术疼痛与手术种类、手术创伤的程度和部位有关。胸腔、上腹部手术患者切口疼痛较重,而四肢、头、颈和体表手术后疼痛较轻。

二、术后疼痛的病理生理

手术后疼痛是手术后即刻发生的急性疼痛(通常持续不超过7天),其性质为伤害性疼痛,也是临床最常见和最需紧急处理的急性疼痛。术后痛如果不能在初始状态下充分被控制,可能发展为慢性手术后疼痛(chronic post-surgical pain,CPSP),其性质也可能转变为神经病理性疼痛或混合性疼痛。研究表明小至腹股沟疝修补术,大到胸腹部和心脏体外循环等大手术,都可发生 CPSP,其发生率达 19%~56%,持续痛达半年甚至数十年。

CPSP 形成的易发因素包括:术前有长于 1 个月的中到重度疼痛、精神易激、抑郁、多次手术;术中或术后损伤神经;采用放疗、化疗。其中最突出的因素是术后疼痛控制不佳和精神抑郁。

术后疼痛具有急性疼痛的特点:①激活自主神经系统的交感神经部分,如脉搏、呼吸频率及血压升高,瞳孔扩大,出汗;②与组织损害相关,随组织愈合而逐渐消失;③急性疼痛的行为表现,如不能休息、焦虑、痛苦、哭叫、揉擦或固定痛处等;④定位准确,具有较强的保护性意识或反射;⑤可以有明显的组织损伤痕迹。

(一)术后疼痛与传导通路

手术引起组织损伤,导致炎性介质(如组胺)、肽类(如缓激肽)、脂质(如前列腺素类)、神经递质(如 5-羟色胺)以及神经营养因子(如神经生长因子)等的释放。这些炎性介质可激活外周伤害性感受器(细小的感觉神经末梢),将伤害性感受信息转化为电信号,编码后经传入神经传至脊髓背角并在该部位整合。最简单的伤害性感受通路包括 3 个神经元。①初级传入神经元:负责伤害感受信号的转化并将其传入至脊髓背角;②投射神经元:接受初级神经元的传入信号,并将其投射至脊髓及脑桥、中脑、丘脑和下丘脑神经元;③脊髓上神经元:整合脊髓神经元传来的信号,并将其传至大脑皮层及皮层下区域,产生疼痛感受。传递痛觉的感觉神经包括有髓鞘的 Aδ 纤维和无髓鞘的 C 纤维,后者主要参与损伤、寒冷、热或化学方式等刺激信号的传递。伤害性感受信息经过脊髓的复杂调制后,某些冲动传递到脊髓前角和前外侧角产生节段性脊髓反射(如骨骼肌张力增加、膈神经功能抑制、胃肠活动减弱);其他冲动则通过脊髓丘脑束和脊髓网状束传递到更高级的中枢,诱发脊髓上中枢与大脑皮层反应,最终产生疼痛感受和情感表达。

(二)痛觉敏化

外周炎性介质的不断释放可使伤害性感受器敏化或外周强烈伤害性刺激冲动的传入可以导致中枢敏化和超反应性,还可能会导致脊髓背角的功能性改变,从而引起更严重的术后疼痛。最终,高阈值痛觉感受器转化为低阈值痛觉感受器,兴奋性阈值降低,兴奋下放电频率增加以及自发性放电频率增加,对超阈值的反应性增强,即痛觉过敏。外周伤害感受器的致敏为原发痛觉过敏,中枢神经系统的致敏为继发痛觉过敏。中枢敏化可发生于脊髓及其以上中枢神经系统,如前扣带回和前腹侧区,它很大程度上是在外周敏化基础上形成的。"上发条",是中枢敏化的触发机制。外周伤害感受器的持续刺激造成投射神经元长时间细胞内变化,使它的感受野扩宽、对非伤害刺激阈值降低。因此,中枢敏化是一种活性依赖性兴奋性增高、感受野扩宽、对伤害或非伤害刺激的反应增强。

三、术后疼痛对机体的影响

术后疼痛是机体受到手术创伤(组织损伤)后的一种反应,包括生理、心理和行为上的一系列反应。

(一)急性影响

伤害性刺激从外周向中枢的传递可引起神经内分泌应激反应,主要涉及下丘脑-垂体-肾上腺皮质系统与交感肾上腺系统的相互作用。疼痛引起交感神经张力增高、儿茶酚胺分泌增加,分解代谢性激素(如皮质激素、促肾上腺皮质激素、抗利尿激素、胰高血糖素、醛固酮、肾素、血管紧张素Ⅱ)分泌增加,而合成代谢性激素分泌减少,从而导致水钠潴留,血糖、游离脂肪酸、酮体和乳酸水平升高,代谢与氧耗增加,出现高代谢性分解代谢状态。神经内分泌应激反应与手术创伤程度呈正相关,它可以强化机体其他部位有害的生理效应,对各大系统有如下影响。

1.增加氧耗量
交感神经系统的兴奋增加全身氧耗,对缺血脏器有不良影响。

2.对心血管功能的影响
心率增快、血管收缩、心脏负荷增加、心肌耗氧量增加,冠心病患者心肌缺血及心肌梗死的危险性增加。

3.对呼吸功能的影响
手术损伤后伤害性感受器的激活能触发多条有害脊髓反射弧,使膈神经兴奋的脊髓反射弧抑制,引起术后肺功能降低,特别是上腹部和胸部手术后。疼痛导致呼吸浅快、呼吸辅助肌僵硬致通气量减少、无法有力地咳嗽、无法清除呼吸道分泌物,导致术后肺部并发症的发生。

4.对胃肠运动功能的影响
导致胃肠蠕动的减少和胃肠功能恢复的延迟。

5.对泌尿系统功能的影响

尿道及膀胱肌运动力减弱,引起尿潴留。

6.对骨骼肌肉系统的影响

肌肉张力增加、肌肉痉挛,限制机体活动并促进深静脉血栓形成,不利于患者早期下床活动,影响机体恢复,延长住院时间、增加费用。

7.对神经内分泌系统的影响

神经内分泌应激反应增强。引发术后高凝状态和免疫抑制;交感神经兴奋导致儿茶酚胺和分解代谢性激素的分泌增加,合成代谢性激素分泌降低。

8.对心理情绪的影响

可导致焦虑、恐惧、无助、忧郁、不满、过度敏感、挫折、沮丧;也可造成家属恐慌等。

9.对睡眠的影响

疼痛刺激可导致患者睡眠障碍,产生心情和行为上的不良影响。

(二)慢性影响

(1)术后急性疼痛控制不佳是发展为慢性疼痛的危险因素;慢性术后疼痛尚未引起广泛重视,但越来越多的证据表明,急性疼痛转化为慢性疼痛非常迅速;术后早期疼痛就得到控制的患者,其术后近期和远期恢复质量均明显改善。

(2)术后长期疼痛持续 1 年以上,是行为改变的危险因素,也可能转变为神经病理性疼痛。

第二节　术后疼痛评估及管理

一、术后疼痛评估方法和原则

(一)疼痛强度评分法

镇痛治疗前必须对疼痛强度做出评估。临床采用的疼痛强度评分法有视觉模拟评分法(visual analogue scales,VAS),数字等级评定量表法(numerical rating scale,NRS),语言等级评定量表法(verbal rating scale,VRS)以及 Wong-Baker 面部表情量表法(Wong-Baker faces pain rating scale)等,通常可以将几种评分法结合使用。一般简单的数字评分以"0"分为无痛,"10"分为最痛,"1~3"分为轻度疼痛,"4~7"分为中度疼痛,"7"分以上为重度疼痛。对儿童和不能合作的患者,推荐采用面部表情评分法和精神行为评分法。

(二)治疗效果评价

定期评价药物或治疗方法的疗效和不良反应,并据此作相应调整。在治疗初期疼痛尚未得到稳定控制时,应缩短评估间隔(持续给药时),或在每次给药后及时测评(根据不同药物的药代动力学特点及给药途径决定)。对暴发性疼痛应立即评估并做出处理以防止各种并发症的发生。疼痛治疗中药物的不良反应如恶心、呕吐、尿潴留、瘙痒等也应清楚记录并做出分级评价。治疗效果的评价还应包括患者对整个疼痛治疗过程的满意度,以及对疼痛服务人员的满意度等。

(三)评估原则

(1)评估静息和运动时的疼痛强度,只有运动时疼痛减轻才能保证患者术后躯体功能的最大恢复。

(2)在疼痛未稳定控制时,应反复评估每次药物治疗和方法干预后的效果。原则上静脉给药后 5~15 分钟、口服用药后 1 小时,药物达最大作用时应评估治疗效果;对于患者自控镇痛(PCA)应该了解无效按压次数、是否寻求其他镇痛药物。

(3)对疼痛治疗的反应包括不良反应均应清楚记录。

(4)对突如其来的剧烈疼痛,尤其伴生命体征改变(如低血压,心动过速或发热)应立即评估,同时对可能的切口裂开、感染、深静脉血栓等情况作出新的诊断和治疗。

(5)疼痛治疗结束时应由患者对医护人员处理疼痛的满意度及对整体疼痛处理的满意度分别做出评估。可采用 VAS 评分,"0"分为无痛,"10"分为极度疼痛。

作为术后镇痛治疗小组的一项常规工作,疼痛评估必须定时进行,如能绘制出疼痛缓解曲线图,则可更好记录患者的疼痛和镇痛过程。

二、术后镇痛的管理

(一)术后镇痛的原则

(1)术后疼痛较剧烈的患者,在麻醉药物作用未完全消失前,应主动预先给药,如手术结束后定时向硬膜外间隙注入小剂量长效局麻药或小剂量麻醉性镇痛药,目前称预防性镇痛。

(2)术后应首先采用非麻醉性镇痛药和镇静药联合应用,尽量避免或少用麻醉性镇痛药。

(3)镇痛的药物应从最小有效剂量开始。

(4)手术后应用镇痛药物前,应观察和检查手术局部情况,以明确疼痛的发生原因。

(5)镇痛药用药间隔时间应尽量延长,以减少用药次数;用药时间通常不应超过48小时。

(二)术后镇痛的目标

(1)最大限度的镇痛,在保证患者安全的前提下实施持续有效镇痛,包括迅速和持续镇痛及制止突发痛,防止转为慢性疼痛。

(2)最小的不良反应,无难以耐受的不良反应。

(3)最佳的躯体和心理功能,不但安静时无痛,还应达到运动时镇痛。

(4)改善患者生活质量,利于患者术后康复。

(三)术后镇痛管理模式

有效的术后镇痛应由团队完成,成立以麻醉科为主,包括外科经治医师和护士参加的急性疼痛服务小组(acute pain service,APS),能有效地提高术后镇痛质量。APS工作范围和目的:①治疗术后疼痛、创伤疼痛和分娩疼痛,评估和记录镇痛效应,处理不良反应和镇痛治疗中的问题;②推广术后镇痛必要的教育和疼痛评估方法,既包括团队人员的培养,也包括患者教育;③提高手术患者的舒适度和满意度;④减少术后并发症。

由于计算机和互联网技术的发展,目前已有远程调控术后疼痛的仪器,如用镇痛泵的患者,可随时了解患者的按压次数,同时监测 SpO_2、心率和血压变化等。可提高术后镇痛效果和安全性。

良好的术后疼痛管理是保证术后镇痛效果的重要环节,在实施时应强调个体化治疗。APS小组不但要制定镇痛策略和方法,还要落实其执行,检查所有设备功能,评估治疗效果和不良反应,按需作适当调整,制作表格并记录术后镇痛方法、药物配方、给药情况、安静和运动(如咳嗽、翻身、肢体功能锻炼)时的疼痛评分、镇静评分及相关不良反应。

没有条件成立APS的中小医院应有随访制度,应委派专人每天访视患者1~2次,以便及时调整剂量和发现并发症。

第三节 术后镇痛常用药物

术后镇痛最常用的药物包括非甾体抗炎药,弱效和强效阿片类,局麻药及其他镇痛辅助用药。使用这些药物时应严格遵照其药代动力学、药效学和药物遗传学原则。

一、非甾体抗炎药

非甾体抗炎药(non-steroidal anti-inflammatory drugs,NSAIDs)是一类具有解热、镇痛、抗炎和抗风湿作用的药物。主要作用机制是抑制环氧合酶(cyclooxygenase,COX)和前列腺素类(外周敏化和痛觉过敏的重要介质)的合成。对 COX-1(参与血小板凝集、止血和胃黏膜保护)和 COX-2(参与疼痛、炎症和发热)的不同选择是其发挥不同药理作用和引起不良反应的原因之一。原则上所有 NSAIDs 药物均可用于口服患者的术后轻、中度疼痛的镇痛,或在术前、手术结束后即刻服用作为多模式镇痛的组成部分。常用口服及注射 NSAIDs 剂量及作用时间见表 8-1 和表 8-2。

表 8-1 常用的口服 NSAIDs 类药物

药物	每日最大剂量/mg	每次剂量/mg	次/日
布洛芬	2400~3600	400~600	2~3
双氯芬酸	75~150	25~50	2~3
美洛昔康	7.5~15	7.5~15	1
氯诺昔康	24	8	3
塞来昔布	200~400	100~200	1~2
对乙酰氨基酚	2 000	250~500	2~3

表 8-2 注射用 NSAIDs 类药物

注射液	剂量范围/mg	起效时间/min	维持时间/h	用法和用量
氯诺昔康	8~24	20	3~6	静脉注射:8 毫克/次,2~3 次/日,每日剂量不应超过 24 mg

注射液	剂量范围/mg	起效时间/min	维持时间/h	用法和用量
酮洛芬	30～120	50	4～6	肌内注射/静脉注射:开始 30 毫克/次,以后 15～30 mg/6 h,最大量 120 mg/d,连续用药不超过 2 天
氟比洛芬酯	50～200	15	8	静脉注射:50 毫克/次,3～4 次/日,也可 50 mg 首剂,100～150 mg/d
帕瑞昔布	40～80	7～13	12	肌内注射/静脉注射:首次剂量 40 mg,随后 40 mg/q12h,连续用药不超过 3 天

(一)COX 抑制剂用于术后镇痛的主要指征

(1)中小手术后镇痛。

(2)大手术与阿片类药物或曲马朵联合或多模式镇痛。

(3)大手术后 PCA 停用后,残留痛的镇痛。

(4)在创伤术前给药或疼痛发生前给药,发挥术前抗炎和抑制超敏作用,并注意做到全程镇痛。

(二)COX 抑制剂的危险因素

(1)年龄＞65 岁。

(2)原有易损脏器的基础疾病:上消化道溃疡、出血史,缺血性心脏病或脑血管病史(冠状动脉搭桥围术期禁用,脑卒中或脑缺血发作史慎用),肾功能障碍,出、凝血机制障碍和使用抗凝药。

(3)同时服用皮质激素或血管紧张素转换酶抑制药及利尿药。

(4)长时间、大剂量服用。

(5)高血压、高血糖、高血脂、吸烟、酗酒等。

对具有危险因素的患者应慎重考虑选择此类药物。

(三)COX 抑制剂常见不良反应及处理

非选择性 COX 抑制剂可导致血液(血小板)、消化道、肾脏和心血管不良反应,其他不良反应还包括变态反应及肝脏损害等。

1.对血小板功能的影响

血小板上仅有 COX-1 受体,阿司匹林是高选择性 COX-1 受体抑制药,导致血小板功能不可逆性改变,可能加重术中出血倾向。其他 NSAIDs 药物导致血小板的可逆性改变,术晨停药即可恢复;但酮洛芬多次给药后有蓄积作用,仅术晨停药一次不足以恢复凝血功能。选择性 COX-2 抑制药不影响血小板功能。

2.对消化道的影响

一般而言,非选择性 NSAIDs 的消化道损害发生率高于选择性 COX-2 抑制药。但术后 3~5 日内短期使用该类药物的消化道并发症危险性尚未确定。

3.对肾脏的影响

所有 NSAIDs 和选择性 COX-2 抑制药都可能影响肾功能,在脱水、低血容量等肾前性或肾实质性损害患者短时间用药也可能导致肾衰竭。

4.对心血管的影响

NSAIDs 和选择性 COX-2 抑制药都可通过抑制 COX-2 而增加心血管风险,静脉用药一般不宜超过 3~5 日。

二、阿片类镇痛药

阿片类镇痛药又称麻醉性镇痛药,是治疗中重度急、慢性疼痛的最常用药物,通过与外周及中枢神经系统(脊髓及脑)的阿片受体结合而发挥镇痛作用。目前已发现的阿片类受体包括 μ、κ、δ 和孤啡肽四型,其中 μ、κ 和 δ 受体都与镇痛相关。

阿片类药物种类多样,临床上根据镇痛强度不同分为弱阿片药和强阿片药。弱阿片类药有可待因和双氢可待因,主要用于轻、中度急性疼痛口服镇痛。强效阿片类药包括吗啡、芬太尼、哌替啶、舒芬太尼和瑞芬太尼,主要用于手术麻醉及术后重度疼痛的治疗。羟考酮和氢吗啡酮,激动剂布托啡诺、地佐辛、喷他佐辛及部分激动剂丁丙诺啡主要用于术后中重度疼痛的治疗。

(一)阿片类药物的应用

强效纯激动剂型阿片类药物镇痛作用强,无器官毒性,无封顶效应,使用时应遵循能达到最大镇痛和不产生难以忍受不良反应的原则。由于阿片类药物的镇痛作用和不良反应均为剂量依赖和受体依赖,故提倡多模式镇痛以减少或避免阿片药物的应用。

对于术后可以口服的患者及因功能锻炼需要长时间镇痛的患者,应及时转为口服给药(如对乙酰氨基酚,非甾体抗炎药或选择性 COX-2 抑制药)的缓释或速释剂型,或使用丁丙诺啡透皮贴剂(72 小时达稳态作用,持续 7 天)。

(二)阿片类药物常见不良反应及处理

阿片类药物的不良反应大多数为剂量和时间依赖性,除便秘外多数不良反应在短期内(1～2周)可耐受,但就术后短期痛而言,必须防治不良反应。不良反应的处理原则:①停药或减少阿片类药物用量;②治疗不良反应;③改用其他阿片类药物(阿片轮转);④改变给药途径。阿片类药物的不良反应包括以下几种。

1.恶心呕吐

恶心呕吐是术后最常见的不良反应,常用止吐用药及方法:①激素(地塞米松2.5～5 mg/12 h或甲泼尼龙20 mg,每12小时1次);②氟哌利多1.0～1.25 mg/12 h;③甲氧氯普胺;④小剂量氯丙嗪;⑤5-羟色胺受体拮抗剂:昂丹司琼、格拉司琼、阿扎司琼、托烷司琼等;⑥安定类药物、抗晕动药和抗胆碱药。抗呕吐治疗的原则是对中高危患者联合使用不同类型的止吐药,而不主张盲目加大单一药物的剂量,可采用静脉小剂量氟哌利多、地塞米松或 5-HT$_3$ 受体拮抗药中的一种或两种药物预防,如预防无效应给予另一种药物治疗。

2.呼吸抑制

是阿片类药物最严重的不良反应。阿片类药物抑制呼吸中枢,使呼吸变深变慢。术后较大剂量持续给药、单次给药后疼痛明显减轻又未及时调整剂量、老年、慢性阻塞性肺疾病和合并使用镇静剂的患者,易发生呼吸抑制。当呼吸频率≤8 次/分或 SpO$_2$＜90％或出现浅呼吸,应视为呼吸抑制,立即给予治疗。治疗方法包括:立即停止给予阿片类药物,吸氧,唤醒或强疼痛刺激,必要时人工辅助或机械通气,静脉注射纳洛酮(根据呼吸抑制的程度,每次 0.1～0.2 mg,直至呼吸频率＞8 次/分或 SpO$_2$＞90％,维持用量5～10 μg/(kg·h)。

3.耐受、身体依赖和精神依赖

耐受是指在恒量给药时药物效能减低,常以镇痛药作用时间缩短为首先表现。瞳孔缩小为较长时间(6 个月以上)不耐受不良反应;阿片类药物的其他不良反应如恶心、呕吐、瘙痒等都为短时间(3～14 天)可耐受的不良反应。身体依赖是指规律性给药的患者,停药,或骤然减量后产生的停药反应,表现为焦虑、易激惹、震颤、皮肤潮红、全身关节痛、出汗、卡他症状、发热、恶心呕吐、腹痛腹泻等,逐步减量可避免躯体依赖的发生。镇静药和 α$_2$ 肾上腺素能受体激动剂可乐定是主要对症治疗药物。精神依赖为强制性觅药意愿和行为,将使用药物为生命第一需要,可伴有或不伴有躯体症状。

4.瘙痒

赛庚啶和羟嗪的镇静作用较轻,是常用的抗瘙痒药。第二代抗组胺药氯雷他定作用时间长,也较常应用。小剂量丙泊酚(40～80 mg)、μ 受体激动拮抗药布托啡诺和小剂量纳洛酮、昂丹司琼也常用于治疗瘙痒。

5.肌僵直、肌阵挛和惊厥

肌僵直主要是胸壁和腹壁肌肉僵直,见于快速静脉给予阿片类药物和长期使用吗啡治疗,尤其是大剂量长期治疗时。使用中枢性肌松药或阿片受体拮抗药可使之消除。肌阵挛通常为轻度和自限性,在困倦和轻度睡眠状态下更容易发作,偶有持续全身发作呈惊厥状态。阿片受体拮抗药对阿片类药物引起的惊厥有拮抗作用,但哌替啶的代谢产物去甲哌替啶本身有致痉作用,故对哌替啶所引起的惊厥作用较弱,其治疗方法包括使用苯二氮䓬类药物和巴氯芬等。

6.镇静和认知功能障碍

轻度镇静常可发生,若出现不能唤醒或昏迷应视为过度镇静并警惕呼吸道梗阻或呼吸抑制的发生。长时间大剂量使用阿片类药物有可能导致认知功能减退,偶可出现谵妄,应给予氟哌利多 $1\sim1.25$ mg 治疗。

7.缩瞳

μ 受体和 κ 受体激动剂可兴奋动眼神经副交感核导致瞳孔缩小;长期使用阿片类药物的患者可能发生耐受,但若增加剂量仍可表现为瞳孔缩小。应注意与高碳酸血症和低氧血症引起的瞳孔大小改变相鉴别。

8.体温下降

阿片类药物可使血管舒张,改变下丘脑体温调节机制而引起降温作用。哌替啶、曲马朵或布托啡诺可抑制或减低全身麻醉后寒战。

9.免疫功能抑制

强效阿片类药物可造成免疫功能抑制,严重疼痛也导致免疫抑制,但曲马朵、阿片部分激动药和激动拮抗药对免疫功能影响较小。

10.便秘

长期使用阿片类药物最突出的不良反应,但在手术后镇痛患者较少发生。

三、局部麻醉药

局部麻醉药用于术后镇痛治疗主要是通过椎管内用药、区域神经丛或外周神经干阻滞及局部浸润三大类型。因阿片类药物可作用于外周神经上和脊髓的阿片受体,将局麻药与阿片类药物联合应用,既发挥止痛协同作用、延长镇痛时间,又可降低药物不良反应。临床上椎管内术后镇痛常合并使用局麻药和阿片类药物,而在区域神经丛、外周神经干及局部浸润时仍以单用局部麻醉药为主。

常用于术后镇痛的局部麻醉药有丁哌卡因、左旋丁哌卡因、罗哌卡因和氯普鲁卡因。丁哌卡因作用时间长,价格低,广泛用于术后镇痛,但药物过量易导致中枢神经系统和心脏毒性。左旋丁哌卡因的药理特性与丁哌卡因类似,但其心脏毒性低于丁哌卡因。罗哌卡因的显著特点是"运动感觉分离",即产生有效镇痛的药物浓度(0.0625%～0.15%)对运动神经阻滞作用较弱,同时其毒性低于丁哌卡因和左旋丁哌卡因。

四、其他镇痛药及辅助用药

(一)曲马朵

曲马朵为中枢镇痛药,有两种异构体:(+)-曲马朵和(−)-曲马朵。前者及其代谢产物(+)-0-去甲基曲马朵(M_1)是 μ 阿片受体的激动药,两者又分别抑制中枢 5-羟色胺(5-HT)和去甲肾上腺素的再摄取,提高了对脊髓疼痛传导的抑制作用。两种异构体的协同作用增强了镇痛作用并提高了耐受性。

曲马朵有片剂、胶囊和缓释剂等口服剂型和供肌肉、静脉或皮下注射剂型。用于术后镇痛,等剂量曲马朵和哌替啶作用几乎相当,与对乙酰氨基酚、COX 抑制药合用效应相加或协同。

术后镇痛,曲马朵的推荐剂量是手术结束前 30 分钟静脉注射 1.5～3 mg/kg,术后患者 PCA 每 24 小时剂量 300～400 mg,冲击剂量不低于 20～30 mg,锁定时间 5～6 分钟。术中给予负荷量的目的是使血药浓度在手术结束时已下降,从而减轻术后恶心,呕吐等并发症。主要不良反应为恶心、呕吐、眩晕、嗜睡、出汗和口干,其处理见"阿片类镇痛药物"部分。另外,镇痛剂量的本品亦有防治术后寒战的作用。

(二)氯胺酮、加巴喷丁和普瑞巴林

氯胺酮是 NMDA 受体拮抗药,加巴喷丁和普瑞巴林是治疗神经病理学疼痛的药物。静脉注射小剂量氯胺酮(0.2～0.5 mg/kg)或术前口服普瑞巴林(150 mg)或加巴喷丁(900～1 200 mg)对术后镇痛和预防神经病理性疼痛形成有重要作用,同时减少阿片类药物用量,氯胺酮还能减少阿片类药物的痛觉敏化。右旋氯胺酮镇痛作用为消旋体的 2 倍,且困倦、梦境、谵妄、呕吐等不良反应明显少于消旋或左旋氯胺酮。氯胺酮的外消旋混合物具有神经毒性作用,因此不主张椎管内使用氯胺酮。

(三)右美托咪定

右美托咪定是一种高选择性中枢 α_2 受体激动剂。它在麻醉和镇痛剂量下

（0.5～2 μg/kg）产生镇静作用，单次给药输注时间应在 10 分钟以上。静脉给药可阻断中枢交感反应。它还可以减轻阿片类药物引起的肌僵，减轻术后寒战。它对呼吸抑制轻，血流动力学稳定。作为镇痛辅助药，它可通过多种途径给药（如静脉给药）减少术后吗啡用量。

（四）他喷他多

他喷他多是中枢性镇痛药，有着独特的双重作用机制，即阿片受体激动剂和去甲肾上腺素重摄取抑制剂，因而既有中效阿片类药的镇痛作用又具有中枢肾上腺素能镇痛效应，可提供和强效阿片药相似的镇痛作用，但不良反应较轻。他喷他多的镇痛效能介于曲马朵和吗啡之间，类似于氢可酮和羟考酮。和传统阿片类药相比，他喷他多的胃肠耐受性好，恶心呕吐发生率低于羟考酮即释剂，对肾功能受损的患者不需要调整剂量，尚未见肝毒性的报道。

FDA 于 2008 年批准将他喷他多用于 18 岁以上成人中度至重度疼痛治疗。口服即释剂有 50 mg，75 mg 和 100 mg 3 种规格，每 4～6 小时给药一次，每日最大剂量 600～700 mg。他喷他多禁用于严重支气管哮喘、麻痹性肠梗阻、及服用单胺氧化酶抑制剂（MAOI）的患者。他喷他多可引起血清素综合征，不能同时和血清素类药物如选择性血清素重摄取抑制剂、选择性去甲肾上腺素重摄取抑制剂，色氨酸或三环类抗抑郁药合用，这些药物均可引起血清素综合征。血清素综合征表现为：精神状态改变如幻觉，昏迷及自主神经系统功能紊乱（如心动过速、高热、反射亢进、共济失调等神经肌肉功能障碍）。

第四节　术后镇痛常用方法

一、口服用药镇痛

适用于神志清醒患者的非胃肠手术或术后胃肠功能恢复较好患者的术后轻至中度疼痛的治疗；也可用于术后急性疼痛得到缓解，以口服给药作为其他镇痛方法（如静脉给药）的延续；或作为其他给药途径的补充（如预防性镇痛）而成为多模式镇痛的一部分。禁用于吞咽功能障碍和肠梗阻患者。无创、使用方便、患者可自行服用等是口服给药的优点，而缺点为起效较慢，调整药物剂量时既需考虑血药峰值时间，又要参照血浆蛋白结合率和组织分布容积，且生物利用度受

"首过效应"以及有些药物可与胃肠道受体结合的影响。

常用口服镇痛药物包括对乙酰氨基酚,布洛芬,双氯芬酸,美洛昔康,氯诺昔康,塞来昔布,可待因,曲马朵,羟考酮,氢吗啡酮,丁丙诺啡,以及对乙酰氨基酚与曲马朵或羟考酮的口服复合制剂或上述药物的控释剂、缓释剂。

二、皮下注射和肌内注射镇痛

适用于门诊手术和短小手术术后单次给药,连续使用不超过3~5天。肌内注射给药起效快于口服给药,但缺点为有注射痛、单次注射用药量大、血药浓度差异大、不良反应明显、重复给药易出现镇痛盲区等。皮下给药虽有注射痛的不便,但可通过植入导管持续给药的方法减少单次用药剂量,作为长期途径,应用较之肌内注射便捷。常用药物有酮洛酸、氯诺昔康、美洛昔康、帕瑞昔布,曲马朵,哌替啶和吗啡的注射剂。

三、静脉注射镇痛

(一)单次或间断静脉注射给药

适用于门诊手术和短小手术,但药物血浆浓度峰谷比大,镇痛效应不稳定,对术后持续痛者需按时给药。对静脉有刺激的药物,静脉炎为常见并发症。常用药物有 NSAIDs、曲马朵、阿片类药物(包括激动药和激动拮抗药)的注射剂。

(二)持续静脉输注给药

一般先给负荷剂量,阿片类药物最好以小量分次注入的方式,滴定至合适剂量,达到镇痛效应后,以维持量持续输注维持镇痛作用。由于术后不同状态下疼痛阈值发生变化,药物恒量输注的效应不易预测,更主张使用患者自控镇痛方法以达到持续镇痛和迅速制止爆发痛。

四、局部浸润镇痛

局部浸润简单易行,适用于浅表或小切口手术如阑尾切除术、疝修补术、膝关节镜检术等,在胸外、腹外、妇产科和泌尿外科手术后应用也有增多趋势。长效局麻药切口浸润或将导管埋于皮下、筋膜上或筋膜下,可达到局部长时间镇痛效果且减少全身镇痛药用量。局麻药中加入阿片类药物,可增强镇痛作用并延长镇痛时间。

五、外周神经阻滞镇痛

外周神经阻滞(peripheral nerve block,PNB)技术可为术后患者提供安全有效的镇痛,通常适用于相应神经丛、神经干支配区域的术后镇痛。

(一)肋间神经阻滞

胸腹部手术后的疼痛可以通过阻滞支配切口区域及其相邻的上下各一条肋间神经而达到有效的镇痛。但不能阻断来自内脏或腹膜的深部疼痛。为解除深部疼痛还需配合应用镇痛药。一般用 0.25％丁哌卡因每天注射 1 次,持续 2～4 天。肋间神经阻滞后,患者能进行深呼吸,并能有效地咳嗽排痰。

(二)臂丛神经阻滞

臂丛神经阻滞对上肢术后疼痛很有效,可置管分次或连续注射,尤其在断肢再植手术中应用,既可镇痛又可解除血管痉挛,效果满意。

(三)下肢神经阻滞

对下肢术后疼痛很有效,可置管分次或连续输注,术后早期活动,如全膝置换术后关节活动,有利于恢复功能。

(四)椎旁阻滞

除头部外,身体其他部位疼痛均可采用椎旁阻滞。此法可阻滞除迷走神经以外的所有(包括来自内脏的)疼痛感觉神经纤维。乳腺和胸腔手术后椎旁阻滞镇痛效果较好,不良反应少。

(五)腹横肌平面阻滞

腹腔镜胆囊手术腹内创面小,术后疼痛来源主要是腹壁痛,术毕可采用 0.375％罗哌卡因伤口局部浸润阻滞或采用腹横肌平面阻滞(TAPB)镇痛。TAPB 能提供良好的前腹壁镇痛效果,较适合腹腔镜胆囊手术的术后镇痛,可单次阻滞,也可置管持续镇痛。对于有凝血功能障碍而不能行自控硬膜外镇痛(PCEA)的患者 TAPB 是较好的选择。

第九章 疼痛的微创疗法

第一节 射频热凝疗法

一、概述

(一)射频治疗疼痛的作用机制

射频热凝疗法:通过射频仪发出高频率电流,使靶点组织内离子运动摩擦生热,热凝毁损靶点区域组织、神经。可以高选择毁损痛觉神经纤维传导支,阻断疼痛信号向上位神经传导,破坏疼痛传导通路,使之无法传入大脑,不能产生疼痛感觉和体验,从而达到控制疼痛的目的。

射频仪一般配置有监控功能如自检、神经刺激、电流、电压、功率、温度、阻抗、毁损模式甚至加热曲线图等。医师通过调节发出电流量的大小与持续时间的长短以控制针尖加热的温度、时间,起到控制毁损面积大小的作用。

(1)先将穿刺套针到进入射频作用点,整根穿刺针的针杆是绝缘的,只有针的尖端裸露部分可传递电流。然后把可传递仪器发生的电流和反馈针尖温度的温差电极放入套针中,在靶点上形成热凝球体。当温度固定时,所用射频套针裸露针尖的大小或针直径的大小均与损伤范围的直径成正比。

(2)通电进行神经刺激时,若电极正好在神经上,引起神经放电的 $50\sim100\ Hz$ 频率的最小电流是 $0.5\ mA$ 左右,相当于在 $500\ \Omega$ 电阻上 $0.25\ V$ 的电压,电压越低获得感觉刺激越强则表明电极距神经越近。一般认为最适当的神经毁损距离是 $3\ mm$ 以内,所以刺激电压应在 $0.3\sim0.6\ V$ 内,电压 $<0.3\ V$ 诱发的感觉刺激时,电极可能位于神经中,电压增加到 $2\ V$ 才感受到痛刺激则电极可能距神经 $1\ cm$ 以上。

（3）低频率的电流会刺激运动神经诱发肌肉搐动，将运动刺激电压调节至感觉刺激阈值的2倍以上而不出现肌肉搐动，或者2 Hz频率2 V电压仍无肌肉运动则可推测针尖附近3 cm以内无运动神经经过或运动神经处于髓鞘的保护下，此时加热毁损感觉神经治疗疼痛不会伤及运动神经。

（4）弥散电极置于患者臀部或腿部表面，射频仪产生的射频电流从电极尖端流向体表弥散电极，温差电极与弥散电极之间构成射频损毁的电回路。一般要求体表弥散电极板的面积>15 cm²，可放在臀部、背部或四肢的较平坦处，与身体有一个低电阻的良好接触，在热治疗中不会引起该处皮肤烧伤。

射频电极在体外加热至60～65 ℃时出现蛋白凝固，80 ℃时组织起焦痂反而影响毁损的范围，高于85 ℃可引起组织细胞的沸腾、脱水甚至烧焦和缩小毁损的范围，高于90 ℃可能引起靶点组织过热和拔出电极时组织撕裂。在一个特定的温度下，热毁损范围的大小与持续加热的时间成线性关系，但到达一定水平后即不再提高。温度41～45 ℃时开始出现神经传导阻滞，60 ℃时较小的感受痛温觉的Aδ和C纤维传导被阻滞，70～75 ℃时这些神经纤维被破坏，但传导触觉的Aα、Aβ纤维的功能被保存，这样在调温射频治疗后患者则既能缓解疼痛又能保留触觉，高于85 ℃则无选择性地破坏所有神经纤维。

离电极尖端最近处神经热损伤最严重，8小时后一些轴突结构破裂和表现早期沃勒变性，24小时后破坏现象更明显，一周内发生完全脱髓鞘和轴突的沃勒变性，3周后小纤维会再生，12周后出现连续的髓鞘再生和轴突变大。电极尖端温度75 ℃时最大损伤发生在40秒，超过60秒后损伤面积不再进一步增加。所以在调控性射频热凝治疗中希望毁损面积达到最大范围时，主张逐步提高加热的温度，到达预定温度后再持续60秒，长于80秒的热凝不会提高毁损效果反而增加不良反应。

射频损伤大小与针的非绝缘段的长度、电极的直径、加热的温度、电流通过的时间、电极周围组织的特点等因素有关。

决定射频有效性和持久性的因素包括：①神经纤维与电极的距离，距离越大损伤越小；②神经根或神经节的大小；③有无脑脊液或血流是否丰富，因脑脊液可作为绝缘体和散热体，血流可带走热能，但也有认为脑脊液可使热损更均匀毁损效果更好；④有无硬脊膜起绝缘作用；⑤毁损的时间。

Kleef等发现40 ℃的射频与67 ℃的射频同样有效，温度>45 ℃时可引起神经传导阻滞和治疗慢性疼痛。脉冲射频的电流是间断性的，组织的热能被弥散使电极尖端温度不超过42 ℃，射频后有镇痛效果而不影响神经功能。推测其镇痛机制可能是：①激发了处理疼痛信号传入的中心疼痛通路的可塑性改变，如激活后角浅层的神经元；②激活了减少疼痛感受的脊髓抑制机制；③类似于电流击穿了电容器，改变了神经髓鞘细胞的功能而对神经纤维传导电生理产生抑制作用；④调整了中枢神经中的疼痛介质如P物质和内啡肽的含量。所以有人称脉冲射频为射频神经调节治疗。

射频热凝技术属于微创治疗方法，可根据临床需要由医师控制仪器所发出的刺激或毁损电流的大小，选用不同直径、长短和形状的穿刺电极针，形成有选择性的特异性的精确局限毁损灶。本技术由于能很好地控制毁损灶与神经的关系、毁损灶的温度及范围，治疗后能消除或减轻疼痛而保持本体感觉、触觉和运动功能。并发症和死亡率很低，治疗后恢复比手术治疗快，疗效维持时间长，可重复进行。在注射药物破坏神经技术中，由于药液的流动性，药物扩散难以预测，破坏的范围不易控制，所以公认神经的射频毁损技术比注射破坏法优越而科学。

经过七十多年不断改进和完善，射频仪器在原有用于神经毁损的基础上，出现了调整神经传导的脉冲射频、局部线性毁损的双极射频、髓核固缩减压作用的弯形电极和等离子低温射频及双针冷水循环电极的椎间盘射频热凝，以及正在探索的慢性肌筋膜疼痛综合征的肌筋膜挛缩射频松解治疗等技术。射频技术在疼痛领域的临床应用范围正迅速扩大，逐渐成为治疗慢性疼痛的有力工具。

（二）射频热凝疗法发展

射频热凝疗法在20世纪初就已经应用于多种适应证并取得了不同程度的成功，最频繁被描述的适应证就是三叉神经痛，关于其在临床上有着大量的经验，最早的报告数据可以追溯到30年代早期，随后Sweer和Wepsic发展了经皮热能半月神经根切断术。

一份报告回顾了过去25年中1600名接受经皮射频三叉神经切断术治疗原发性神经痛的患者的经验显示：急性疼痛缓解率达到97.6%，随后5年中疼痛完全持续缓解率达到57.7%。一系列的并发症有角膜反射减弱，咬肌肌力减退及瘫痪，感觉迟钝，麻木痛，kcratitis，第Ⅱ对和第Ⅵ对脑神经一过性麻痹。射频疗法治疗非特异性三叉神经痛的好处一直是讨论的焦点，最近出版的关于用脉冲射频治疗原发性神经痛的经验非常有限，这一时期的脉冲射频治疗的功效无法进行评估。

丛集性头痛作为一种综合症状被很好地描述，使用射频疗法治疗蝶腭神经节痛的公开试验报告显示有良好的疗效，但仍需要使用控制试验进一步确认。

(三)射频镇痛治疗的模式

依据射频发生器产生的从作用电极向被动电极传导的电流的作用方式的不同,目前射频治疗模式主要有 4 种。

1.标准射频毁损

标准射频毁损也称为连续射频模式,产生高温效应,作用点与连续射频的以针尖裸露的侧方为主,平行走向。

2.脉冲射频模式

射频仪间断发出脉冲式电流传导至针尖前方,有主张脉冲射频的针尖与神经轴向的关系应改为垂直。脉冲射频电流在神经组织附近形成高电压,但电极尖端温度不超过 42 ℃,因此脉冲射频的能量传递不会破坏运动神经功能。对禁忌行热凝毁损的神经性疼痛患者,运用脉冲射频治疗可取得镇痛效果且不出现神经热离断效应,术后不会出现感觉减退、酸痛或灼痛,更不会损伤运动神经。

3.双极射频模式

电流同时在两点的单极射频针之间加热,产生一个比单极射频毁损范围大得多的线性毁损灶。其中一极作为射频电极,另一极作为电极板以形成电流回路,但两电极的距离不超过射频套管针直径的 5 倍,患者身上不需要放置另外的体表电极板。双极射频毁损适合骶髂关节痛治疗用,不需要神经刺激。通过在射频发生器上的一个转换接头,连接两根相同型号的相同长度的和相同裸露作用针尖的射频电极针可施行双极射频治疗。

4.椎间盘温控毁损模式

椎间盘射频热凝有多种方法,最早是设计有弯针围绕椎间盘外面毁损窦椎神经,后来有直针进入髓核射频热凝、弯针在髓核内或弯针在纤维环内射频热凝、髓核内低温射频打槽和双针双极冷水循环髓核射频热凝减压等。射频针上的双极回路产生射频热能,加热后椎间盘髓核的胶原蛋白因受热变性而缩小体积,使之回缩减压以及封闭纤维环裂缝以治疗疼痛,射频热毁损过程可程序化,毁损温度及时间均可调整。

(四)射频技术在镇痛治疗中的应用特点

射频治疗属于介入性操作,需要精确定位。要求开展射频热凝治疗的医师对解剖学、疼痛通路和预期效果要有全面的认识。最好借助于一个带有图像增强器的可旋转的 C 形臂 X 线仪帮助医师利用骨性定位,引导穿刺电极套针到达靶神经节附近,再经射频仪的电刺激试验和阻抗监测,准确地放置穿刺套针和温差电极。有些射频治疗操作可在浅静脉镇静麻醉下进行。

多数射频热凝损伤灶可迅速恢复,正确操作下治疗后的残留症状较少,并发症及不良反应发生率均较低。一旦神经传导恢复或疼痛复发,可重复进行射频热凝治疗。归纳射频治疗的优点:①危险小,可经皮穿刺操作,甚至可用于门诊患者;②毁损的温度、范围和程度可精确选择和控制;③可在电刺激和电阻监测下进行神经定位;④可在静脉麻醉或镇静下进行治疗操作;⑤交感神经毁损时不出现明显低血压,腰交感神经节毁损时不出现尿失禁现象;⑥治疗后神经炎及血栓栓塞发生率低;⑦射频治疗的死亡率和并发症率很低,需要再次射频时不会增加操作的难度;⑧射频治疗虽然不能一劳永逸地根除疼痛,但疼痛可持续缓解几个月甚至几年。疼痛复发时可重复射频治疗。

(五)射频镇痛治疗的适应证

射频是安全有效的疼痛治疗方法之一,传统神经破坏性阻滞镇痛的原则适用于射频毁损治疗,主要是治疗局限性固定性疼痛,可安全用于很多躯体感觉神经的第一级感觉神经元,如半月神经节、脊神经后根节和椎旁神经节等。现在射频镇痛技术已扩大到有关椎间盘、肌筋膜、肿瘤源性的疼痛。

已被临床证明有效应用的部位和治疗的疾病如下。

(1)三叉神经各周围分支毁损或半月神经节毁损,或脉冲调节射频,治疗三叉神经痛、顽固性头面疼痛。

(2)颈、胸、腰椎小关节神经毁损,脊神经后支毁损或脉冲调节射频,治疗顽固性枕、颈、肩、背、腰腿痛。

(3)腰、胸、颈(星状神经节)交感神经节毁损,治疗头、臂、手、胸腹壁、会阴或下肢搏动性血管疼痛、发绀性缺血疼痛、烧灼样交感疼痛。

(4)颈椎,胸椎,腰椎,骶椎脊神经后根节毁损或脉冲射频调节,治疗头、枕、颈、手、胸、下肢顽固性疼痛或癌性疼痛。

(5)颞神经、枕神经、肋间神经、尺神经、桡神经、指神经、股神经、闭孔神经、胫腓神经和坐骨神经等外周神经射频毁损,治疗各神经支配区的恶性疼痛。

(6)蝶腭神经节射频毁损治疗偏头痛和搏动性头痛。

(7)椎间盘射频热凝减压,治疗盘源性腰痛、颈肩痛、颈性头痛、颈性头晕和交感紊乱症状,以及手臂痛和腰腿痛。

(8)肿瘤射频热凝,治疗肿瘤浸润性或压迫性疼痛。

(9)肌筋膜挛缩射频热凝松解,治疗肌筋膜疼痛综合征或神经卡压性疼痛,包括枕、颈、臂、肩、背、胸、腹、腰、骶、腿和足部疼痛。

(六)射频镇痛治疗的注意事项

(1)施行射频治疗的前提：①局限性疼痛，诊断性阻滞有效者。②明确疼痛来源于局部原因如脊椎小关节、椎间盘、肌筋膜、肿瘤或其他局部病变引起所在神经支配区域的疼痛。③慢性疼痛经非创伤性保守治疗无效者，或对药物治疗不能产生良好疗效，或者因药物或治疗的不良反应不能耐受，或者不愿应用药物者。④疼痛已影响患者正常生活或工作，如干扰睡眠或坐立或行走。或是患者产生心理异常如焦虑、抑郁、愤怒的主要原因，需要实施行为治疗者。⑤遵医嘱接受了全部镇痛治疗计划而效果不佳，要求射频治疗。⑥没有穿刺治疗的禁忌证如凝血障碍，能予治疗合作者。

(2)装了起搏器的患者射频中要注意，射频治疗中可能会发生心跳停止。装了脊髓刺激器患者需要预防在颈部射频操作时电流会沿着脊神经刺激器的方向通过而牵连脊椎神经索。

(3)射频毁损以前曾被神经外科用于第二级和第三级感觉神经元的毁损，如经皮脊髓前侧柱切除和立体定向毁损垂体、神经核、中脑脊髓丘脑束等，由于可能出现肠或膀胱运动减弱或失禁以及永久性中枢神经后遗症等严重并发症，现已极少应用。老年人血流动力学不稳，行后根节射频治疗可能会因局部血流的改变而影响邻近脊髓的氧供而出现射频部位对侧的不全麻痹，应列为相对禁忌证。

二、脊柱源性疼痛的射频疗法

20世纪90年代射频消融技术广泛应用于美容手术和关节外科，1996年Yeung等采用该技术治疗椎间盘突出症患者。1999年美国食品药品管理局(FDA)正式批准其可应用于脊柱微创外科，2002年9月美国实施了第1例颈椎射频消融手术并取得成功。国内在2001年底开始应用这项技术治疗椎间盘病变，临床及基础研究均证实该治疗方法安全有效。

(一)治疗原理

射频电流是一种频率范围在100 kHz～3 MHz的高频交流电。射频消融技术治疗椎间盘突出症即通过射频消融电极在椎间盘中将射频能量通过尖端的裸露部分发射，形成射频电场，产生等离子体薄层，使离子获得足够动能，打断髓核的有机分子键，从而汽化部分椎间盘髓核组织。该技术可精确加温至约70℃，既确保使胶原蛋白分子螺旋结构收缩，又能保持髓核细胞的活力，使椎间盘髓核体积缩小，达到对椎间盘周围组织、神经根、动脉、脊髓等的减压目的，以消除和缓解临床症状。同时可使局部温度在短时间内增高,从而改善局部循环,使因疼痛而引起的肌肉痉挛得以缓解和改善。

(二)适应证与禁忌证

1.适应证

(1)颈椎:影像资料示椎间盘突出,且与临床体征相符;神经根症状明显,持续3个月,保守治疗无效;椎间盘造影可以诱发疼痛;麻药注入椎间盘有较满意的镇痛效果;手术后残余症状、手术后症状体征改善不明显或病情复发者;交感神经型颈椎病。

(2)腰椎:影像资料示腰椎间盘突出,无髓核钙化和游离,且与临床表现相符;保守治疗6周无效;椎间盘造影可以诱发疼痛;麻药注入椎间盘有较满意的镇痛效果;手术后残余症状、手术后症状体征改善不明显或病情复发者。

2.禁忌证

(1)颈椎:严重脊髓受压合并截瘫者;椎间盘退变明显,椎间隙在3 mm以下;颈椎不稳;骨性压迫;骨性椎管狭窄;症状迅速进展;出血倾向、严重心脑血管疾病及精神障碍者。

(2)腰椎:有马尾神经症状且麻木严重;腰椎不稳定;骨性椎管狭窄;症状迅速进展;有精神疾患。

(三)操作方法

1.术前准备

仔细询问病史,全面进行体格检查;完善三大常规、肝肾功能、PT等化验检查,及心电图、B超等辅助检查,了解患者重要脏器功能;向患者及家属仔细讲明病情及射频消融术的作用、不良反应、风险、转归等,使之充分理解并明确表态后在同意书上签字;术前4~6小时禁饮食;术前2小时开放静脉,预防性应用抗生素。

2.确定穿刺入路及进针点

颈椎间盘治疗采取椎间隙前方入路,椎间隙前侧方为进针点;腰椎 $L_{4\sim5}$ 间盘水平以上,采用横突上安全三角进路,进针点定在椎间隙正中旁开8~10 cm(依据患者体格情况而定);$L_5\sim S_1$ 水平的间盘治疗,有时采取经小关节内缘入路,因为髂嵴的阻挡,侧入穿刺困难。

3.进针穿刺

颈椎间盘周围结构复杂,穿刺较为危险,术者应熟悉颈椎局部解剖和操作要领。患者采取仰卧位,颈肩部垫薄枕使头颈稍后伸。皮肤常规消毒,铺无菌洞巾。在 0.5％利多卡因局麻下,于颈部健侧用手指在皮外推移分开气管和颈血管鞘,直至手指感觉触及颈椎椎体侧前缘,将穿刺导针经皮肤刺入突出间盘。调整针尖位置至 X 线显示正位穿刺针尖达患侧小关节内缘,侧位在椎间隙中后 1/3交界处,上下居于椎间隙中份。

腰椎射频消融治疗时患者取俯卧位,腹部垫枕,以减少生理前凸对穿刺的不利影响。在局麻下,将穿刺针经患侧椎间孔安全三角或小关节内缘刺入椎间盘并调整至正确位置。穿刺针刺到神经根产生放射痛时,应略退针,稍微调整进针方向再缓慢刺入。不可向椎管内注射局麻药,以免因失去保护反应而损伤神经根。针尖在椎间盘内的正确位置是 X 线显示正位穿刺针尖近中线,侧位在中后1/3交界处,上下居于椎间隙中点。

4.阻抗测定

硬膜外组织的阻抗值为 400～600 Ω,靠近骨质时阻抗值可增大至 800 Ω 以上,进入脑脊液时可降至 100 Ω,到达脊髓本身时又可升至 500 Ω,间盘组织阻抗为 100～300 Ω。

5.参数设置及射频消融

常设定温度 75～85 ℃,时间为 1 分钟,可重复治疗 2～3 次,然后略退针0.2～0.3 cm,再治疗 1～2 次。术毕拔出穿刺针,清洁消毒术野,粘贴敷料,以颈领或腰围固定手术部位。

6.术后治疗

卧床休息 3 天,常规给予抗生素、脱水剂及神经营养药物等。颈领、腰围制动 3 周。

(四)并发症及注意事项

有关该项治疗技术的并发症报道不多。较胖患者治疗部位可能出现脂肪硬结(热聚结),一般 3 周后可自行消退,个别耐热差者可能出现小水疱。见诸报道的并发症还有麻木痛、肢体偏瘫等,多在 2 周至 1 年恢复。

行射频消融术应注意以下几个方面:①仔细阅读每个间隙在矢状面和横断面的突出部位、方向、压迫程度,选择出与症状和客观体征相一致的一个主要病变间隙(少数为两个间隙)进行消融,尽量避免一次过多节段操作。②操作过程中,若患者突感剧烈疼痛,应立即停止消融,行 C 形臂机 X 线机检查。神经直接和电极接触时,可能造成神经受损。③椎间盘突出患者髓核或多或少都有不同程度退变,形成局部真空区,如果仅以 C 形臂机 X 线机定位消融,经常会出现在真空区消融的无效操作,导致治疗失败。此时应适当调整针尖位置,避开真空区,再行消融治疗。④局部有瘢痕者,热耐受较差,局部可伴有瘙痒,应随时调节输出功率。⑤妇女月经期不能行此手术治疗。

第二节 椎间孔镜技术

一、原理

随着脊柱内镜下经椎间孔入路的发展成熟及应用,腰椎间盘突出症的治疗手段也更加多样化,无创、微创是主要发展的趋势。自 1992 年出现侧后路内镜下椎间盘切除术后,很多学者报道了经椎间孔入路内镜下椎间盘切除术的技术和疗效。目前主要有 YESS 技术和 TESSYS 技术。大家逐渐接受 TESSYS 技术的应用,也成为目前椎间孔镜技术的主流方法。

TESSYS 技术操作原理:其目的是通过在椎间孔的安全三角区、在椎间盘纤维环之外,彻底清除突出或脱垂的髓核和增生的骨质来解除对神经根的压力,消除对神经压迫造成的疼痛。其手术方法是通过椎间孔镜和相应的配套手术器械、成像处理系统以及 Ellman 双频射频机,共同组成的一个脊柱微创手术系统。在彻底切除突出或脱垂髓核的同时,清除骨质增生、治疗椎管狭窄、可以使用射频技术修补破损的椎间盘纤维环等。

YESS 技术经安全三角直接进入到椎间盘,对包容性和后纵韧带下突出的椎间盘容易摘除,但对于游离到椎管的椎间盘取出困难,同时对于中央椎管狭窄、侧隐窝及椎间孔狭窄的情况难以处理。

椎间孔镜技术的操作过程,医师必须依据高品质的 C 形臂成像及摄像技术得以顺利的完成。

二、适应证

椎间孔镜技术由于可以进入椎管内工作,其适应证较以前的椎间盘镜技术明显扩大。

(1)腰椎间盘突出症者。

(2)椎间盘突出症开放手术复发者。

(3)腰椎管狭窄症包括侧隐窝狭窄、椎间孔狭窄。

相对适应证包括:轻度腰椎失稳症、感染病灶部分清除和活检术,另外还包括因各种原因无法实施开放手术的患者。

选择椎间孔镜手术的椎间盘突出症患者必须表现出神经根受压的症状和体征,并须满足以下条件:①持续或反复发作根性疼痛。②根性疼痛重于腰痛。如腰痛症状大于腿痛的中度以下膨出的患者可先做低温等离子髓核成形术。③经严格保守治疗无效。包括运用甾体或非甾体消炎止痛药、理疗、作业或条件训练程序,建议至少保守治疗 4～6 周,但如果出现神经症状进行性加重,则需要立即手术。④没有药物滥用及心理疾病史。⑤直腿抬高试验阳性,弯腰困难。⑥影像学检查,特别是 CT 和 MRI 是精确确定髓核大小、位置和性质的重要手段。⑦无明显外伤史、无精神病病史、非妊娠妇女、非先天性畸形者。⑧无全身性感染性疾病、无肿瘤病史、无恶病质、无重要脏器功能失代偿表现等。

三、禁忌证

禁忌证包括:诊断不明确、患者不愿配合、全身性感染性疾病、恶病质、重要脏器功能失代偿和精神病患者。

相对禁忌证包括:脊柱滑脱症、脊柱肿瘤切除和脊柱感染病灶清除术。

四、手术方法

为了精确确定突出髓核的位置和性质,以及椎间孔骨质增生的情况,手术前要进行彻底的临床和神经系统检查,影像学检查特别是 MRI 检查是精确确定髓核大小、位置和性质的重要手段。最后通过椎间盘造影来确定责任椎间盘。合适的患者体位和入路的精确设计是手术成败的关键。

(1)术前准备:需要腰椎的 MRI 了解突出物的形态,腰椎的 CT 了解突出物有无钙化,腰椎的 DR 了解椎间孔狭窄的程度及髂嵴的高度。

(2)标记进针的部位:手术入路取后外侧入路,患者体位可选择健侧卧或俯卧位于手术床,暴露腰背部,腰下或腹下垫枕,屈髋膝关节(图 9-1),在 C 形臂透视下定位病变椎间盘的体表投影,并作标记,$L_{3～4}$ 椎间盘脊柱后正中线旁开 8～10 cm,$L_{4～5}$ 椎间盘脊柱后正中线旁开 10～12 cm,$L_5～S_1$ 椎间盘采用髂嵴上缘脊柱后正中线旁开 12～14 cm。

(3)局部麻醉:1%利多卡因＋0.2%罗哌卡因共 40 mL 逐层浸润,包括皮肤、深筋膜和关节突。

(4)椎间盘造影:C 形臂下定位后,18 号穿刺针穿入安全三角,22 号穿刺针经 18 号穿刺针进入椎间盘,使用亚甲蓝和碘海醇混合比例 1：4 注入 1～2 mL

行疼痛诱发试验确定责任椎间盘并将髓核染为蓝色,便于观察椎间盘突出物的形态及摘除(图 9-2)。

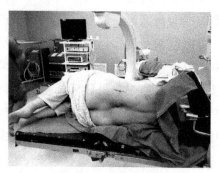

图 9-1 体位

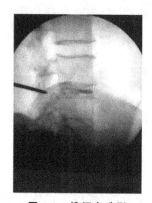

图 9-2 椎间盘造影

(5)定位上关节突:在穿刺点做 1 cm 皮肤切口,沿导丝用扩张器逐级扩大软组织到达骨面,置入 TOMshidi 定位器。

(6)用带有神经保护头的骨钻逐级扩大椎间孔。

(7)放置工作套管及椎间孔镜。

(8)摘除染色突出的髓核组织并探查松解脊髓神经根,手术成功时可见硬膜囊自主波动,神经根表面血运明显改善,血管充盈,神经根复位,术中行直腿抬高试验,可见神经根被牵拉后滑动自如。

(9)应用双极射频止血,电凝修复开窗的纤维环行纤维环成形。通过射频电极消融部分髓核碎片及纤维组织,并探查硬膜囊行走神经根和出口神经根,拔出工作套筒,缝合切口,无菌敷料覆盖。

五、并发症与注意事项

椎间孔镜技术直接从椎间孔下方安全三角入路,进行突出的椎间盘髓核及突出物摘除,应尽量完全摘除突出的髓核,解除对神经根及硬膜囊的压迫,促进损伤神经的恢复,改善功能以达到临床治愈的目标。

术后可能出现的并发症为椎管内出血、脊髓或神经根损伤、硬脊膜破裂,手术时间长引起的颅内压增高、术中髓核清除不彻底等。为预防这些并发症的发生,术中应注意谨慎操作,仔细辨明解剖结构,任何微创处理必须在内镜视野范围内进行。

(一)椎管内出血

术中注意血管的保护,为防止出血,穿刺针应紧贴小关节,防止穿刺针移动引起血管损伤,对影响操作的血管可提前进行处理,防止出血后视野模糊难以止血。

(二)脊髓或神经根损伤

术中注重解剖结构的辨认,明确病变组织后再行消融处理,防止因解剖不清对神经消融引起无法挽回的神经损伤;操作应尽量防止各种并发症的发生,如出现难以处理的情况,可及时请骨科、神经外科相关医师协助处理,以尽量避免严重并发症的发生。

(三)术后注重椎管外软组织病变的早期处理

很多患者在微创手术后当天或次日下床活动,常在下床3～4天后出现腰腿痛。常见于术前卧床时间较长和老年患者,其椎间盘突出严重或伴髓核脱出或游离,在微创手术前不能行走。因此腰背肌肉、肌腱、韧带等功能减退在老年患者尤为明显,术后下床后不能适应脊柱运动功能的需要,产生继发性运动性损伤。患者神经根压迫症状消除后,要尽早对椎管外软组织病变进行预防和处理,加强功能锻炼。

第三节　经皮激光间盘减压术

一、概述

传统的椎间盘外科治疗存在如下缺点:明显的软组织损伤,护理任务较重,6周或6周以上的恢复时间。经皮除去椎间盘髓核可以运用不同的化学和机械方法进行操作。这些方法通过除去全部和部分髓核达到更快治疗病变椎间盘的目的。它比起外科切除少了许多侵入，现已广泛运用。

经皮激光椎间盘减压术（PLDD）它通过 18 号针引导激光能量到达髓核。由于 DIOMED 半导体激光体积小，不需要特殊电源和冷却，它可很容易的放在 C 臂 X 线机或 CT 前使用。

PLDD 的优点是它减少了病变髓核的体积和压力而不损伤其他椎管结构。所有除去髓核的经皮技术立足于减少病变髓核的体积。一个未损伤的椎间盘像一个被纤维环和底板包围的封闭压力空间。相对小部分的髓核切除就可以引起内部椎间盘压力的明显减少。在椎间盘突出的病历中，椎间盘突出组织压力的减少改变了髓核和突出周围组织的压力曲线，结果是突出组织趋于被吸回椎间盘。激光照射以后，盘内压力减少，髓核逐渐被纤维软骨取代。因此死骨间盘的存在对于 PLDD 是禁忌证。试验研究表明，在 PLDD 过程中，神经孔和椎管无温度变化。

二、基本原理

在影像学技术（如 CT）的引导下，穿刺针经皮穿刺进入椎间盘髓核组织，利用激光的高能量局部生物效应，即燃烧、汽化、变性和凝固的作用，将突出的椎间盘髓核切除掉，从而降低椎间盘内的压力，汽化后周围组织的炭化和纤维组织的增生有利于突出椎间盘的回缩，减轻其对神经根的压迫，达到缓解和消除神经症状的目的。另一方面，激光的生物学活性化反应还可使血管扩张、疼痛物质减少、自律神经功能正常化和免疫功能提高，达到病变区域消炎止痛的治疗目的。请注意，椎间盘的减压并不是椎间盘绝对量的减少就可以减轻椎间盘对神经根的压迫，椎间盘汽化量和疗效不成正比，而是于椎间盘组织内压力的减低相关。

三、适应证

（1）在 CT 或 MRI 上呈现限制性间盘突出。

（2）神经症状与单根神经根有关，腿疼程度大于背疼，直腿抬高试验阳性。

（3）六周保守治疗无效。

四、禁忌证

禁忌证包括：出血倾向，脊柱前移，椎管狭窄，病变水平有外科治疗史，明显的精神障碍，明显的椎间盘间隙狭窄，妊娠妇女马尾症状。

接受 PLDD，患者必须符合所有 3 项适应证标准。当怀疑纤维环的完整性时,在 PLDD 之前获得椎间盘图像,作为最后判定。

五、PLDD 技术操作方法

PLDD 通常在单个影像技术的引导下进行:X 线有多平面成像和直接图像的优点,同时存在软组织对比较弱和对于患者和术者都有辐射的缺点。CT 非常适合精确引导进针,因为它有很好的骨和周围软组织的图像。使用 CT 同时避免损伤附近血管、神经和内脏结构。这种方法的缺点是单一成像和延迟成像。在门诊上,C 形臂机使用引导介入值得推荐。通过使用旋转 X 线和 CT,穿刺结构能以三维图像和以解剖结构精确的差别展示出来,这在许多病历仅用 X 线是不可能实现的的。

两个活动的监视器和一个 CT 的监视器并排面对术者安装。活动监视器展示最后储存图像和 CT 图像。在任何时候,术者可以从 C 形臂机图像,CT 图像监视进针位置。医师运用波810 nm 的 DIOMED 半导体激光汽化髓核。

(一)材料

一个 18 号针,侧臂装置(三通管)用于除去汽化的产物和减少术中增强的压力;400 μm 光纤传导激光能量到椎间盘;保护镜。

(二)操作方法

PLDD 成功的两个最关键因素是合适的患者和准确的针位。

患者俯卧于 CT 床上。为了让椎间盘后面张开一些,腹下垫枕让腰椎半曲。这种弯曲对于病变在 $L_5 \sim S_1$ 特别有帮助。在 $L_5 \sim S_1$,为了找到进入口,信号架可倾斜 15°~25°。通过 CT 穿刺点的精确设置,神经根和内脏可避免受到损伤。俯卧 CT 扫描显示在 $L_5 \sim S_1$ 右侧椎间盘空出的治疗通路。穿刺点和椎间盘平面用笔和尺在皮肤上标记。在 $L_5 \sim S_1$,根据 CT 决定的通路人工弯曲 18 号针。一旦穿刺点找到,在所需要的椎间盘平面显示侧面 X 线图像。术者能观察到通路和向椎间盘进针的角度。为了保持无菌,C 形臂机头被罩上,穿刺点消毒和用孔巾盖上。在局麻下,9 cm 长的 22 号针用于穿刺皮下组织层,肌肉层,关节。神经根不能麻醉。22 号针的位置用X 线和 CT 检测。用手术刀在进针点作 2 mm 切口,便于不接触皮肤插管插入。18 号针平行于 22 号针插入。18 号针是在连续侧面X 线下和 22 号针平行插入,X 线显示在局麻后 18 号针平行于 22 号针插入,显示在连续侧面 X 线下 18 号平行定位于底板之间。因为 18 号针是弯曲的能被引导绕过关节避免损伤神经根。而且,针尖可通过轻微转动连接器,在 X 线下向上或向下于椎间盘定位。

要求患者在整个过程中监测腿疼；如果腿疼发生，重新定位穿刺针。针必须平行于且位于两终板正中。针穿刺髓核由 CT 证实，CT 俯卧扫描证实针尖位置。注意神经根紧挨针路。

在光纤安装之前，必须接在激光器上检查其完整性。拔出18号针的针芯后，光纤顺针插入间盘。光纤末端必须露出针头 5 mm。光纤合适的长度有无菌条标记，避免过多进入髓核。满意的针位获得后，激光治疗开始。激光打开，调到 15 W，0.5～1秒脉冲，4～10 秒间隔，依据患者的舒适程度而定。在治疗过程中，能看到轻微烟雾或液体冒出针管。

椎间盘每接受200焦耳(J)能量后，作一次 CT 扫描证明汽化面积，激光治疗时获得的 CT 图像来检测汽化面积，没有椎间盘穿孔的迹象。突出区域部分充满着气体。

在手术的整个过程中，患者必须能同大夫交流和对疼痛有反应。全麻绝对禁止，PLDD 只在局麻下进行。在 PLDD 过程中可有疼痛产生，归因于热量的生成或椎间盘气体积累。如果疼痛发生，脉冲间隔可加长或抽吸汽化物减少椎间盘压力。手术结束后，针和光纤抽出，患者送回恢复室。指导患者激光治疗后护理(可站立，仰卧，不能坐)，术后控制疼痛，抗炎和减压的同时，注意休息。

PLDD 治疗两周内能导致严重脊柱弯曲的姿势应禁止，体育活动应限制。可以沐浴。随访始于手术之日，连续 6 周每周 2 次电话问询。重复检查。6 月末，作腰椎 CT 或 MRI 检查。

PLDD 是治疗限制性腰椎间盘突出一种很好的办法。对于患者和术者，有许多优点，包括减少手术时间(一旦准备就绪只需 10 分钟)；最佳核减压方法，Choy、Yonezawa 等人均证实了激光汽化后椎间盘内压可降低一半以上；较细的穿刺针，最小损伤；减少并发症；门诊局麻手术；减少恢复时间；减少软组织损伤；术后周围无瘢痕形成；重复手术可能；最小或没有术后椎间盘间隙狭窄；基于18 号标准针工具，每个患者花费小。另外，使用 PLDD 不限制外科方法的使用。

六、术后处理

术后卧床休息 1～3 天，应用常规抗生素预防感染，给予甘露醇及地塞米松减轻局部组织水肿。加强腰背肌锻炼和直腿抬高训练。术后 3 天可佩戴腰围下床活动，术后 3～4 周控制活动量，禁止体力劳动。

七、并发症

Casper 等报道的 100 例无 1 例并发症发生。Choy 总结了750 个节段 PLDD

治疗结果,总并发症不足 1%。有学者总结应用 PLDD 治疗 400 余例颈、腰椎患者,1 例颈椎病患者术后感觉面部干燥,未做任何治疗,3 周后恢复正常,1 例腰椎管狭窄症患者,术后腰骶部疼痛,经消炎止痛药物治疗 1 个月后疼痛消失。该疼痛可能与 L_5、S_1 间隙多次穿刺相关。其他神经损伤等并发症未见发生。可见 PLDD 手术是相对安全的微创技术。现仅就在 PLDD 手术过程中可能出现的并发症及处理方法阐述如下。

(一)椎间盘炎

病因不是十分明确,PLDD 为高温环境,感染的概率非常小,目前大多学者认为 PLDD 引起的椎间盘炎多数为无菌性炎症常合并邻近椎体改变。预防措施包括手术中注意无菌操作,术后常规口服抗生素。一旦出现应绝对卧床休息,并大剂量给予抗生素,必要时应穿刺引流冲洗或外科手术取出坏死组织。

(二)神经热损伤

发生率极低,主要与光纤位置接近神经根有关。对神经激光热损伤重在预防,若怀疑神经热损伤应给予皮质激素、维生素 B_{12}、高压氧对症治疗并加强功能锻炼。

(三)血管损伤

PLDD 引起血管损伤文献未见报道。激光作用于血管是否引起出血,与血流速度、血管大小、激光种类有关。YAG 激光对直径 < 2.1 mm 的静脉有凝固止血作用。此外只要定位准确一般也不会损伤周围组织器官。椎旁血管损伤引起的椎旁血肿多可自动吸收,大血管损伤后果凶险,应立即外科止血。

(四)终板损伤

主要原因是光纤位置太靠近软骨终板。在男性患者 $L_5 \sim S_1$ 椎间盘穿刺中经常遇到这种情况。因 $L_5 \sim S_1$ 椎间盘平面低,又有髂骨翼阻挡,穿刺针不能平行于椎体间隙进入椎间盘,针尖较难达到椎间盘中央,往往抵 S_1 上终板。椎体终板损伤时可见穿刺针内有暗红色骨髓抽出。此时应立即停止激光灼烧,术后给予抗生素预防感染、止血药止血,多不会引起严重后果,患者也无特别不适。但有文献报道激光热损伤或光休克作用可引起椎体骨坏死,此 PLDD 术后对怀疑骨坏死的患者应行 MRI 检查,以监测和防止椎体骨坏死发生。

八、PLDD 治疗椎间盘突出症的优点

(1)操作简单,穿刺针细损伤小,手术时间短,术后住院时间短,恢复快。

（2）激光能量可控制，安全性高。

（3）穿刺针细且可以弯曲，可通过经皮穿刺椎间盘切割抽吸术不能进入的通路。

（4）可同时进行多个椎间盘病变的治疗。

（5）远离椎管，避开神经根，保持椎管的稳定性。

（6）不影响椎间盘的平衡性和承重力。

（7）并发症少。

第四节　化学融盘术

一、概述

椎间盘髓核组织主要由黏多糖、胶原蛋白构成，瑞典学者 Carl Hirsch 于 1959 年进行了木瓜凝乳蛋白酶（木瓜酶）溶解髓核的试验，试验结果表明，木瓜酶能使髓核组织脱水萎缩。1963 年，Smith 在综合他人和自己动物试验的基础上，首次将木瓜酶注入人体的腰椎间盘内，开创了使用化学方法溶解治疗椎间盘突出症的先河，并命名为"化学溶核术"。在临床被逐步普及应用。

可用于腰椎间盘盘内及盘外注射治疗椎间盘突出症的药物有木瓜凝乳蛋白酶、胶原酶、多糖酶、糜蛋白酶、透明质酸酶和软骨素酶 ABC 等。国外常用的有木瓜酶和胶原酶。国内主要使用胶原酶。目前各国生产的胶原酶主要是从溶组织的梭状芽孢杆菌中提取的。鉴于木瓜酶本身的毒性反应，同时考虑到椎间盘的主要成分是胶原纤维，1968 年美国学者 Sussman 使用胶原酶进行了椎间盘组织的体外溶解试验，在动物试验成功的基础上，并于 1969 年首次使用胶原酶来治疗腰椎间盘突出症。

1981 年 Sussman 将胶原酶用于 29 例患者。他在体外试验中用胶原酶作用于从腰椎间盘突出症患者身上摘除的椎间盘组织、尸检中获得的正常的椎间盘和邻近组织，证明胶原酶能迅速地、选择性地溶解髓核和纤维环，而不损伤邻近的血管和其他组织。他将小剂量、大剂量的胶原酶注入狗的椎间盘内和硬膜外腔内，通过各种试验发现，在注入胶原酶 7～10 天内，试验狗的血细胞计数、血常规、尿分析、体温以及肌力、行动均正常。在注射后 2 天、7 天、10 天时,分别处死试验狗进行解剖学和显微镜观察,发现髓核和纤维环几乎全部溶解,而透明软骨,前纵韧带、后纵韧带和邻近的骨、骨膜均无损伤。胶原酶是一种主要溶解胶原蛋白的酶,能有效地溶解髓核和纤维环中的Ⅰ型和Ⅱ型胶原。与人体组织渗透压相等的胶原酶溶液不破坏组织细胞和神经细胞,对血红蛋白、乳酪蛋白、硫酸角质素等蛋白无损害,能在正常的生理环境和酸碱度下分解胶原纤维,使其降解为相关的氨基酸并被血浆所吸收。

美国于 1981 年批准了胶原酶的Ⅲ期临床试验。1983 年在西德召开的胶原酶椎间盘溶解术国际学术会议上,报道了双盲法的临床研究结果,治疗效果达到 80％以上。上海医药工业研究院从 1972 年开始进行胶原酶的研究,并于 1975 年首先由上海市徐汇区中心医院应用于临床。

国产胶原酶注射剂所使用的菌株 SIP 1.7 是上海医药工业研究院经物理和化学方法处理后得到的诱变菌,酶活性稳定在 250 U/mL,相对分子质量约为 80 000;作用于底物的时间为 18～24 小时,胶原纤维的溶解度在 65％～90％;用于腰椎间盘内的治疗剂量为 400～600 U/1～2 mL;用于腰椎间盘外(硬膜外腔、椎间孔内等)的治疗剂量为 1 200 U/(3～5)mL;半数致死量为 7 000～9 000 U/kg。

国内使用胶原酶椎间盘溶解术作为治疗腰椎间盘突出症的病例大约 35 万例,治疗单位约 3 000 家医院,治疗科室由原来的骨科,普及至麻醉科、疼痛科、理疗科、康复科、介入放射科等。注射方法由原来的单一椎间盘内注射发展至椎间盘内、外联合注射,椎间孔、经骶裂孔硬膜外腔前间隙、侧隐窝、骶后孔注射等二十余种。注射部位由过去的单纯腰部椎间盘,发展至颈、胸、腰、骶及椎管的任何部位。是治疗椎间盘突出症的有效手段之一。

二、原理

胶原酶溶解术是将胶原酶注入病变的椎间盘内或突出物的周围,依靠胶原酶分解胶原纤维的药理作用来溶解胶原组织,使突出物减小或消失,以缓解或消除其对神经组织的压迫,从而使患者的临床症状得到改善。胶原酶是一种主要溶解胶原蛋白的酶,能有效地溶解髓核和纤维环中的Ⅰ型和Ⅱ型胶原,与人体组织渗透压相等的胶原酶溶液不破坏组织细胞和神经细胞,对血红蛋白、乳酪蛋白、硫酸角质素等蛋白无损害,能在正常的生理环境和酸碱度下分解胶原纤维,使其降解为相关的氨基酸并被血浆所吸收。

三、胶原酶椎间盘溶解术

(一)适应证

适应证的选择正确与否,将直接影响治疗效果。凡具备下列条件之一的椎间盘突出症患者,可考虑施行胶原酶溶解术。

(1)单侧腰腿痛,并有明显的神经根压迫症状。

(2)符合手术指征而不愿接受手术的患者。

(3)经影像学证实有与其临床症状相适应的影像学改变。

(4)经 3 个月正规保守治疗无效者。

(二)禁忌证

对于以下患者,施行胶原酶溶解术则应谨慎。

(1)对胶原酶过敏者。

(2)已有马尾神经综合征者。

(3)突出物游离于椎管者。

(4)椎间盘炎或椎体间隙感染者。

(5)败血症者。

(6)骨性腰椎管狭窄者。

(7)突出物已钙化或骨化者。

(8)代谢性疾病者。

(9)有精神病病史或心理变态者。

(10)妊娠期、妊娠妇女和 14 周岁以下儿童者。

(三)注意的几个问题

(1)对于突出物游离于腰椎管内者,胶原酶很难达到溶解效果,所以这一类型的腰椎间盘突出症就不适宜采用胶原酶盘内注射。因为该治疗方法的作用机制是将胶原酶注入病变的椎间盘内或突出物的周围,依靠胶原酶分解胶原蛋白的药理作用来溶解胶原组织,使突出物减小或消失,以缓解或消除其对神经组织的压迫,从而使患者的临床症状得到改善。

(2)胶原酶对已钙化突出物的治疗效果也差,因为胶原酶只能溶解髓核及纤维环的胶原蛋白,对结晶钙盐无溶解作用。

(3)对于骨性腰椎管狭窄症,也不适宜用胶原酶注射治疗。因为椎间盘中的胶原蛋白被溶解后,椎间盘高度下降,导致脊椎小关节过度重叠,神经根通道变窄,原有的狭窄进一步加重。

(4)伴明显腰椎滑脱者,亦不适宜选择髓核化学溶解术。

(5)应在X线机或CT引导下进行操作。

(6)患者体质情况较差时,治疗前预防应用抗生素。因为一旦椎间隙发生感染或发生硬膜外腔感染,处理上较为棘手。预防的方法是在严格无菌环境下进行操作。

(四)操作方法

从注射的部位来分,胶原酶可行椎间盘内注射、椎间盘外注射或椎间盘内外联合注射,及采用其他可以注射到椎间盘突出部位的任何途径来治疗椎间盘突出症。但只有根据患者出现的不同临床症状及椎间盘突出的不同部位来选择注射治疗的方法,才能获得良好的治疗效果。下面将各种注射方法作分别介绍。

1.术前准备

术前1天行碘过敏试验,手术日早晨禁食,术前半小时口服开瑞坦(氯雷他定)10 mg。穿刺前静脉推注25%～50%葡萄糖注射液20～40 mL加地塞米松5～10 mg,以预防变态反应。

2.注射方法

(1)椎间盘内注射法:患者取侧卧位或俯卧腰部后凸抱膝位,常规进行皮肤消毒,铺无菌巾,选用7 G或9 G腰穿穿刺针,肥胖者可选取长15 cm的18 G带内芯针。旁开对应的间隙中线8～10 cm,如为L_5、S_1间隙则取棘突与髂后上棘连线外侧1 cm,穿刺前需X线机定位,针身与躯干矢状面呈45°～60°夹角进入,缓慢沿横突上方滑入椎间孔前下方的"安全三角区"直达椎间盘内。穿刺针的针尖接触到纤维环时,可有砂粒样感觉。穿刺时不宜过快或粗暴操作,以免损伤神经根。穿刺针进入椎间盘后,行腰椎前后位及侧位X线透视或照片,以判断穿刺针的确切位置,或直接从X线机的电视屏幕中确定穿刺方向和针尖位置,然后注入造影剂,若造影剂位于椎体间隙呈盘状显影,则说明针尖已达椎间盘内。确定部位后将注射用胶原酶溶于生理盐水600 U/2 mL注入椎间盘内(盘内法)。若2个间隙均有明显突出者,可各600 U/2 mL分别注入两间隙。注药时宜缓慢推入或间歇性推注,最好在3分钟以上,以防注药速度过快引起腰痛加剧。注药完毕后留针3～5分钟拔针,以避免药液从椎间盘内高压力下外溢导致治疗效果不佳。

(2)经椎板外切迹和小关节内侧缘侧隐窝穿刺法:本穿刺方法由宋文阁教授结合脊柱和椎管内解剖结构特点,经多年研究,其目的是将药物集中注射到侧隐窝,更好地发挥其作用,以提高治疗效果,并可在 X 线片和 CT 片的指引下结合脊柱骨性标记即可进行操作,摆脱了放射线对医务人员和患者的损害。

小关节内侧缘侧隐窝穿刺法:在患者正位 X 线片上将小关节内侧缘间距最宽处定为 A 点,经 A 点向棘突连线作垂线,两线相交点定位 B 点,该棘突上或下缘定位 C 点。测量并换算 AB,BC 的长度,并换算成等比例的数值。患者取俯卧位,下腹部垫薄枕,准确触及棘突上或下缘找到 C 点,根据 BC 长度,确定 B 点,将 B 点向患侧作棘突连线的垂线,根据 AB 长度,确定 A 点,即为皮肤进针点。右手持盛有 3 mL 0.5%利多卡因并接 7 G 85 mm 穿刺针的 5 mL 注射器,左手拇指隔无菌纱布捏住针头的下 1/4 处,经皮肤 A 点快速进皮,针尖斜面朝外,针尾向中线倾斜 5°,继续进针,遇到骨质后即为关节突,注入 0.5%利多卡因 1 mL。然后退针到皮下,再垂直进针,遇到阻力较大的韧性组织,即为关节囊和黄韧带,右手加压于针栓,一边加压一边进针,使针尖斜面紧贴小关节内缘滑进,一旦阻力消失,出现落空感,针尖便进入侧隐窝。

椎板外切迹的侧隐窝穿刺法:在患者正位 X 线片上确认间隙的患侧椎板外切迹,定位 A 点,经 A 点向同一椎体的棘突连线作垂线,其相交点定位 B 点,该棘突上或下缘定位 C 点。测量并换算 AB、BC 的长度,与经小关节内侧缘侧隐窝穿刺法相同的方法确定穿刺进皮点。穿刺针快速穿过皮肤后,针尖向中线倾斜 5°~10°进针,遇到骨质即为椎板,注射 0.5 mL 利多卡因 1 mL,退针至皮下,垂直加压进针。遇黄韧带后,针尖紧贴椎板外切迹滑进,阻力消失,余同小关节内侧缘。

确定部位后先用 2%的利多卡因 3~4 mL 作试验剂量注射,观察 15 分钟,确认无异常情况,用胶原酶溶于生理盐水 1 200 U/(3~4)mL,一次注入侧隐窝,注药时以不少于 3 分钟的速度缓慢推入或间隙性推注,使药物尽量聚集在突出物部位,注药完毕后留针 3 分钟拔针。

(3)椎间孔硬膜外间隙注射法:患者取侧卧位,患侧在下,抱膝使腰椎后凸加大,腰部垫一个薄枕以避免脊柱侧弯。常规皮肤消毒后铺巾,采用 1%利多卡因进行局部麻醉,采用静脉留置针与骶骨呈 45°~60°的方向进行穿刺,沿相邻两椎体的横突将穿刺针的针体插入病变椎体间隙的椎间孔内。穿刺针的理想位置应该是:侧位X线观察时,针尖位于椎间孔内偏下 2/3 处(椎间孔上 1/3 处为脊神经根发出部,下 2/3 为椎间盘占据)。确认穿刺针针尖的位置准确无误后,注入生理盐水行硬膜外间隙负压试验,确认在椎间孔硬膜外间隙后注入 2%利多卡因 3 mL,观察 5~10 分钟,无全脊髓麻醉的征象后,注入经生理盐水溶解的胶原酶1 200 U共3～4 mL。

(4)椎间孔硬膜外间隙置管注射:根据影像学资料测出椎间孔间距与深度的定点定位穿刺法。患者取俯卧位,腹下垫一个薄枕(约20 cm高),1%利多卡因局部麻醉,将18 G硬膜外间隙穿刺针从CT最佳进针点刺入皮肤,垂直向下进针。如遇到骨质,稍向外倾斜刺入,进针到预定深度,即CT扫描所测健康人深度均值或稍深(约5 mm),仍无阻力消失感及硬膜外间隙穿刺成功的指征出现,稍退针10 mm,再向内倾斜针体刺入,大多可顺利穿刺成功。至有突破感后,连接注射器回抽无液体及血液,注气无阻力有回弹,注水有水疱涌出等硬膜外间隙成功的指征明显后,将硬膜外间隙穿刺针前端的勺状面对向椎间孔,插入硬膜外导管30 mm,退针后固定留管。注入2%利多卡因3 mL,观察5～10分钟无全脊髓麻醉的征象,腰腿痛征象减轻或消失,或穿刺的相应椎间孔神经支配区有麻木感,确认硬膜外导管置入突出椎间盘压迫神经根处后,送患者回病房,并置患侧(置管处)向上的侧卧位1小时,将胶原酶粉剂1 200 U溶于3 mL内注入硬膜外间隙。观察1小时后无过敏及其他并发症后,患侧向下侧卧6小时,注药后24～96小时如有疼痛,可再从留置硬膜外导管内注入0.5%～1%利多卡因或消炎镇痛液进行镇痛治疗。绝对卧床1周后拔除硬膜外导管。

3.术后处理

术后俯卧位或患侧在下侧卧位6小时,中央型椎间盘突出的患者应采用俯卧位,绝对卧床3～4天。严密观察有无不良反应,首先注意皮肤有无毛发运动反应及头晕、恶心、皮肤瘙痒及荨麻疹等;严重的变态反应有低血压和呼吸困难,此时应立即肌内注射或静脉注射肾上腺素1 mg。注药后部分患者会出现腰痛,特别是盘内注射法的患者,约有10%的患者为严重腰痛。可持续数小时甚至数天,疼痛严重者可给予镇静药物或解热镇痛药物复方阿司匹林片口服,必要时还可给予麻醉性镇痛药吗啡等。

近年来创立的新穿刺入路方法较多,如硬膜外前、后间隙直接注射法;硬膜外间隙置管注射法;骶管裂孔硬膜外前间隙置管法;骶后孔注射法;硬膜外侧间隙椎间盘内、外联合注射法;液体刀椎间盘突出分离后置管注射法;经皮切吸后胶原酶注入联合溶解法;B超下经外侧路细针注入椎间盘突出物内局部注射胶原酶法;颈部硬膜外后间隙三定法(定点穿刺、定向置管、定位留管)置入硬膜外前间隙导管注入胶原酶溶解法;硬膜外腔镜直视下胶原酶定点注射溶解法等。这些方法均先后在临床应用。

创立这些新方法的目的均在于想脱离X线机的监视,CT的定位引导,免除

X线对治疗医师及患者双方的损害,使治疗操作易于掌握,使髓核化学溶解术更便于推广应用,不少穿刺方法的改进已取得了一些成功的经验。目的都是将药物注入到能最大限度地靠近椎间盘突出物的部位。总之,有效提高临床治愈率,降低不良反应和并发症的发生率是各种穿刺路径不断改进的共同目标。

4.操作注意事项

(1)穿刺操作困难及其处理:对于部分腰椎骶化、髂骨翼过高的患者,在穿刺操作中进入 $L_5 \sim S_1$ 椎体间隙具有一定的难度,一旦穿刺失败,应及时将穿刺针退出,不应反复多次强行穿刺操作。因穿刺操作粗暴易导致血肿及脊神经根损伤,用力过猛还可能出现断针等意外情况。如果遇到此情况,应采用经皮髂骨钻孔法。具体操作方法是:将进针点移至髂后上棘距后正中线 $8 \sim 10$ cm 处,平 $L_5 \sim S_1$ 椎体间隙,先用尖刀刺破皮肤,然后用骨锥钻通髂骨后再将穿刺针沿孔道插入为妥。

(2)感染的预防:由于椎间盘内注射为直接进入椎体间隙,一旦出现感染极为棘手,故应特别注意操作环境空气的消毒及穿刺器具的高压消毒,所使用的药物包括局麻醉药、生理盐水等均应是新开瓶的,操作者更应强调无菌观念,严格无菌操作。

(3)关于在 X 线的引导下髓核造影或硬膜外间隙注入造影剂后再行注射胶原酶溶解术的问题,在行椎间盘内注射者,因为胶原酶的溶解作用不仅仅是髓核,而且造影剂能够降低胶原酶的活性,增加影响溶解效果的因素。同时,椎间盘容积有限,注入造影剂后再注入胶原酶时阻力较大。如等待造影剂吸收后再注射药物,将会延长操作时间和增加感染机会,又因椎间盘内压力升高,手术后患者的疼痛反应较重。

在进行硬膜外间隙注射者,造影似乎更无必要。穿刺成功率应当是100%方能称之为熟练操作者。

(4)其他注意事项在进行椎间盘外注射时,操作中患者应始终保持侧卧位,在穿刺针未拔出之前不能变动体位,以防止在体位变动时穿刺针随体位变化而移动,出现进入蛛网膜下腔或刺破硬脊膜的意外情况发生。所以,主张为防止意外情况的发生,在临床上行椎间盘外注射时以置入导管为好,同时备好急救药品及器具,以策安全。

5.抗生素的应用

施行胶原酶溶解术之后是否应用抗生素目前尚有异议。有人认为,如果患者的体质较好,且在严格无菌的环境下进行操作(如在手术室内的 C 形臂机床上),无用抗生素的必要。如果是在 X 线室及无消毒条件下的 CT 室内进行操作,患者体质情况又较差时,治疗后应当应用抗生素1周。因为一旦椎体间隙发生感染或发生硬膜外间隙感染,处理上较为棘手。预防的关键是在严格无菌环境下进行操作。

(五)不良反应及并发症

1.术后疼痛

椎间盘内注射的患者较易发生术后疼痛加剧,究其机制,椎间盘容积有限,胶原纤维在胶原酶作用下出现降解,导致椎间盘内容物增加和椎间盘内压增高,椎管内窦神经受到激惹后出现。疼痛持续时间较长的原因是:椎间盘是机体中最大的无血供组织,其物质代谢完全依靠软骨板的渗透或经纤维环弥散,代谢速度较慢。另外,这种疼痛反应多呈单波峰曲线,即注药后基本无痛,伴随溶解物的增加,疼痛反应逐渐加重直至达到高峰。随着溶解物的吸收,椎间盘内压逐渐减低,疼痛反应也逐渐减轻直至消失。同时,这种疼痛反应还与患者的纤维环破裂程度、注入胶原酶的浓度和液体量以及患者对疼痛的耐受程度等具有直接关系。通过临床观察,以400～600 U/mL注入者疼痛反应轻,1 200 U/2 mL 注入者疼痛反应重。对于疼痛加剧患者,在疼痛高峰期可下肢截瘫使用麻醉性镇痛药如哌替啶或吗啡来缓解疼痛。

2.尿潴留与肠麻痹

此两种不良反应偶见于椎间盘内注射的患者。其机制是由于椎间盘内压增加后椎管内窦神经受到刺激引起自主神经系统功能紊乱所致。为预防此不良反应,可在治疗前给予灌肠,口服缓泻剂或酌情给予小剂量的利尿药。多食用粗纤维食物,增加肠蠕动。

3.脊柱失稳性腰背痛

此种情况可发生在进行椎间盘内注射的患者,与胶原酶的应用剂量和浓度具有直接关系,人体腰椎间隙(椎间盘厚度)大约为9 mm,椎间盘被溶解后椎间隙变窄,脊椎小关节出现重叠,椎间关节的关节囊有窦返神经分布,而窦返神经对牵拉反应较为敏感,这样就会出现反射性腰背部不适感和疼痛。预防的措施主要是依据临床体征并结合影像学特点确定合适的胶原酶用量。

4.虽然有关胶原酶椎间盘溶解术的变态反应

在国内外均无报道,但作为一种生物制剂,其存在发生变态反应的高度可能性。为何无变态反应的报道,可能与临床注药前采取相应的抗过敏措施等较为妥当有关。故在临床进行胶原酶椎间盘溶解术时,注射后首先应观察患者有无变态反应的发生,一旦出现,应立即给予对症处理,原则与其他药物过敏相同,因为胶原酶本身没有特异性的拮抗药物,同时也无法在治疗前进行过敏试验。

5.椎间隙感染

椎间隙感染患者的主要临床表现为腰背部肌肉痉挛明显,腰痛加剧,有深压痛,白细胞计数和分类正常,血沉明显增快,早期 X 线检查无特异征象。大约在 1 个月后出现注药椎间隙变窄,椎体骨质破坏,伴有硬化,3～4 个月出现椎体融合。

临床处理包括给予抗生素,腰部制动或双下肢皮牵引,必要时行双髋人字石膏固定,固定和应用抗生素的时间应为 6 周以上。椎体融合后腰背痛症状即可消失。

6.神经损伤

造成神经损伤的主要原因是在穿刺过程中误伤脊髓神经外膜,高浓度的胶原酶溶液使神经根发生脱水变性等。严重者可发生下肢截瘫。国内发生下肢截瘫的已有多例,有的还是知名专家所为,教训惨痛。对此,应采取如下预防措施:①尽量在局部麻醉下进行穿刺,进针速度应缓慢。②一旦发生误穿神经根时应停止操作,7～10 天后再行穿刺。③注药前应认真行回抽检查,如有血液或脑脊液应放弃注射。④如出现神经损伤的体征,应每天检查受累神经根区的感觉、肌力、深反射、病理反射、脑膜刺激症状、腰背痛情况、体温变化等。

同时给予大剂量的神经营养药物,并同时选用针灸、电刺激、穴位注射或埋线等辅助治疗手段。合并有肌肉萎缩者,应及时进行功能锻炼。神经性肌肉瘫痪者,在经肌电图检查证实后可择期行肌腱移位术或相应关节的融合术。

7.继发性腰椎管狭窄

关于胶原酶椎间盘溶解术引起继发性腰椎管狭窄的问题,通常认为此种狭窄是由于纤维环溶解椎间隙高度下降所致,以治疗后 1～2 个月时最为明显,3～6 个月时椎间隙又有不同程度的增宽;6 个月以后椎间隙不再有变化。在动物试验时观察到,在实施椎间盘溶解术之后的 3 周至 2 年内,将试验动物分批处死后可见被胶原酶溶解的椎间盘组织被透明纤维软骨替代充填。据此推测,椎间隙高度在椎间盘溶解术之后先是变窄,后有所恢复是由于透明纤维软骨充填所致。所以,施行椎间盘溶解术的患者,应有 3 个月左右的恢复和适应时间。

(六)并发症处理

综合国内有关文献,胶原酶溶解术的并发症发生率在 0.2%～0.5%。

1.变态反应

有关胶原酶溶解术的变态反应的国内外均无报道,但作为一种生物制剂,其存在发生变态反应的高度可能性。为何无变态反应的报道,可能与临床注药前采取的相应的抗过敏措施等较为妥当有关。故在临床进行胶原酶溶解术时,注射后首先应观察患者有无变态反应的发生,一旦出现,应立即给予对症处理,原则与其他药物过敏相同,因为胶原酶本身没有特异性的拮抗药物,同时也无法在治疗前进行过敏试验。

2.椎体间隙感染

椎体间隙感染患者的主要临床表现为腰背部肌肉痉挛明显,腰痛加剧,有深压痛,白细胞计数和分类正常,血沉明显增快,早期X线检查无特异征象。大约在1月后出现注药椎体间隙变窄,椎体骨质破坏,伴有硬化,3～4个月出现椎体融合。临床处理包括给予抗生素,腰部制动或双下肢皮牵引,必要时行双侧髋关节人字石膏固定,固定和应用抗生素的时间应为6周以上。椎体融合后腰背痛症状即可消失。

3.神经损伤

国内公开报道的神经损伤不足10例,但临床工作中遇到者可能远多于此数目。造成神经损伤的主要原因是在穿刺过程中误伤脊神经。对此,应采取如下预防措施:①尽量在局部麻醉下进行穿刺,进针速度应缓慢。②一旦发生误穿刺神经根时应停止操作,等7～10天后再次进行穿刺。③注药前应认真进行回抽试验,如果有血液或脑脊液被抽出,应放弃注射。④如果出现神经损伤的体征,应每天检查受累神经根区的感觉、肌力、深反射、病理反射、脑膜刺激征、腰背痛情况、体温变化等。同时给予大剂量的神经营养药物,并选用针灸、电刺激、穴位注射或埋线等辅助治疗手段。合并有肌肉萎缩者,应及时进行功能锻炼。神经性肌肉瘫痪者,在经肌电图检查证实后可择期行肌腱移位术或相应关节的融合术。

4.继发性腰椎管狭窄

在动物试验时观察到,在实施溶解术之后的3周至2年内,将试验动物分批处死后可见被胶原酶溶解的椎间盘组织被透明纤维软骨替代充填。据此推测,椎体间隙高度在溶解术之后先是变窄,后有所恢复是由于透明纤维软骨充填所致。所以,施行溶解术的患者,应有3个月左右的恢复和适应时间。在此期间,患者可以循序渐进地进行腰背肌功能锻炼,以逐渐适应生活和工作。

四、胶原酶椎间盘溶解术治疗效果的评价

对于胶原酶椎间盘溶解术治疗效果的评价,目前临床多依据 Macnab 制定的治疗效果改良评估标准进行评定。具体指标如下。优:疼痛消失,无运动功能障碍,恢复正常工作与活动。良:疼痛消失,能做轻工作。可:症状有所改善,仍存疼痛,不能工作。差:有神经受压表现,需行手术治疗。

根据上述标准,目前国内外椎间盘溶解术报道的优良率在 $49\% \sim 91\%$。

对于胶原酶椎间盘溶解术后治疗效果的评价,应在治疗后 $2 \sim 3$ 周进行。因胶原酶的作用时间为 $18 \sim 24$ 小时,溶解物的吸收大约需 2 周。从治疗后患者的一般情况来看,以脊椎侧弯改善、直腿抬高角度增加和椎旁压痛减轻等出现较早,肌力恢复则稍次之,神经功能恢复较慢,一般需要 $3 \sim 10$ 个月的时间。部分病程较长、神经组织因长时间受压而变性的患者,会不同程度地遗留有浅感觉麻木等后遗症。所以,对在胶原酶椎间盘溶解术 6 周后仍无症状明显改善者,可以判定椎间盘溶解术失败。偶尔也有个别病例在注射胶原酶施行椎间盘溶解术半年后症状改善者。

椎间盘溶解术后患者进行 CT 复查可见如下征象:①突出物回缩,体积较术前对照减小(约占 3/4)。②突出物完全消失,椎体后缘至硬膜囊前方的囊前间距恢复正常。③注药间隙周围没有结缔组织形成,腰椎管内容物形态正常。④部分患者出现脊椎小关节内聚,可能是由于椎间隙变窄,脊椎小关节重叠所致。有人采用 CT 复查 48 例椎间盘溶解术后患者,其 CT 片征象基本属于上述4 种。

溶解术失败后再行手术时并无特殊困难,因为该治疗方法对椎管内无干扰。椎间盘溶解术失败后行手术治疗者,手术中解剖层次清晰,注药椎间隙周围无瘢痕结缔组织生成,亦无粘连改变。通常认为形成粘连改变的病理基础是胶原分子变性,形成明胶并相互融合所致,胶原酶能有效地降解胶原纤维,使其降解为相关的氨基酸并被血浆中和吸收。所以,使用胶原酶不会对椎管内造成粘连改变。

五、胶原酶椎间盘溶解术的注意事项

大多数酶的化学本质是蛋白质。由蛋白质的性质所决定,酶的作用条件一般应在温和的条件下,如中性 pH、常温和常压下进行。任何能改变蛋白质性质的条件(物理、化学)都能使酶的活性部分或全部丧失。如使用维生素 B_{12}、曲安西龙、利多卡因与胶原酶相配伍,以期增强治疗效果,并试图从各药的药理作用

上来说明其治疗效果。但忽略了酶的两个重要参数,即最适 pH 和沉淀剂对酶作用的影响。在目前所使用的混悬型糖皮质激素制剂中,都含有赋形剂聚乙二醇(PEG)。聚乙二醇是水溶性的非离子型聚合物。分子量在 4 000～6 000 的聚乙二醇在蛋白质的分离和纯化工作中,经常用来作为蛋白质的沉淀剂使用,它与胶原酶配伍,会影响治疗效果。

胶原酶制剂中含有作为稳定剂和激活剂的人血浆清蛋白和甘露醇,溶剂为无菌生理盐水。有人为了解决盘内注射后的腰痛反应,使用利多卡因作为溶剂来溶解胶原酶。并于手术后 5 天报喜,称这一难题已经得到解决。但在 3 周后又沮丧地说,因患者症状无改善又需改行手术治疗,手术中发现突出物并没有任何溶解的迹象。还有人为了解决神经根受压水肿的问题而使用高渗糖(盐)溶液作为溶剂,结果由于改变了胶原酶的比重和渗透压,导致患者的疼痛加重。

进行椎间盘胶原酶溶解术时,必须进行造影来证实穿刺针前端的位置,排除穿刺不到位或误入蛛网膜下腔情况的发生,并以“造影剂在硬膜外腔呈线条状分布”为标准来间接证实穿刺到位(因突出物不显影)。所以有人据此理解为,只要将胶原酶注入硬膜外腔即可。由此而产生的结果是在操作中不追求穿刺的准确和到位,仅凭经验甚至手感就注药。由于酶液和底物不能充分接触,造成突出物局部酶液浓度偏低,溶解不完全造成治疗效果不佳。

胶原酶溶解术属于微创性介入治疗,其操作本身就具有很大的盲目性,所以一旦脱离了影像学的监视,其准确性和可靠性便无从谈起。有人出于对 X 线的恐惧,或受设备等条件的限制,总是想方设法地摆脱影像学的监视,仅凭经验和手感进行操作。结果有的穿刺不到位,远离突出物;有的将针穿刺到腰大肌的肌间沟还误认为是进入了硬膜外腔;有的将针穿刺到椎板上还误认为抵达了椎体的边缘;更有甚者,将胶原酶误注入蛛网膜下腔,造成大面积脑出血而导致患者死亡。为了患者的安全,最好在影像学的监视引导下治疗。

第五节　经皮低温等离子消融术

一、概述

20 世纪 90 年代射频汽化广泛应用于美容手术和关节外科,1999 年 FDA 正式批准其可应用于脊柱微创外科。2000 年 7 月美国首次成功地把射频技术应用于脊柱外科,并取得第 1 例经皮腰椎射频消融髓核成形术治疗椎间盘突出症的成功,2002 年 9 月美国实施了第 1 例颈椎射频消融髓核成形术并取得成功。

等离子椎间盘髓核消融术是一种治疗颈、腰椎间盘突出症的安全的微创疗法。这一微创技术用于治疗因椎间盘内压增高而刺激神经导致的有关症状。这是一种通过等离子体低温消融和精确热皱技术,精确而可控地进行髓核成形、椎间盘减压的方法。

二、作用机制

原理:应用等离子体消融技术,将热凝与消融相结合以去除部分髓核,利用低温等离子体消融技术实时气化椎间盘的部分髓核组织,达到减小髓核体积的目的;然后再利用精确的热皱缩技术将刀头接触到的髓核组织加温至约 70 ℃,使髓核的体积进一步缩小,降低椎间盘内的压力,以达到减压治疗目的。

一方面,通过等离子体消融技术将射频能量作用在导电解质(通常是生理盐水)上,在具有激发能量的电极周围形成高度汇聚的低温等离子体薄层。等离子体薄层由高度电离的粒子组成,该粒子具有足够的动能打断组织中大分子的肽键,使其分解成低分子量的分子和原子,生成一些基本的分子和低分子量惰性气体(如 O_2、N_2 等),并从穿刺通道排出体外,从而产生实时、高效和精确的切割和消融效果。另一方面,定点消融后热凝,使椎间盘内的主要成分——弹性纤维螺旋状结构重新收缩,从而使椎间盘组织体积缩小,由于电流不直接流经组织,组织发热极少。数据显示:表面组织温度保持在 40~70 ℃。既确保胶原蛋白分子螺旋结构皱缩,又保持了细胞的活力,加之热渗透小,所以无论是直接还是间接组织的损伤都非常小。低温等离子手术系统近年来在国内外领域已经广泛应用,临床效果也非常好。采用等离子汽化,皱缩髓核实时降低间盘内压力,有效解除突出髓核对椎间盘周围组织(神经根、动脉、脊髓等)的压迫目的,消除和缓解临床症状,同时最大限度保护纤维环。

三、颈椎低温等离子髓核消融术

(一)适应证

等离子低温消融椎间盘髓核成形术的主要治疗作用机制是使突出椎间盘内减压,从而使椎间盘突出张力下降,另一方面也消除了一部分变性髓核致痛因子,解除对受累神经的刺激而产生治疗作用,因此,本技术有其相对应的治疗适应证,总体而言,就是对退变椎间盘包容性突出患者治疗效果较佳,如下所列患者。

(1)青、中年患者较适合,老年患者颈椎退变较重,治疗效果欠佳。

(2)病程一般在 4 年以内,药物、物理治疗、推拿等非手术治疗6个月,效果欠佳,病程较长患者,由于间盘退变、突出后引发椎间不稳、刺激引起骨质增生、突出部分钙化,致其疗效下降。

(3)以颈肩疼痛、沉重伴有一侧或两侧上肢放射疼痛根性症状为主的根型颈椎病效果较好,特别是上肢酸痛较颈部疼痛明显者效果更佳。对于已有肢体麻痹、肌力下降患者疗效欠佳。

(4)临床表现为颈、肩痛伴头晕、头痛、耳鸣眩晕,确诊颈部椎间盘变性、包容性突出、交感型颈椎病,排除耳鼻喉科及其他内科疾病的患者。

(5)影像学 CT 或 MRI 显示 1～3 个间隙颈部椎间盘膨出或包容性突出,颈椎骨质增生、退变较轻者。椎体间隙宽度在相邻正常间隙一半以上者。

(二)禁忌证

(1)骨性椎管狭窄、后纵韧带或突出椎间盘钙化。

(2)非包容性颈部椎间盘突出或脱出。

(3)颈髓受压变性,有锥体束征的脊髓型颈椎病患者。

(4)椎体间隙明显变窄,宽度小于相邻正常间隙一半者。

(5)其他一般手术禁忌证如精神异常,心理障碍,心、肝、肾、肺功能严重障碍,凝血功能障碍者。

(三)手术操作

1.术前检查

术前准备常规术前检查,排除于术禁忌证。常见的有:评估患者精神心理状态、配合能力。颈部术野检查,排除局部感染灶存在。心肺功能检查手术耐受能力评估,心电图、胸片、日常活动能力。抽血检查,化验凝血功能、血常规、血型、血生化等。颈椎 X 线片、MRI、CT 资料。操作前应终止非甾体消炎镇痛药和抗凝药物的应用。术前禁食 6 小时。术前检查预备好术中仪器设备。治疗必备的设备 C 形臂机,ArthroCare Sys-tern 2000 主机,Perc-DC 汽化棒,19 G 颈部椎间盘专用穿刺针(编号 K7908-01 套装)。术前应向患者解释手术过程及风险并同患者签署知情同意书。手术在局麻下进行。这样可与患者进行沟通,以便尽早识别任何可能发生的并发症,并在必要时作出迅速的反应。术前跟患者说明配合要求。

2.手术操作

(1)体位及入路穿刺:仰卧位,透视下体外克氏针定位病变间隙,标记。使用前外侧颈部椎间盘造影入路。颈部术野常规消毒、铺无菌巾。局麻,C形臂X线透视引导下在气管与颈动脉辅之间椎间盘正中置针,正侧位透视均位于中点。穿刺针刺入时瞄准椎间盘中心。在正位和侧位X线透视确认穿刺针位置正确(图9-3、图9-4)。推动针杆上的绿色标记,使其与皮肤接触。拔出穿刺针的针芯,在X线引导下置入Perc-DC汽化棒。用X线透视观察刀头穿出穿刺针前端的过程。将汽化棒旋紧在穿刺针后端。前后位和侧位用X线确认刀头前端位置。

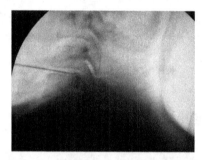

图9-3 颈椎等离子射频-侧位透视片

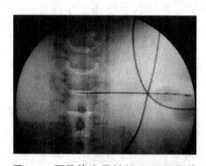

图9-4 颈椎等离子射频-正位透视片

(2)消融成形操作:在主机上将输出能量设为2或3挡。将汽化棒连接电缆。踩下热凝踏板半秒钟,如有刺激症状出现,应立即停止,然后重置刀头。如无刺激症状出现,以一只手持穿刺针的后端,另一只于持汽化棒的后部踩下消融踏板并持续5~10秒,同时将汽化棒沿顺时针和逆时针方向各旋转180°。如需进一步消融强化,将刀头和穿刺针一同回撤2 mm,前后位和侧位透视确认刀头位置在髓核内。重复消融成形步骤。在完成消融后,先从穿刺针中旋转拔出刀头,再拔出穿刺针。术毕,消毒穿刺口,小敷贴覆盖。

(四)并发症

尽管颈椎等离子椎间盘髓核成形术属于微创手术,但同样存在潜在的风险和并发症。

1.脊髓神经根刺激损伤

注意在 X 线透视监视下谨慎穿刺,防止穿刺超越间盘范围,消融之前先踩压冷凝脚踏瞬间即松开,患者如有神经刺激症状等特殊不适出现,稍微退刀头少许再试,直至无特殊不适。

2.血管损伤血肿形成

意外伤及颈部大血管时可导致血肿压迫气管造成窒息。操作时把颈动脉鞘拨向外侧,避免刺伤,术后颈部穿刺处小沙袋压迫3小时,并严密观察 24 小时,预防颈部大血肿形成。

3.感染

包括穿刺伤口感染、椎间盘炎,严格无菌操作,保持穿刺伤口清洁无菌,术后预防性使用抗生素 2 天可以预防感染。

(五)手术后处理

术后严密观察颈部穿刺部位情况 24 小时,必要时用小沙袋压迫,防止血肿形成压迫颈部气管造成窒息。

预防性使用抗生素 2 天,2 天后揭去穿刺伤口小敷贴正常洗浴。

术后 3 天出院。用颈托保护颈椎并休息1～3周。3 周后逐渐增加非剧烈体育运动,增强颈部肌肉保护颈椎功能,预防复发。

四、腰椎间盘低温等离子消融术

(一)适应证

等离子低温消融椎间盘髓核成形术的主要治疗作用机制是降低椎间盘内压,另一方面也消除了一部分致痛因子,减少或解除对受累神经的刺激而产生治疗作用。本技术适应证如下。

(1)青、中年患者较适合,老年患者退变较重,治疗效果欠佳。

(2)病程一般在 4 年以内,药物、物理治疗、推拿等非手术治疗6 个月,效果欠佳者。病程较长患者,由于椎间盘退变、突出后引发椎间不稳,刺激引起骨质增生、突出部分钙化,致其疗效下降。

(3)神经张力试验阳性,有下肢放射痛的根性症状患者效果更明显。

(4)MRI 显示腰椎间盘退变、包容性突出,无神经根受压或仅有轻度受压(椎间盘突出<6 mm),属于中央型的突出或小的旁侧型突出,病变椎间盘高度保留有 75% 以上。

(5)腰椎间盘造影阳性,属于包容性椎间盘突出,能复制出腰腿痛。

(二)禁忌证

(1)骨性椎管狭窄、后纵韧带或突出椎间盘钙化。

(2)非包容性腰椎间盘大的突出(椎间盘突出>6 mm)或脱出。

(3)老年患者,年龄>50 岁,腰椎骨刺、增生、退变较重者。

(4)椎体间隙明显变窄,高度小于正常 75% 者。

(5)其他一般手术禁忌证如精神异常,心理障碍,心、肝、肾、肺功能严重障碍,凝血功能障碍者。

其中前 4 项为相对禁忌证。

(三)手术操作

1.术前准备

(1)术前应向患者及其家属说明手术过程及风险、手术有效率,并同患者签署知情同意书。

(2)向患者解释椎间盘造影可能出现腰腿痛的复制情况。

(3)心肺功能检查,手术耐受能力评估,能持续俯卧半小时以上。

(4)复习确定凝血功能、血常规、血型、血生化等资料齐备,无手术禁忌。心电图、胸片、腰椎X线片、MRI、CT 等资料备齐。

(5)操作前 2 天应终止非面体类消炎镇痛药和抗凝药物的应用。

(6)手术室前 30 分钟肌内注射 5 mg 地西泮。

(7)术前禁食 6 小时。

(8)术前检查预备好术中仪器设备:必备的设备有 C 形臂机,Arthro Care System 2000 主机,Pere-DLE spine 汽化棒,17 G 脊柱穿刺针(编号 K7913-01 刀头及穿刺针套)。

2.手术操作

(1)体位消毒:患者取俯卧位,腰背部术野常规消毒,铺无菌巾。

(2)透视定位穿刺点:用克氏针置腰部皮肤外,C 形臂机辅助确定目标椎体间隙,用后外侧椎间盘造影入路,在患侧距中线 8~10 cm处选择穿刺点。

使用 Pere-DLE 套装的 17 G 穿刺针。在穿刺前,先退出穿刺针内的针芯,然后将等离子刀头置入穿刺针。在穿刺针内向前推动等离子体刀头,直至刀头尾部深色参照标记的前端到穿刺针后缘。这是打孔消融时的最近位置。刀头的工作电极应超出穿刺针头端。从穿刺针中抽出等离子体刀头,并放回针芯。

(3)局麻透视下椎间盘穿刺造影:穿刺点皮下至椎旁软组织用 1% 利多卡因 5～10 mL 浸润麻醉。穿刺针与皮肤呈 35°～45° 刺入椎间盘,拔出穿刺针芯,用碘普罗胺或 300 mg/mL 碘海醇,记录产生腰腿痛时造影剂注入量。平均注入 2.8 mL(1.7～3.5 mL),如注入量＞3.5 mL 时,说明造影剂已漏入椎管内。在注入造影剂时,仔细询问诱发疼痛的特点,是否和原有症状相同;同时观察造影剂分布情况,以判定椎间盘退变程度。选择椎间盘外层纤维环未破裂同时能复制出临床症状的为进行髓核成形的目标间盘。

(4)用 X 线设备从前后位和侧位判断穿刺针位置正确。前后位:针头位于椎弓根内侧缘;侧位:针头位于椎体间隙后部 1/4～1/3。

(5)安置等离子刀头。①将等离子刀头置入穿刺针内并向前推进,直至深色参照标记到达穿刺针后缘。这样确保刀头前端的工作部分已超出穿刺针头端入髓核组织内。②将穿刺针和刀头一起抽回约 2 mm。③标记刀杆上参照标记的位置。此位置即为打孔消融时的最近位置。④继续将刀头推入髓核组织,当刀头推进阻力突然加大时停止,此位置即为打孔消融时最远位置,用刀头限定夹锁定。⑤将刀头撤回到标记好的最近位置。便可开始打孔消融了。

(6)打孔消融。①将刀头于柄上的圆点定位在“12 点钟”位置。②踩踏“Coblation”键,在消融方式下,将刀头推进到预定好的深度,即刀头限定夹的位置。③踩踏“Coagulation”键,在热凝方式下,回撤刀头至刀杆消融最近点标记与穿刺针后缘对齐时的位置。④转动刀头手柄使圆点到达“2 点钟”位置,重复上述②③步骤。⑤继续在 4、6、8、10 点钟的位置打孔。⑥打孔结束后,从穿刺针中抽出刀头,后拔出穿刺针。消毒穿刺点,贴无菌敷料。

(四)并发症

尽管腰椎等离子椎间盘髓核成形术属于微创手术,但同样存在潜在的风险和并发症。

1.腰脊神经根损伤

注意在 X 线透视监视下按预定线路谨慎穿刺,防止穿刺超越间盘范围,消融之前先踩压冷凝脚踏瞬间即松开,患者如有神经刺激症状等特殊不适出现,调整刀头方向少许再试,直至无特殊不适。打孔中,若患者突感剧烈疼痛,请立即停止,然后用X线确认一切是否正常,再次开始时,若患者仍然疼痛难忍,则必须停止手术,若神经直接和Perc-DC汽化棒接触,可能造成神经受损。

2.血管损伤血肿

形成罕有类似并发症。

3.感染

包括穿刺伤口感染、椎间盘炎,严格无菌操作,保持穿刺伤口清洁无菌,术后预防性使用抗生素1～2天可以预防感染。

(五)手术后处理

术后用抗生素1～2天。康复训练:术后尽量不起坐、下地,多卧床休息3天,术后第2天即开始主动和被动直腿抬高锻炼;3天后即可下地正常活动,并开始循序渐进进行系统化腰背肌过伸的功能锻炼,多散步、快步走锻炼;3个月内避免久坐、弯腰抬重等活动。

五、等离子体消融与皱缩的优点

(1)刀头前端形成的低温等离子体薄层,能够精确地消融髓核组织,并具备其他技术不可比拟的优势。

(2)等离子体消融仅产生53 ℃的温度,刀头表面1 mm以外温度低于43 ℃,在正确操作的情况下,不会对周围其他组织产生热损伤。

(3)具有实时消融功能,术中即可显出减压效果。

(4)与以往通过高温使组织坏死的热皱缩技术不同,等离子刀可以将温度精确控制在60～70 ℃,使胶原蛋白分子螺旋结构皱缩,从而达到成形作用,而不影响细胞活性。

(5)刀头均采用双极结构,电场不会深入患者体内,具有极高的安全系数。

参 考 文 献

[1] 郭佳妮.临床麻醉精要与并发症处理[M].长春:吉林科学技术出版社,2019.

[2] 朱翔,范后宝,张月顺,等.临床麻醉与疼痛诊疗[M].北京:科学技术文献出版社,2018.

[3] 肖文鑫,成祖勋,李鄂安.临床麻醉与疼痛医学[M].天津:天津科学技术出版社,2018.

[4] 吴桂生.临床麻醉技术与应用[M].长春:吉林科学技术出版社,2019.

[5] 郭一新.实用临床麻醉与疼痛治疗[M].北京:金盾出版社,2018.

[6] 单子宝.现代临床麻醉与镇痛[M].北京:科学技术文献出版社,2019.

[7] 韩如泉,李淑琴.神经外科麻醉手册[M].北京:北京大学医学出版社,2018.

[8] 崔丽强,江鹏,王忠.现代临床麻醉学[M].天津:天津科学技术出版社,2019.

[9] 张红梅.现代麻醉与疼痛治疗学[M].济南:山东大学出版社,2018.

[10] 黄娜.麻醉药物与临床麻醉方法[M].北京:科学技术文献出版社,2019.

[11] 史会建.麻醉基础与临床手术应用[M].武汉:湖北科学技术出版社,2019.

[12] 杨在启.新编麻醉学[M].北京:科学技术文献出版社,2018.

[13] 马淑敏.麻醉与疼痛治疗[M].北京:科学技术文献出版社,2018.

[14] 宋光明.现代麻醉基础与临床[M].青岛:中国海洋大学出版社,2019.

[15] 李东白,张亚军.临床麻醉实用手册[M].郑州:河南科学技术出版社,2018.

[16] 方向明,王英伟.麻醉学[M].北京:中国医药科技出版社,2019.

[17] 李刚.实用临床麻醉实践[M].北京:科学出版社,2018.

[18] 黄宇光,邓小明.麻醉学进展[M].北京:中华医学电子音像出版社,2019.

[19] 巩固.现代麻醉学精要与疼痛治疗[M].西安:西安交通大学出版社,2018.

[20] 柳永健.现代临床麻醉技术与疼痛治疗学[M].长春:吉林科学技术出版社,2019.

[21] 刘迎春.麻醉复苏与疼痛治疗[M].南昌:江西科学技术出版社,2020.

[22] 冯斌.麻醉学新进展[M].天津:天津科学技术出版社,2020.

[23] 赫赤,宗晓菲,王昭安.现代麻醉与临床实践[M].北京:中国纺织出版社,2021.

[24] 胡玉翠.实用临床麻醉学[M].哈尔滨:黑龙江科学技术出版社,2020.

[25] 黎嘉雅,易星,屈岩松,等.现代疼痛治疗学与临床麻醉技术[M].开封:河南大学出版社,2019.

[26] 孙增勤.实用麻醉手册[M].郑州:河南科学技术出版社,2019.

[27] 胡凯.现代临床麻醉技术[M].北京:科学技术文献出版社,2020.

[28] 李兆国.临床麻醉技术与疼痛治疗学[M].长春:吉林大学出版社,2019.

[29] 种朋贵.现代临床麻醉学[M].昆明:云南科技出版社,2020.

[30] 马宏英.临床麻醉疼痛学[M].天津:天津科学技术出版社,2018.

[31] 孙增勤.实用麻醉手册[M].郑州:河南科学技术出版社,2019.

[32] 唐松江,李仕梅,李曦.麻醉学新进展[M].北京:中医古籍出版社,2020.

[33] 隋秀慧,陈翠荣,李素荣.实用疼痛治疗与麻醉学[M].天津:天津科学技术出版社,2018.

[34] 叶建荣.临床麻醉技术与应用[M].北京:科学技术文献出版社,2020.

[35] 王丽娟.实用临床麻醉技术[M].哈尔滨:黑龙江科学技术出版社,2020.

[36] 杜建维,胡春华,喻燕波.临床麻醉手术疼痛应用罗哌卡因疗效分析[J].重庆医学,2017,46(A03):224-225.

[37] 王莹,杜英英,张卫,等.智能药品管理系统用于提高临床麻醉管理规范的效果[J].中华麻醉学杂志,2017,37(2):251-253.

[38] 任大鹏,肖代顺,蒋亚明,等.气管软镜在临床麻醉与教学中的应用研究[J].中国全科医学,2018,21(A02):127-128.

[39] 张海静,刘俐惠,周苗,等.围术期患者多学科疼痛管理的影响因素分析研究[J].中国全科医学,2019,22(29):3561-3564,3569.

[40] 吴丹,夏燕飞,杨晓明,等.急性疼痛管理在胸科手术中镇痛的效果评价[J].中华医学杂志,2020,100(38):3010-3013.